KB265734

완전한 치유

A Time to Heal by Beata Bishop

완전한 치유

제1판 1쇄 발행 2007. 11. 20.
제1판 2쇄 발행 2016. 5. 3.

지은이   비타 비숍
옮긴이   정 상 선
펴낸이   김 경 희
펴낸곳   (주)지식산업사
          본사 ● (10881) 경기도 파주시 광인사길 53(문발동)
                전화 (031) 955-4226~7 팩스 (031)955-4228
          서울사무소 ● (03044), 서울시 종로구 자하문로6길 18-7
                전화 (02)734-1978 팩스 (02)720-7900
          한글문패 지식산업사
          영문문패 www.jisik.co.kr
          전자우편 jsp@jisik.co.kr
          등록번호 1-363
          등록날짜 1969. 5. 8.

책값은 뒤표지에 있습니다.

ISBN 978-89-423-8033-6

이 책을 읽고 저자에게 문의하고자 하는 이는
지식산업사 전자우편으로 연락 바랍니다.

완전한 치유

— 막스 거슨 요법으로 말기 암을 이겨낸 이야기

비타 비숍 지음 | **정상선** 옮김

지식산업사

샬럿 거슨
(거슨 연구소 이사장)

이 책을 읽는 분들에게 암 치료에 관한 지식들이 도움이 되었으면 하는 바램으로 한국의 독자 여러분들께 인사를 드릴 수 있게 되어 대단히 기쁩니다. 현재 우리는 인구과밀, 토지·공기·수질 오염과 부족한 영양분을 비롯하여 생활에서 받는 스트레스 때문에 우리의 건강과 참사리(웰빙)을 지키기에 대단히 어려운 시대에 살고 있습니다. 이러한 열악한 환경에서도 건강을 유지하고 잃었던 건강을 되찾을 방법이 있습니다. 올바른 영양분을 바탕으로 한 자연적인 치료법으로 독성이 전혀 없고, 몸에 해롭지 않습니다.

그것이 바로 70여 년간 시험되고 검증되어 매우 우수한 치유사례들을 남기고 있는 거슨요법입니다. 타계하신 저의 아버지 막스 거슨 박사(1881~1959)가 30년이 넘는 세월 동안 임상실험을 거쳐 탄생시킨 거슨요법은 오늘날 암과 더불어 다른 퇴행성 질병의 치료에 탁월한 효과를 보이고 있습니다. 이미 한국에서도 번역 출판된 《암 식사요법》에는 치료법에 관한 과학적이며 의학적인 설명이 상세히 적혀 있습니다. 아울러 여러분이 지금 읽으실 이 책은 현대의학으로 치료될 수 없는 암환자인 저자가 자신의 관점에 따라 현대의학의 전통적인 암 치료법과는 정반대인 거슨요법에 몸을 내맡기고, 또 그것이 어떤 결론에 이르게 되는지를 보여줍니다.

이제부터 여러분이 읽으려고 하는 비타 비숍 여사의 이야기는 생명을 위협하는 질병이 발병한 뒤부터 다시 넘치는 생명력을 되찾기까지 그녀가 걸어온 기나긴 여정에 관한 의심할 여지없는 기록입니다. 그녀는 처음엔 세계에 하나밖에 없던 멕시코의 거슨 병원에서, 그 다음엔 런던에 있는 자신의 집에서 겪었던 2년 동안의 건강회복과 삶을 위한 투쟁의 이야기를 매우 정직하게 풀어냈습니다. 이 이야기 속에는 그녀의 열정, 날카로운 관찰력, 그리고 가장 절망의 순간도 이겨내는 뛰어난 유머감각이 담겨 있습니다. 비숍 여사가 쓴 이 책은 누구나 쉽게 읽을 수 있으며 한번 읽기 시작하면 손을 떼기 어려울 것입니다.

이 책은 비록 말기 암환자일지라도 암은 치유될 수 있다는 것을 보여줘 다른 나라에서도 많은 생명을 구하는 데 이바지했습니다. 이 이야기는 질병으로 고통받으며 치유하기 위해 싸우는 이들에게는 희망을, 그리고 건강을 증진시키려는 사람들에게는 격려를 주고 있습니다. 하지만 무엇보다 이 책이 중요한 것은 알맞은 환경만 갖춘다면 사람의 몸이 얼마나 놀라운 치유의 능력을 발휘하는지 모든 독자들에게 증명해 준다는 점입니다.

부디 이 책이 널리 읽힐 뿐 아니라 읽는 모든 이들에게 건강이 함께하기를 기원합니다.

| 추천의 말 |

김태수
(전 한국자연건강학회장)

체내 노폐물 배설과 자연식을 중심으로 각종 암을 비롯한 성인병을 완치하는 치료법을 개발하고, 실천한 천재 의사 막스 거슨 박사의 저서 《암 식사요법》과 그의 일대기라 할 수 있는 《미국 의학계가 감춘 진실》을 우리말로 번역 소개한 뒤에 거슨 박사의 후계자인 샬럿 거슨 여사에게 추천받은 체험기가 바로 비숍 여사가 쓴 이 책이었다.

영국 BBC방송의 작가로서 그녀가 지닌 관찰력과 문장력, 그리고 집요한 실천력과 인간애가 나에게 커다란 감동을 안겨 주었으나 우리나라 사람들이 읽기에는 조금 이르다는 느낌이 들었다. 그래서 차선으로 호시노 요시히코 박사가 쓴 《암 승리자들의 증언》을 선택했었다.

호시노 요시히코 박사는 미국 유학까지 마치고 대학에서 학생들을 가르치는 유능한 의사였는데, 대장암에 걸려서 수술을 받고 얼마 지나지 않아 암이 간에 전이되었다는 주치의의 진단을 받게 되었다. 호시노 박사는 그 자신이 현대의학을 전공했기 때문에 누구보다도 현대의학의 한계를 잘 알고 있었다. 그래서 그는 현대의학의 치료를 거부하고, 막스 거슨 박사의 《암 식사요법》을 일본어로 소개한 언론인 출신의 전문번역가 이마무라 고이치 씨를 찾아가 상담하게 되었다.

호시노 박사는 이마무라 씨의 도움을 받으며 스스로 거슨요법을 실천하여 마침내 암을 극복하게 되었다. 그의 이야기가 알려지자 많은 암환자들이 찾아와서 도움을 청하게 되었는데, 그는 한결같이 자신이 실천한 요법을 안내하여 많은 이들에게 건강을 되찾아 주었다.

호시노 박사의 사례가 최근 수 년 동안 언론매체나 책을 통해서 자주 소개되면서, 우리나라에도 자연의학에 관심을 가지는 분들이 많이 늘었다. 이제는 비숍 여사의 책을 소개해야 할 때가 되었다는 확신이 들었다. 그러나 출간을 잠시 미룬 사이에 나는 다른 작업에 몰두하게 되어 안타까워하고 있었는데, 마침 연부역강한 역자가 이를 맡겠다고 선뜻 나서서 더없이 기뻐하면서 환영하게 되었다. 역자는 한국자연건강학회 자연치유연구소를 맡고 있고, 자연의학을 열심히 공부하고 있는 젊은 학도이기도 하다.

이 책의 원서는 당시 영미 두 나라는 물론이고, 유럽의 여러 나라에도 번역 소개되어 폭넓게 읽히고 있었다. 저자에게 한국에도 소개하자고 하자 흔쾌히 응하면서 일본에도 소개할 수 있게 길 안내까지 부탁해 왔다. 이 책의 번역을 처음 권했던 샬럿 거슨 여사도 바쁜 가운데 추천사를 새로 작성하고, 책에 필요한 사진까지 보내 주었다.

이 책이 출간되기까지 노력을 아끼지 않은 여러분들의 정성이, 많은 이들에게 커다란 도움을 줄 수 있기를 진심으로 바란다.

| 머 리 말 |

지금부터 읽으시는 내용은 모두 사실입니다. 꾸며낸 이야기가 아닙니다. 저는 이 이야기를 22년 전 거슨요법을 철저하게 따르며 악성 종양인 멜라노마로*부터 회복하는 동안에 썼습니다. 당시 저에게는 두 가지 짐이 있었습니다. 하나는 매우 **빠른** 속도로 전이되는 암 가운데 하나인 멜라노마를 가지고 있다는 것이었고, 이 멜라노마는 전이되기 시작하면 회복의 가능성이 희박한 병이었다는 것입니다. 다른 두 번째 짐은 고되고 끈기를 요구하는 영양소 중심의 치료인 거슨요법**이었습니다.

---

* 피부의 악성 흑색종.

** 거슨요법은 암을 비롯한 만성질환을 인체 어느 한 부분의 국소질환이 아닌 몸 전체 신진대사와 면역기능의 오랜 영양결핍에 따른 퇴행성질환으로 본다. 특히 세포내 칼륨 결핍을 주원인으로 꼽는다. 따라서 거슨요법에서는 만성질환자들에게 음식으로 대량의 비타민과 칼륨을 포함한 미네랄을 섭취하도록 한다. 그리고 완벽한 영양 흡수를 위해 간 기능의 회복과 세포의 독소 제거를 한 제독(除毒)을 먼저 요구한다.

제게서 여유와 힘 대부분을 빼앗고 많은 시간을 집안에서 보내게 한 거슨요법이 절반 정도 끝을 보았을 무렵, 이 책을 쓰기 시작했습니다. 만약 회복에 성공한다면 제 이야기가 다른 암 환자들에게 큰 희망이 되고, 수술과 화학요법에 의지한 치료법보다 인체에 무독한, 무침습적인 방법만이 올바르다는 것을 보여주리라 생각했습니다. 그리고 설령 제가 회복하지 못하고 이 이야기가 미완성으로 남더라도 최소한 암과의 투병에서 많은 어려움을 이기고 이 글을 쓰는 순간들을 즐겼을 것입니다.

하지만 결과가 말해주듯 저는 올바른 길을 택했습니다. 저의 이야기는 해피엔딩이었고 1983년에 치료를 끝낸 뒤 건강은 완전히 회복되었습니다. 빠르게 변하는 요즘 세상에 이야기라는 것은 시간이 지나면 사람들의 기억에 남더라도 더 이상 화젯거리가 되지는 않습니다. 하지만 암의 발병률이 급격하게 늘고 있는 요즘, 해가 지날수록 저의 이야기는 더 큰 관심을 끌고 있습니다. 2001년 9월에 국제암연구기관이 발표한 보고에 따르면 2020년도에는 암으로 말미암아 매년 1천만 명이 사망할 것이라고 합니다(2000년도에는 600만 명이 사망했습니다). 현대의학은 이 암흑의 병을 멈추거나 치료할 능력이 없습니다. 언론에 자주 보도되는 의학의 새로운 발견이라는 것들도 실질적으로는 아무런 결과를 가져다주지 못했습니다. 현재 의학계 전문가들은 암의 근본적인 원인에 대해 답하지 못하고 있습니다.

하지만 그 원인은 당연한 것일지도 모릅니다. 날이 갈수록 악화되고 오염되는 환경, 영양가 없고 독소가 가득한 농작물들, 식품 제조업체에서 쏟아져 나오는 불량식품들, 흡연·음주와 마약같이 자신을 파멸시키는 나쁜 습관들, 건강에 대한 관심을 빼앗는 기업계의 상술 등이 현실을 악화시키고 있습니다. 암은 신이 내린 천벌이나 우주에서 온 무엇이 아니라 우리 스스로가 기술적 진보에 현혹되어 생명의 법칙을 상실한데 뒤따르는 당연한 결과입니다. "지구에 일어나는 일은 지구의 자식들에게도 일어난다. 인간은 생명의 거미줄에 얽혀 있는 한 가닥의 실일 뿐이다. 인간이 거미줄에 하는 모든 행위는 자기 자신에게 하는 행위이다"라고 1854년에 시애틀의 한 인디언 추장이 말했습니다. 150년이 지난 지금, 우린 그가 얼마나 옳았는지 알 수 있습니다.

자, 그렇다면 제가 쓴 이야기가 왜 당시보다 지금에 와서야 더욱 큰 화제가 되고 있을까요? 그것은 이 이야기가 비록 제 개인에 관한 것일 뿐이지만, 자연의학으로 암에서 회복한 한 사람의 이야기라는, 훨씬 더 큰 요인이 있기 때문입니다. 그것은 제가 막스 거슨 박사의 30년 연구를 통해 건강을 회복한 수백, 수천 명 가운데 한 사람이라는 점 때문입니다. 하지만 가장 큰 이유는, 현대의학에 정반대되는 치료법 그 자체가 이 이야기의 주인공이라는 점입니다. 거슨요법은 수술이나 방사선 또는 화학요법으로 종양을 없애는 데에만 집중하고 종양이 없어지면 그대로 놔두는 현대 종양학의 방법이 아니라, 몸의 면역능력을 극대로 올려 몸이 스스로 치료할 수 있게 해 주는 방법입니다. 거슨요법은 이 것을 오로지 이미 몸속에 들어와 있는 독소의 제거, 무독성 약품과 충분한 유기농 채소류와 음식 그리고 생과일 및 야채 녹즙의 섭취로 이루어 냅니다. 모두가 성공하는 것은 아니며, 우리 모두는 어느 시점에 죽음을 맞이하긴 하지만 거슨요법이 보유한 불치병의 치료 기록은 참으로 놀라운 것입니다.

종양학에 대한 엄청난 투자와 연구가 지속되고 있음에도 암 환자들에게 큰 도움을 주지 못하고 있기 때문에, 더 좋은 결과를 약속하는 어떠한 방법이나 접근은 화젯거리가 되어야 하고 더 많은 관심을 받아야 마땅합니다.

  이미 여러 언어로 번역된 제 책이 한국에서도 출간되어 전혀 다른 암 치료법이 있다는 좋은 소식을 전할 수 있어 저는 행복합니다.

  결코 쉬운 길은 아닙니다. 거슨요법은 많은 의지와 인내, 그리고 가족과 친구들의 도움을 필요로 합니다. 그리고 많은 양의 유기농 과일, 야채와 특별한 약품을 필요로 하기에 돈이 듭니다. 2년 동안 치료를 해야 하며 처음 몇 달은 어떤 일도 할 수 없고 나중에도 파트타임 식의 일만 가능합니다. 하지만 모든 과정을 충실히 이행한다면 결과는 증세의 완화가 아닌 완전한 치유가 될 것이며, 암 이외에도 다른 모든 육체의 질병이 사라지게 됩니다. 이런 결과는 현대의학이 할 수 있는 한도를 훨씬 뛰어넘은 것입니다.

  처음 거슨요법을 시작한 1981년 1월, 저는 제 자신이 외로운 길에 놓여 있음을 발견했습니다. 의학계에 종사하지 않는 사람들 가운데 소수만이 멜라노마가 무엇인지 알고 있었습니다. 의사를 포함한 모든 사람들이 영양소 중심의 암 치료법에 대해 들어본 적이 없었습니다. 그도 그럴 것이 의학계의 공식적인 태도는 암과 그에 대한 치료가 식습관과는 무관하다고 보았기 때문입니다. 제 주변의 거의 모든 친구들과 직장 동료들은 제가 모호하고 상식에 어긋나는 이런 치료법을 선택한 것에 대해 완곡한 말로 저를 만류하기도 했습니다. 유기농 식품을 구한다는 것도 거의 불가능한 일이었습니다. 당시 전 세계에 단 하나뿐이던 거슨병원이 있는 멕시코는 런던과 너무 멀었고 의학적인 평판도 없었습니다. 하지만 전통적인 대체요법은 그보다도 더 나빠 보였기에 거슨요법에 몸을 맡기게 되었습니다.

  회복 직후 저는 이상주의적인, 혹은 비현실적인 열의에 가득 찬 거슨요법으로 생명을 구할 수 있다는 가능성을 몇몇 의사들에게 소개하려고 했습니다. 분명 자신들의 환자를 도울 혁신적인 방법에 대해 듣고 싶어 할 것이라 생각했고, 제 치료기록이 증명하듯 완전하게 회복한 저 자신이 의사들의 궁금증을 자극하기에 충분하다고 생각했습니다.

하지만 시도는 부질없는 것이었습니다. 제가 접근했던 의사 가운데 두 명을 제외하고는 제게 질문 하나 없이 일방적인 설교만 늘어놓았고, 대화가 제대로 시작도 되기 전에 끝나 버리곤 했습니다.

그 가운데 한 명은 제 경우가 갑작스러운 회복증상으로서 종종 있는 일이라는 말을 해주었습니다(어째서 갑작스러운 회복은 새로운 방법을 통해 치유된 사람들에게만 일어나는 것일까요?). 또 다른 한 명은 제 상태가 잠시 동안 호전됐을 뿐이고 언젠가는 다시 악화될 것이라는 말까지 했습니다(당시에 저는 회복 후 10년이 지났을 때였고, 의학계의 관행대로라면 5년 동안 아무 증상이 나타나지 않은 저는 완쾌되었다고 본답니다. 왜 이런 법칙들은 전통적인 방법―수술, 방사선, 화학요법―을 통해 치료를 받은 환자들에게만 적용되는 걸까요?).

세 번째 의사는 제가 그 이상한 치료법 때문에 나은 것이 아니라고 단언했습니다. 네 번째 의사는 거슨요법을 비과학적인 것이라고 치부해 버리고 첫 번째 종양을 떼어낸 뒤에 림프선을 부분적으로 제거하고 방사선 치료를 받은 후 좋은 결과가 나오길 바라야 한다고 했습니다. 그래서 좋은 결과를 기대하는 건 별로 과학적이지 않다고 했더니 그 의사는 매우 화를 냈습니다.

다섯 번째 의사는 제 애기를 다른 사람을 통해 듣고 난 뒤 웃으며, "그 사람은 아예 루르드(Lourdes)로 가는 게 좋았을 거야"라고 말했다고 합니다(루르드는 프랑스에 있는 유명한 가톨릭 치유성소입니다).

하지만 예의를 갖춰 제 애기를 들어준 두 명의 저명한 의사들은 제 이야기가 흥미롭다고 했지만 일화적(逸話的)인 증거들일 뿐이며 가치가 없는 것이라고 했습니다. 그 사람들은 개인적인 결과는 쓸모가 없다고 했습니다. 오로지 많은 사람을 대상으로 한 통계만이 심각하게 받아들여질 수 있다는 것이었죠. 그래서 저는 "좋아요, 하지만 저 같은 개인의 사례로부터 그 방법론을 적용해 보지 않는다면 의사나 임상의들이 어떻게 거슨요법의 제대로 된 결과를 알 수 있죠? 이례적이지만 긍정적인 결과들에 관심을 갖길 거부한다면 어떻게 새로운 것에 대해 배울 수 있죠?"라고 되물었습니다.

"게다가 이러한 통계적 결과는 엄청난 투자가 필요한 임상실험 없이는 불가능한데, 임상 수치가 없이는 막대한 자금력을 가진 암 자선단체들이 투자를 해 줄리 만무하죠. 그래서 악순환이 반복되는군요. 이 고리를 어떻게 깰 수 있죠?"라고 말을 더했습니다.

대답은 없었습니다(아직까지도 별다른 답을 듣지 못했습니다). 저는 철학자인 허버트 스펜서가 말한 "조사해 보기 전에 비난부터 하는 것은 인간을 영원한 무지 속에 빠뜨린다"는 언설에 역설적으로 직면해 있었죠.

낙담한 저는 훌륭하고 혁신적인 의사가 남겨 준 유산을 뒷날의 동료들에게 알리려는 노력을 멈출 수밖에 없었습니다. 시간이 얼마나 더 지나야 지금의 의학계가 막스 거슨 박사가 반세기 전에 발견한 것을 따라갈 수 있을까 가끔 의문이 들었고 그런 생각이 들 때면 저는 슬퍼졌습니다.

아직도 암에 관한 현대의학계의 태도는 비평가들이 흔히 말하는 '절단(slash), 태움(burn), 중독(poison)'의 과정을 반복하고 있으며, 다른 방법에는 여전히 흥미를 보이지 않습니다. 허나 저는 더 이상 슬프지 않습니다. 그래도 20년 전과 견주어 보면 그동안 변화가 많았습니다. 다양한 보완대체의학(Complementary and Alternative Medicine)이 연구되고 있고 그 가격의 저렴함과 효능이 알려지고 있습니다. 지난 몇 년 동안 정부기관, 암 자선단체, 보건 교육기관과 언론 등에서 건강한 식습관의 필요성을 권고해 왔습니다. 그 가운데 공통된 내용은 과일, 채소, 곡물 등을 많이 먹되 고기, 술, 지방, 소금, 그리고 설탕 등을 덜 먹어야 악성질병을 예방할 수 있다는 점입니다. 유럽의 단체들은 '암에 대항하는 유럽'이라는 캠페인을 벌여 식습관을 통한 암 예방에 초점을 맞추고 있습니다. 유럽의 7개국에서 시행된 대규모 연구에서는 지난 20년 동안 사람들의 식습관과 그 사람들이 가지고 있는 질병을 비교해 보기도 했습니다. 이처럼 과거의 어느 때보다도 식습관과 암의 관계가 주목을 받고 있지만 아직은 예방 차원에 머무를 뿐입니다. 현재까지도 공식적으로는 식습관이 암을 예방할 수는 있지만 이미 암이 진행된 경우에는 그로부터 얻을 수 있는 것이 적다고 말합니다.

이것이 틀렸다고 생각하는 사람은 저만이 아닙니다.

이미 암에 대한 거슨요법의 효험을 보여 주는 두 가지 연구 결과가 발표되었습니다. 그 가운데 하나는 오스트리아 그라즈에 있는 병원의 종양학자인 피터 레츠너 박사가 60여 명의 다양한 암 환자들에게 6년 동안 거슨요법을 부분적으로 실험해 보고 그 결과를 보고한 것입니다.

의사 지휘 아래 환자들의 집에서 이루어졌던 이 연구는 예상치 못한 결과를 가져왔습니다. 환자들은 더 오래 살았고 기분이 좋아졌으며 전보다 약이 덜 필요했고 더 낙관적으로 변했을 뿐만 아니라 현대의학 치료에서 생길 수 있는 부작용에 따른 고통도 거의 호소하지 않았습니다. 《거슨 의학 일지》에 발표한 보고서에서 레츠너 박사는 더 오랜 시간과 더 많은 환자들을 상대로 한 연구가 지속되어야 한다고 발표했습니다.

두 번째 연구는 캘리포니아의 작은 거슨 연구 단체에서 시행한 것으로 5년 동안 멜라노마 환자 가운데에 거슨요법으로 치료받은 환자와 현대의학으로 치료받은 환자들의 생존율을 비교한 것입니다. 그 차이는 놀라웠습니다. 1975년과 1990년 사이에 멜라노마가 1단계나 2단계까지 진행되었던 환자 가운데 거슨요법을 쓴 환자들은 5년 동안 100퍼센트 다 살아남았지만 현대의학의 치료법을 쓴 환자는 79퍼센트만이 생존했습니다. 부분적으로 멜라노마가 확대된 단계 3A와 단계 3B에서 거슨요법은 70퍼센트의 환자를, 현대의학의 치료법은 41퍼센트의 환자만을 살렸습니다. 그리고 더욱 놀랍게도 암이 상당히 악화되어 몸의 깊숙한 곳까지 퍼진 4A단계에서 거슨요법은 39퍼센트의 생존율을 보인 반면, 현대의학의 방법은 겨우 6퍼센트밖에 되지 않았습니다.

이 치료법이 가진 가능성을 최대한 실현하기 위해서는 아직도 많은 대규모 연구가 필요합니다. 하지만 분명히 실현될 것입니다. 자신을 필요로 하는 시대에 발견된 무기만큼 강력한 것도 없으니까요.

거슨요법의 가장 큰 문제 가운데 하나는 바로 돈입니다. 아직 일반병원에서는 이 치료법을 쓰지 않고 있고 거의 모든 사설 보험들도 이것을 인정하지 않기에 환자는 반드시 자신의 돈으로 치료를 받아야 합니다. 그리고 이 문제는 상당한 어려움으로 다가옵니다. 하지만 그것도 극복할 수 없는 것은 아닙니다. 분명 제가 그랬듯이 멕시코에 직접 가신다면 도움이 되겠지만 추천하고 싶지는 않습니다. 1990년에 제가 치료법을 소개한 헝가리와 영국에는 자신의 집에서 치료법을 이행함으로써 회복된 경우도 많이 있습니다. 지금도 그렇지만 1990년도 당시에 헝가리는 다른 유럽 국가들보다 훨씬 경제적으로 낙후되어 있었고 거의 개발도상국 수준이었습니다. 하지만 그럼에도 환자들은 의지를 가지고 치료에 임했고, 생명을 위협하는 질병 앞에 돈은 문제가 되지 않는다고 생각해 온 저에게 그 환자들의 회복은 기쁨으로 다가왔습니다.

집에서 치료법을 실천할 수 있는 방법에 대해 맺음말에서 더 자세하게 소개하고 단순히 웰빙을 위해서 치료법을 원하시는 분께도 거슨식 삶의 방식에 대해 알려 드리겠습니다.

하지만 먼저 제 얘기를 읽어 봐 주시기 바랍니다.

2005년 12월

비타 비숍

| 차 례 |

1 갈색 점

나는 이 갈색 점이 언제 내 정강이, 그러니까 무릎과 발목의 중간쯤에서 옆으로 살짝 치우쳐진 곳에 생겼는지 모른다. 아마도 1970년대 초반이었을 거라고 짐작하지만 처음에는 눈치 채지 못했다. 하여튼 어느 날 문득 갈색 점이 거기에 있음을, 그로부터 한참 뒤에는 별다른 변화 없이 조금씩 자라고 있음을 알아챘다. 사실 나는 그 점이 암의 증상일 수도 있다는 것을 암 예방 책자에서 본 적이 있었기에 점의 색깔이나 무늬 그리고 굵기가 어떻게 변하는지 유심히 관찰하였다. 하지만 갈색 점은 변하지 않았고 그렇다고 그 점이 사마귀나 종기처럼 보이지도 않았다. 그건 그냥 평범하고 매끄러운 카푸치노 색깔의 피부였고 아주 천천히 자라고 있었다.

그렇다고 그다지 걱정하지는 않았다. 매일 샤워를 할 때마다 갈색 점을 관찰했고, 3년 동안 고작 6번 정도 이 점이 혹시 멜라노마가 아닐까 자문해 보았다. 급속도로 퍼지는 매우 위험한 피부암 정도가 그 당시 내가 멜라노마에 관해 알고 있던 전부였다. 하지만 당시에 나의 내면에서 그 질문을 하던 목소리는 평소에 혼자서 생각할 때 들리는 목소리와는 전혀 다른 것이었다. 그 목소리는 내 마음속 알지 못하는 곳에서부터 들려왔고 그래서 무시했다. 시간이 지나면서 갈색 점은 울퉁불퉁한 손톱 정도로 커졌지만 그다지 흉하지도 않았다. 내 친구는 섹시해 보인다며 칭찬할 정도였다. 그런 칭찬이 나쁘지 않았다. 전반적으로 건강한 내 상태도 걱정을 덜어 주었다. 중년의 나는 어렸을 때보다도 더 건강했고 에너지도 충분했으며 바이러스 감염으로부터 저항력도 강했다. 얼마 전에 독감이 퍼져 동료들 대부분이 몸져누웠을 때는 한적해진 사무실에서도 홀로 외롭게 일하며 감기에 걸린 동료들을 부러워했던 적도 있다. 그러나 다른 동료 사원들과는 달리——당시 나는 BBC의 대본 작가였다——나의 몸은 매우 건강한 축에 속했다. 채식만을 고집했고 불량 식품은 피했다. 그리고 사람들이 보통 먹는 약 같은 건 될 수 있는 한 멀리하고, 장의사 같은 모습을 하고 고작 아스피린 아니면 항생제를 처방해 주는 동네 의원보다는 훌륭한 약초 의학자에게 진료를 받았다. 게다가 나는 요가 수업까지 받고 있었다. 물론 요가가 경쟁의 스포츠는 아니었지만 내 나이의 절반밖에 안 되는 사람들보다도 더 유연하다는 사실에 기뻤다. 그래서 자주는 아니었지만 내 육체적 상태에 대해서 생각할 때마다 대체적으로 만족스러웠다. 나에게 몸은 내가 탄 차(vehicle)와 같았으며, 그다지 큰 문제를 일으키지 않았기에 별다른 걱정을 하지 않았다.

정작 담배를 끊을 수가 없어 점점 더 걱정이었다. 흡연은 늘 상상하던 내 이미지와 삶의 스타일에 어울리지 않았기에 언제나 마음에 짐이 되어 다가왔다. 식이요법과 운동으로 건강하게 만든 뒤에 니코틴으로 다시 망가뜨리는 것도 비논리적으로 보였다. 내면의 자유를 얻으려고—

—당시에는 그렇게 생각했다——노력하고 있는데 그 비싸고 냄새 나는 게 내 생활 속에서 무엇을 하고 있느냐고 자문도 했다. 게다가 다른 사람들의 공기까지 오염시키고 있지 않는가. 하지만 그런 물음들은 별 도움이 못 되었다. 담배 중독 자체가 비이성적인 것이라 이성적으로는 끊을 수가 없었다. 하지만 요가 시간에 숨쉬기 운동을 할 때도 괜찮았고 평소에도 기침을 하지는 않았으며 언젠가는 끊으리라고 다짐도 했었다.

여기까지가 1979년 11월, 몇 해 동안 나를 봐 온 부인과의사 에일사 헤이에게 정기 검사를 받으러 갔을 때 나의 건강상태였다. 나는 그녀를 또 만날 수 있어 기뻤다. 그녀는 상냥한 동시에 매우 포근하고 다른 이에게 신경을 많이 써 주는 사람이었으며 의사이기에 앞서 나와 같은 한 여자였다. 우리들은 평상시와 같이 먼저 가벼운 대화를 나누었고, 대화를 지속하는 동안 그녀는 가느다란 진찰대 위에 누워 있는 나의 몸을 관찰했다. 그 순간만큼은 그녀가 예전에 없던 혹 같은 걸 내 몸에서 발견한다든가, 다른 불길한 징조를 찾아낼 수도 있는 시간이었기에 언제나 긴장됐다.

하지만 진찰과정에서 발견한 것을 통보하는 대신에 그녀는 내 다리에 있는 '이것' 때문에 불편한 건 없느냐고 물었다.

"뭐요?", 머리를 들자 갈색 점을 응시하고 있는 헤이가 보였다. "아, 그거요…" 하고 말을 시작하긴 했지만 곧 멈출 수밖에 없었다. 진찰실의 강한 불빛 아래 비춰본 갈색 점은 평소와는 다르게 보였다. 갈색 점은 이제 매끄럽다기보다는 불안한 모습이었다. 그 가운데서 보라색 점이 살을 찢고 나오고 있었다. 나는 그런 것을 어디에서도 본 적이 없었지만 당혹스럽게도 근래 꿈속에서 본 큰 돌 두 개를 상기시켰다. 그건 마치 의혹에 쌓인 악한 힘에 의해서 땅을 뚫고 올라왔다. 갈색 점이 언제 이렇게 바뀐 걸까? 어째서 미리 알아채지 못했을까? 아니면 무의식

중에 스스로 무시해버린 걸까?

"아프거나 피가 나지는 않아요?" 헤이가 내게 물었다.

"아뇨, 그런 적은 없어요. 도대체 이게 뭘까요?"

"모르겠어요. 하지만 제 다리에 이런 게 있었다면 전 당장 피부과 전문의를 찾아갔을 거예요."

"알겠습니다. 당신이 그런다면 저도 따라야죠." 갑작스런 변화에 당황해 하며 옷을 입기 시작했다. 헤이는 그녀가 잘 아는 유명한 피부과 전문의 콜빌에게 소견서를 쓰면서 그를 만나 볼 것을 권유했다. 그는 다른 젊은 의사들도 가르친다고 덧붙였다. 진찰실을 나서는데 오히려 그녀가 나보다 더 걱정을 하는 듯했다. 그녀로부터 멀어지며 내 오른쪽 다리에 있는 더 이상 낯설지 않은 점을 쳐다보았다. 어떻게 생겼는지 몰랐지만 이게 다리궤양이 아닐까 하고 생각했다. 하지만 나는 아무것도 아닐 거라는 확신을 가지고 크리스마스 프로그램의 대본을 움켜쥔 채 서둘러 사무실로 발을 옮겼다.

그리고 나서 4일이 지난 뒤에 난 그 유명하다는 피부과 의사 콜빌을 찾아갔다. 그는 키가 크고 품격이 있어 보이는 60대의 노인이었고 고급스러운 옷, 호화스러운 넥타이와 반짝 거리는 신발을 신고 있었다. 내가 진찰실에 들어서면서 본 콜빌은 오래된 진열장에 기대어 있었는데, 유능한 의사 배역을 맡은 실력 있는 배우 같았다. 하지만 내가 가장 놀란 건 그의 연극과도 같은 태도였다. 그가 웃는 모습이라든가, 작고 빠른 움직임으로 다가와서 내게 앉기를 권하는 손동작 등은 그가 갑자기 할리가(Harley Street)*풍 모리스 슈발리에(Maurice Chevalier)의 노래와 춤 연기를 보여 줄 것 같은 느낌이 들게 했다. 평범한 병원의 보통

---

* Harley Street. 150여 개의 병원들이 밀집한 영국 런던의 거리.

병동에서는 어떠한 배역을 연기했을까.

그는 헤이가 보내준 편지를 읽어 보고는 "착한 아이로군" 하고 짧게 말했다. 그리고 어디선가 갑자기 나타난 사람처럼 나를 대하며 다리를 보여 달라고 했다. 콜빌 또한 강한 불빛을 몇 초간 비추었고 곧 "빼내야 되겠어요"라고 말했다.

"왜요?"

"왜냐하면 이삼 년 후에는 상당히 골치 아파질 테니까. 지금 없애고 행복하게 사는 게 더 낫지. 크리스마스 때는 뭐 하시나요?"

"특별한 건 없는데요."

"푹 쉬도록 하세요. 알겠지요?"

"잠깐만요"라고 말하면서 나는 그가 무슨 소리를 하는지 생각해 보았다. 푹 쉬라니… 대체 어떤 수술을 생각하고 있는 걸까? 마치 저항할 능력이 없는 나를 빨아들이려고 하는 거대한 청소기 앞에 넘어진 기분이 들었다. '그렇게 강요하지 마세요.' 라고 생각했다. 뭐가 그렇게 급한 걸까? "잠시 만요. 그렇게 급한 건 아니겠죠?"

"크리스마스 때 수술을 받는 게 좋을 거요"라며 콜빌은 모든 것을 아니 조용히 하고 내 말만 들어라 하는 식의 목소리로 말했고, 더 이상 자신의 입에서 아무 말도 나오지 않을 것을 암시하는 듯 입을 굳게 닫았다. 결국 나는 어쩔 수 없이 용기를 내서 내면의 목소리에 따라 질문을 던지기로 결정했다.

"이거 멜라노마인가요?"

"물론이요." 아이들의 실없는 질문에 대답하듯 당연하다는 식으로 내게 말했다. 그리고는 그의 눈썹이 놀랍다는 듯이 갑작스레 치켜 올라갔다. "그걸 어떻게 알았지요? 의학을 공부한 적이 있나요?"

"아뇨, 그저 직업상 알게 된 거예요. 작가 노릇을 하다 보면 상당히 많은… 잡다한 정보를 얻게 되거든요.” 그때까지 콜빌의 말이 실감나지 않았다. 콜빌은 내가 파놓은 함정에 빠졌다는 것에 대해 스스로 언짢아하는 모습을 보였지만 이내 평온한 모습을 되찾고 의자에 앉았다.

“열대 지방에 산 적이 있었나요? 오랫동안 강한 햇빛에 노출되면 피부가 약한 사람은 그 결과로 멜라노마에 걸리고는 하는데… 호주나 뉴질랜드에 산다면 그런 것에 걸릴 확률이 높지요. 아프리카도 마찬가지고.”

“호주나 뉴질랜드에 가본 적은 없어요. 그리고 딱 한 번 아프리카에 있는 하르툼(Khartoum)에 열흘 정도 있었을 때도 항상 흐린 날씨였고 시원한 실내에만 있었어요. 게다가 5월과 9월에 그리스로 여행을 갔지만 열대 지방은 아니잖아요? 그리고 일광욕도 되도록 피했고요. 전 일광욕을 굉장히 지루해 하거든요.”

“그렇다면 태양광 과다 노출은 아닌 것 같군. 그것 이외에는 멜라노마에 어떻게 걸리는지 아무도 몰라요. 하지만 초기에 잡을 수 있다면 걱정할 건 없오. 한 가지만 더 확인하지요”라고 말하면서 콜빌이 다가왔다. “좀 뻔뻔스러워 보여도 용서해 주세요”라고 말하면서 내 치마를 올려 나의 오른편 안쪽 사타구니께를 살펴보았다. 그리고 나를 내려다보며 “됐어요”라고 말했다. 나는 무슨 일이 일어나고 있는지 알 수가 없었다. “당신의 갈색 점은 색소모반(Pigmented Naevum)이라는 거고, 대략 가로 20, 세로 10센티미터 정도 오른쪽 다리 일부분을 잘라내야 할거요. 그리고 왼쪽 허벅지로부터 피부 이식을 해야 될 거고. 구멍을 가리기 위해서지요, 말하자면.”

나는 순간 움찔했다. “하지만 떼어 내기에는 너무나 큰 부분이잖아요! 왜 그렇게 넓어야 하죠?”

“나중에 생길 수 있는 후환을 없애기 위해서, 그리고 남아서는 안 되는 게 남는 것을 막기 위해서요. 만약 지금 문제가 있는 부분만 제거해 버린다면 몇 년 후엔 지금보다 훨씬 더 심한 게 생길 거요. 그러고는 우리한테 화를 내겠지요. 물론 그렇게 되어 버린다면 화낼 만도 하지만 말이지요."

그때 나는 머릿속으로 오른쪽 다리를 영국 지도 모양으로 뻗어 보았다. 무릎부터 발목까지에 해당하는 위험지대 가운데 그 갈색 점이 있었고, 위험지대 안에는 멜라노마가 퍼지는 방향을 가리키는 꿈틀거리는 화살표로 가득했다. 하지만 이 늙은 의사는 어떻게 한 번 훑어보고는 이것이 멜라노마라는 것을 알았을까? 도대체 어떻게? 아마 이런 문제들을 오랫동안 처리해 왔기 때문일 것이다. 그리고 그 말은 이 의사가 질병이 얼마나 치고 올라올지 잘 알고 있다는 이야기였다. 충분히 납득할 만한 설명이었다. 하지만 콜빌이 나에게 내린 처방은 아직 확실치 않은 병을 없애려 내 몸의 온전함 자체를 잔인하게 앗아가는 것이었기에, 내 전부가—몸, 마음, 감정, 그리고 신경조직까지—바싹 긴장하지 않을 수 없었다. 머리가 혼란스러웠고 온몸이 싸늘해져 왔다.

"좋은 외과의를 아나요?", 그가 물었다. "없나요? 좋아요, 내가 적임자를 알고 있어요. 피부 수술에 일가견이 있는 사람이지요. 경험도 아주 많고." 콜빌은 책상 서랍 속에서 소견서를 꺼내더니 나에게 건네주었다. "여기 있어요. 가서 즉시 날짜를 잡도록 해요. 레녹스의 상담실은 바로 길 모퉁이를 돌아서 있어요."

"죄송해요. 지금은 사무실로 돌아가야 할 것 같네요. 나중에 비서에게 전화를 할게요."

"안 돼요. 지금 당장 가도록 해요. 전화로 하는 건 오래 걸릴지도 몰라요."

그가 계속 강요하자 서서히 짜증이 나기 시작했다. 무엇이든 합당한 근거 없이는 할 필요가 없다는 것이 내 원칙이었다. "설마 그렇게까지 급한 건 아니겠죠? 내가 가지고 있는 게 뭐든지 간에 수술을 서둘러야 할 정도로 심각한 건 아니지 않나요? 그러니까 제 다리에 있는 이것이 식사나 호흡을 못하게 하는 것은 아니잖아요. 안 그래요?" 그는 아무 대답도 하지 않았다. "박사님은 제가 지금 당장 무엇인가를 하지 않으면 죽을 수도 있다고 하시는 건가요?"

"누구든지 언젠가는 다 죽기 마련이지요, 부인." 그가 말했다. "부탁인데 정신 차리고 레녹스와 예약 날짜 잡는 것을 미루지 않도록 해요. 굉장히 바쁜 사람이라 빨리 볼 수 없을지도 몰라요."

"그럼 이 점은 어때요?" 별다른 이유 없이 신경 쓰이던 내 왼쪽 턱과 귀 옆에 있는 갈색 반점을 가리키며 물어보았다. "이것도 떼어내야 되는 건가요?"

박사는 그곳에 손을 대보고는 말했다. "전혀 그럴 필요 없어요. 이건 그냥 나이 먹으면 생기는 평범한 점이에요. 난 언제나 학생들한테 말하지요, 이런 것을 볼 때는 생김새에 주의하라고. 만약 벨벳 같은 느낌이 나면 그건 위험하지 않은 점일 뿐이니까. 문제가 있다면 없앨 수가 없다는 거지요."

"특별한 크림 같은 것으로도 안 되나요?"

"특히 그런 걸로는 안 돼요. 한번 나타나면 죽을 때까지 거기에 있는 거에요."

상담은 그것으로 끝났다. 나는 콜빌에게 작별인사를 하게 된 것이 기뻤고, 무엇보다 각종 상담소와 행정 사무실이 들어찬 할리가의 빌딩숲을 떠나는 것이 기뻤다. 살면서 병원 신세를 거의 지지 않았던 탓에 방금 도망치듯 떠나온 장소에 대한 반감이 몰려왔다. 그리고 얼마나 콜빌이 싫어졌는지도 생각했다. 분명히 오진이었을 법한 순식간의 진단과 수술을 강요하는 통에 그는 건강한 내 육체를 암이 있을지도 모르는 육체로 바꿔 놓았고, 내 몸에는 손도 대지 않은 채 내가 당장 뭘 해야만 하는지 결정해 버렸다. 그는 한순간도 나와 대화하지 않았다. 오로지 나를 향해서, 그리고 나라는 존재는 안중에 없다는 듯 일방적으로 말했을 뿐이었다. 나를 대수롭지 않게 대하는 그의 태도 앞에 혼란스러웠고, 한없이 작아지는 것을 느꼈다. 그리고 불편한 감정 때문이었는지 나는 그의 진찰을 곧이곧대로 받아들이길 거부했다. 허나 당장 내게 필요했던 것은 위로였기 때문에 내가 가장 좋아하는 위그모어가의 카페로 가서 커피와 버터 바른 크루아상을 먹고 담배를 태웠다. 이런 기본적인 만족감을 통해서 내게는 자주성과 선택의 자유가 있다는 것을 스스로에게 일깨웠다.

그렇지만 나는 마지못해 레녹스의 비서에게 전화를 걸어 오는 금요일에 진찰 날짜를 받아냈다. 그리고 의사들과 질병들로 가득 차 한없이 우울한 할리가를 벗어나 서둘러 옥스퍼드가로 갔다. '그건 오진이었을 거야, 아무 문제없어.' 라고 되뇌며 오직 내 생각만큼 내 몸이 건강하다는 것을 증명하기 위해서 검진을 받으려 했다.

그 일이 있은 뒤 일주일 내내 나는 직장 일과 집안 일로 바빴지만, 다리에 난 무서운 모양은 잊을 만하면 머릿속에서 되살아났다. 마치 몸에 시한폭탄을 메고 다니는 것 같았다.

내가 가장 먼저 걱정한 것은 나와 지난 13년을 같이 보내온 사랑하는 후디에게 이 사실을 어떻게 말하느냐는 것이었다(그때 나는 사람들이 결혼하는 것만큼이나 행복하게 이혼을 한 상태였고, 전 남편인 후디와는 거리를 두면서도 언제나 연락하는 사이였다). 후디와 나의 관계는 절대 깨지지 않을 것 같았다. 우리 사이는 정말 즐거웠던 때도 슬펐던 때도 있었고, 몇 번이나 헤어지기도 했지만 놀랍게도 언제나 다시 서로에게 돌아와 있었다. 얼핏 보면 서로에게 잘 맞지 않아 보일지도 모르지만 사실 서로에게 꼭 필요한 것을 채워 줄 수 있었다.

후디는 안정적이고 현실적이며 기댈 수 있는 사람이지만 그에 견주어 나는 공허한 이론이나 흥미는 있지만 실질적으로는 전혀 소용이 없는 정보 같은 것에 너무 집착을 했다. 그 사람은 고독을 즐기며 혼자서도 있을 수 있지만 나는 주위에 사람이 없이는 살 수 없고 언제나 대화 속에 있어야 하는 사람이었다. 나와 달리 그는 인내심이 많고 관대하며 용서할 줄 알았으며 아마 그런 것 때문에 우리의 관계가 오랫동안 지속되어 왔는지도 모르겠다. 물론 이렇게 좋은 면들이 많았으나 그에게는 루이 14세만큼이나 화려하고 사치스러우며 종종 생고집을 부리는 면도 있었다.

우리 사이에 비밀이란 없었지만 이 불길한 상황에 직면한 지금에는 후디에게 어디까지 말해야 할지 몰랐다. 후디는 걱정을 굉장히 많이 하는 사람이었기 때문에 괜한 걱정을 끼치고 싶지 않았고 게다가 만약 나에게 위험이 닥쳤다는 이야기를 하면 내가 죽거나 나를 영영 잃게 될지도 모른다는 공포가 그의 마음속에서 생길 수도 있었기 때문이다. 죽음에 대한 주제는 언제나 우리 둘 사이의 풀리지 않는 영역으로 남아 있었다. 그는 죽음을 무서워했지만 나는 그렇지 않았다. 나는 후디가 자신의 공포를 극복하길 바랐지만 그가 스스로 얘기를 꺼내지 않는 이상 나도 아무 말도 하지 않았다. 어쨌든 당시엔 죽음 같은 분명한 현실로부터 후디를 보호하는 것이 바보 같은 일일 뿐 아니라 과잉보호이기도 하다는 생각을 하지 못했다. 다 큰 어른이 뭘 받아들이고 받아들이지 않든 내가 뭐라고 할 수는 없으니까. 그렇지만 이런 모든 생각들은 순수한 이론일 뿐이며 레녹스와 예약한 날짜가 다가오자 결국 후디에게 진실을 말할 수밖에 없었다.

멜라노마의 위험성에 대해서 나만큼이나 후디도 놀랐지만, 걱정이 많으면서도 한편으론 낙관적인 그는 내 다리에 있는 반점이 전혀 위험하지 않을 것이라며 나를 위로했다. 나도 그러길 바라, 라고 답을 하면서 우리가 지금 농담을 하고 있는 게 아닐까 생각했다.

결국 금요일이 다가왔고 정오쯤에 다시금 할리가로 발길을 향했다. 레녹스는 놀랄 정도로 젊어 보였다. 그는 나이 들면서 또래보다 젊어 보이는 차원이 아니라, 약간 복고풍이면서 짧고 깔끔한 머리카락이 주위의 밝은 분위기와 더불어 그를 얼토당토않게 젊어 보이게 했다. 이런 사람이 정말 의사일 수 있을까? 그것도 경험이 많은 의사 말이다. 하지만 그와 악수를 하면서 그가 겉보기만큼 젊은 사람이 아니라는 걸 알 수 있었다. 조금은 늙고 건조하며 생기가 부족한 듯했다. 그러나 수줍어 보이는 미소와 조금 오래된 양복, 그리고 투박한 모습 때문에 그는 콜빌의 우아하고 위엄 있는 태도와는 정반대되는 사람으로 보였고, 그런 이유로 나는 그에게 좋은 느낌을 받았다.

나는 레녹스에게 지금까지 진료받은 이야기들을 모두 말해 주고 그도 역시 콜빌처럼 내가 열대 지방에서 살았는지 물었으며 햇빛에 과도하게 노출되는 것이 멜라노마의 주된 원인이라고 말했다. "그렇지만, 아직 확실히 당신한테 멜라노마가 있는지 잘 모르겠군요. 다리를 한번 보여주겠어요?"

우리는 옆에 있는 진찰실로 들어갔다. 소파에 앉아 바지를 걷어 올렸고 레녹스는 곧 내 오른쪽 정강이를 주시했다. 방안은 너무나도 조용해서 이따금 고요함 자체가 만드는 소리마저 들릴 것 같았다. 마치 기름방울이 뜨거운 프라이팬 위에 떨어질 때 나는 소리처럼. 그리고 나 역시 더위를 느끼기 시작했다.

"조직검사를 통해서 자세히 조사해 보지 않으면 안 되겠군요." 이윽고 레녹스가 말했다. "포낭이 살을 뚫고 나오는 것일 수도 있습니다. 그런 경우에는 전혀 위험한 게 아니에요. 아니면 무엇인가 지금까지 계속 휴면 상태에 있다가 이제 활성화되고 있을 수도 있습니다.”

“활성화된다면 그게 악성이라는 건가요?” 그는 고개를 끄덕였다. “좀 더 구체적으로 말해 주세요. 저는 어린애가 아니니까 두려울 것도 없고 돌려서 말하실 필요도 없어요. 사실 그대로 말씀해 주시면 좋겠어요.”

“예, 알겠습니다. 정 원하신다면.” 소파에 앉은 나를 내려다보며 레녹스 씨는 미소를 지었다. “콜빌 박사가 말한 것처럼 이건 멜라노마일 수도 있어요. 하지만 좀 더 세밀한 검사 없이 단정할 수는 없습니다. 그러니 가능한 빨리 조직검사를 했으면 좋겠군요. 그러고 나서 이것이 정말 악성이라면 그땐 당장 치료에 들어가도록 하죠. 물론 콜빌 박사가 당신에게 설명을 하셨겠지만…”

그가 말을 계속했지만 듣지 않고 소파에서 몸을 일으켜 앉았다. 소파는 짜증스러울 만큼 뜨거워지고 있었다. 이미 답답할 정도로 더운 방에서 소파는 전기로 가열이 되고 있었던 것이다. 하지만 방안의 열기보다 나를 더 불쾌하게 한 것은 레녹스의 태도였다. 레녹스는 마치 이교도 의식 가운데 사제가 제물을 바라보듯, 부모가 갓난아기를 다루듯, 마술사가 여자 조수를 반토막 내려는 듯 서서, 내려다보며 말했다. 나의 증세나 건강, 또는 앞날에 대해 얘기를 나누고 싶게 하는 태도가 아니라는 생각이 강렬해졌다. 분명 온화하고 부드러웠던 레녹스가 혹시 자신의 의지대로 나를 약해빠진 환자로 만들려고 했던 건 아니었을까?

“죄송합니다.” 소파에서 일어나 그의 얼굴을 정면에서 대하며 말했다. “소파가 너무 뜨겁군요.” 그것은 겁먹은 나의 예의바른 반항이었다. 누워서 이런저런 결정을 내리는 것보다는 서 있고 싶다는 말을 감히 레녹스에게 할 용기가 없었다.

그러자 레녹스는 그 후 몇 주 동안 간간이 내게 보여 준 그만의 특별한 표정을 지어 보였다. 무뚝뚝하지만 무례해 보이지는 않은, 인내심의 한계에 다다른 자포자기의 표정, 그리고 멍청하거나 문제를 자주 일으키는 학생에게 지친 선생의 표정 같았다. 레녹스가 말하기 시작했다. "콜빌이 설명을 했듯이 오른쪽 다리의 큰 면적을 제거하고 왼쪽 허벅지에서 피부를 떼어 내 이식을 해야 할지도 모릅니다. 잠시만 저 의자에 앉아 주세요." 그리고 레녹스도 마찬가지로 내 오른쪽 허벅지를 살폈다. "됐습니다. 오늘 오후에 조직검사를 할 수 있을까요?"

"아뇨. 조금 곤란한데요."

"왜 안 되는지 물어봐도 되나요?"

"회사일이 너무 바빠서요." 나는 마음속의 격한 분노를 어렵게 감추며 얘기했다. "지금 크리스마스 전까지 끝내야 되는 대본이 있는데 제가 아니면 할 수 있는 사람이 없어요. 꼭 해야만 하는 일이어서요." 나의 투철한 직업정신은 그의 지시에 분개하고 있었다. "게다가 뭘 그렇게 서둘러야 하는 거죠? 왜 이렇게 빨리 해야 되는데요? 콜빌이나 당신이나 마치 당장 무언가를 하지 않으면 제 삶이 위험에 처할 것처럼 얘기를 하는군요. 정말로 그렇게까지 위급한 건 아니잖아요?"

긴 침묵이 흘렀다. 마침내 레녹스가 말했다. "네. 그렇게까지 급한 건 아니에요. 하지만 뭔가가 잘못되고 있다는 증상이 조금이라도 나타나면 즉시 처리를 하는 게 가장 좋습니다. 대본을 끝내는 데 얼마나 걸리죠?"

"다음 주 수요일이 마감일입니다."

"오늘부터 닷새군요. 좋아요. 그럼 그렇게 하죠."

그가 나를 비서실로 데려가 조직검사 날짜를 예약하는 동안에 나는 레녹스 씨가 그래도 융통성이 있는 사람이라고 결정을 내렸다. 그는 국부마취 상태에서 검사를 받는다며 수술 후에 혼자 힘으로 집에 갈 수 있다고 했다. 그러나 며칠 동안 집에서 쉬면서 회복을 해야 한다는 당부도 잊지 않았다.

"물론 조직검사에서 끝날 수도 있어요."

계단 위에서 나를 배웅하며 레녹스가 말했다. 그렇다면 왜 콜빌 박사는 내게 멜라노마가 있다고 확신했는지 물었더니 레녹스는 미소와 함께 어깨를 들썩이며 "콜빌은 자신이 절대 틀리지 않는다고 생각하는 사람들 가운데 한 분이죠. 물론 틀리는 법이 거의 없지만 언제나 옳은 것만은 아니죠"라고 대답해 주었다.

나의 안도감은 말로 표현할 수 없을 정도였다. 레녹스가 콜빌의 의견에 반대하려고 한 게 아닐지 몰라도 그의 부드러운 말투는 나에게 그런 느낌을 주었다. 그는 친절하고 융통성 있으며 거만하지 않은, 그리고 신용할 수 있는 사람이었다. 특별히 힘을 주지도 않았는데 걸음이 빨라지기 시작했다. 어떤 통증이나 고통도 없었고 나의 몸은 제대로 작동하고 있었다. 분명 멜라노마처럼 심각한 것이 내 몸 안에 있다면 어딘가가 불편해야 하지 않을까?

대림절의 첫 일요일에 친구 캐서린과 저녁을 같이 먹으며 멜라노마 얘기를 나눴다. 그녀와는 십 수 년 동안 절친한 친구 사이로 지내면서 서로 만났던 순간부터 지금까지도 굉장히 진지한 대화를 지속하고 있었고, 서로가 공유하고 있는 내용들은 그 끝을 찾을 수 없을 정도였다. 그녀는 정신상담 치료사였고 상담원들을 교육하는 데 많은 시간을 보내고 있었다. 캐서린의 남편인 존도 같은 일을 했고 매우 독특한 자기 발견 프로그램을 운영하고 있었다. 캐서린은 작고 예쁘며 울새처럼 밝은 눈동자를 지닌 매우 당당한 여자였다. 나는 그녀의 온화함과 해박함을 좋아했고, 약간은 바보스러운 유머감각을 소중하게 여겼다. 또한 캐서린은 다양한 것들을 좋아했다. 서점에서 책 사는 것을 좋아하는 만큼 옷에도 관심이 있었고 맛있는 음식들을 좋아했으며 아이들처럼 스스로 즐길 줄 알았으나 거대한 히말라야 산처럼 묵직한 면 역시 가지고 있었다. 마치 밝고 경쾌한 음악 뒤에 흐르는 고요한 침묵을 가진 존재였다.

오랫동안 캐서린과 나는 사우스 켄싱턴의 비싸지 않은 식당에서 셀수도 없이 많은 식사를 하고 와인을 마셔 왔다. 우리는 서로 얘기를 나누면서 개인적인 문제에서부터 사회적인 이슈들에까지 끝없이 얘기하면서 많은 웃음을 나누었다. 또한 슬플 때는 같이 욕도 하고 삶이 고통스러울 때는 울기도 하였다.

그리고 그날 저녁, 대림절의 첫 일요일에 캐서린에게 내 근황을 이야기했다. 나와 후디처럼 캐서린도 조직검사의 결과에 대해 낙관적인 태도를 보였고, 검사의 결과보다는 이러한 일들에 대한 나의 기분을 더 알고 싶어 했다. 그래서 마음의 평정심을 되찾고 솔직하게 괜찮다고 말했다. 게다가 나는 암이 걸릴 만한 성격이 아니잖아, 라고 덧붙였다. 예전에 암에 관한 라디오 방송물을 작업했을 때, 나는 미국과 영국에서 실시된 연구—암에 걸리기 쉬운 성격—에 관해 캐서린과 얘기를 많이 나눴다. 그 결과는 자신의 감정을 억제하거나 분노나 공격성, 사랑의 감정들을 즉흥적으로 표현하지 못하는 성격이 바로 암에 걸리기 쉽다고 했다.

"넌 나를 완전히 꿰뚫고 있잖아." 캐서린에게 말했다. "내 성격은 전혀 그렇지 않잖아?"

"그렇지 않지, 지금은. 하지만 네가 화를 표현하기까지 얼마나 걸렸는지 생각해 봐. 난 아직도 가끔 네가 평생 동안 화를 참기만 해서, 아직도 어떻게 화를 표출해야 되는지 정확히 모르고 있는 게 아닐까 의심이 들어."

"정확하게 말하자면 네 살 때부터지."

"나도 그쯤으로 짐작하고 있었어."

슬픔이 나의 얼굴에 드리웠다. "아직도 생생해. 만약에 내가 그림을 그렸다면, 어쩌면 그리기를 통해서 그때의 기억을 없애지 않았을까? 아주 예쁜 핑크색 가운을 입고 안방의 문턱에 서서 누군가에게 분노가 폭발한 채 나가라고 소리 지르던 엄마, 그리고 그때 조그만 침대에 혼자 누워서 절대 저렇게 화를 내면 안 된다고, 왜냐하면 화를 내는 것은 위험하고 추하니까… 화를 내는 사람은 집에서 한 사람이면 충분하다고 생각했었지. 그리고 그때부터 줄곧 그 맹세를 지켜왔어. 정말 대단했지."

"나는 네가 그 문제를 완전히 극복했으면 좋겠어. 그런데 확신이 안 들어."

"그냥 내가 화낼 때 네가 보지 못해서지 이미 극복했는걸."

그 다음에 캐서린이 무슨 생각을 했는지는 모르겠지만 말하지 않기로 결정한 모양이었다. 우리는 맛있게 식사를 했다. 와인도 나쁘지 않았고 우린 대림절의 시작을 위해 건배했다. 집으로 오면서 대림절에 대해 생각했다. 대림절은 마치 끝없는 어둠속에서 홀로 떠다니는 밝은 등잔불과 같았다. 다가오는 크리스마스는 어떤 모습일까? 벌써부터 그런 생각을 할 필요는 없었다. 집에 오자마자 침대에 누웠고 다음 날까지 꿈쩍도 하지 않았다.

다음 날 사무실에서 대본을 다 작성한 뒤에 상사들에게 지금까지 일어난 일들을 얘기했다. 모두 걱정하긴 했지만 그들도 낙관적이었고 도울 수 있는 데까지 돕기로 하였다. 내가 사무실에 나오지 않는다면 공식적으로는 감기 때문이었다. 만약 모든 것이 잘된다면 그 변명을 바꿀 필요가 없을 것이었다. 조직검사 준비는 자잘한 것이 마치 사소한 출장을 다녀오는 것과 같았다. 그리고 한 번씩 나의 내면에 귀를 기울이고 나의 몸이 어떤 상태에 있는지, 좋은지 나쁜지 물어보았지만 막연히 건강하다는 생각 밖에는 다른 대답을 들을 수 없었다.

그 후 쓸쓸한 12월, 조직검사를 받기 하루 전에 작은 태양처럼 빛나는 하나의 완벽한 황금빛 데이지가 정원에 피어 있는 것을 보았다. 꽃은 마치 영웅이라도 된 것처럼 계절의 법칙을 거스르는 듯했으며, 영적인 영생을 찾아 나선 옛날 중국의 여행기 《황금 꽃의 비밀(The Secret of the Golden Flower)》을 생각나게 했다. 황금빛 꽃은 우주 전체를 상징하는 개체였고, 꿈이나 환상을 통해서 나타났다. 그 꽃을 보자마자 구원이나 용서를 상징한다는 것이 떠올랐다. 바로 그 꽃이 가을에 떨어져 적어도 넉 달은 굴러다녔을 낙엽을 뚫고 정원에 피어 있었다.

나는 그것을 좋은 징조로 받아들이기로 했다. 12월 6일 열두 시쯤에 조직검사를 받기로 한 레스터 광장에 있는 조그만 병원으로 찾아갔다. 수술에 대해 짧게 설명한 뒤에 수다스러운 간호사는 내게 속옷만 남겨두고 모두 벗으라고 했다. 내가 옷을 벗는 동안에 간호사는 레녹스에 대해서 얘기했다. "정말 좋은 사람이에요. 우리 모두 레녹스 씨 밑에서 일하게 돼서 정말 기뻐하죠. 레녹스 씨는 다른 사람들과는 달리 항상 친절하고 배려를 잘 하세요. 그리고 절대 화를 내는 법도 없죠. 정말 좋은 분을 만나신 거예요." 그녀는 상당히 적극적으로 보였고 그런 간호사의 얘기를 듣는 것이 좋았다.

조그만 수술실에서 머리부터 발끝까지 초록색으로 차려입은 레녹스는 디스코 파티에서나 하듯 내게 손을 흔들며 인사했다. 레녹스는 안정되어 보였고 즐거워 보일 만큼 밝은 표정이었다. 나는 숨을 크게 들이내쉬며 수술대에 누웠다.

검사시간 내내 우리는 방송과 즐겨 보는 프로그램들에 관해 가벼운 대화를 나눴다. 레녹스와 다른 간호사들은 나의 이야기에 무척이나 즐거워했고 내가 이곳에 있는 이유가 그 대화를 위한 것인 양 좋은 분위기였다. 나는 아무런 고통도 느낄 수 없었기 때문에 살을 파고 자라버린 발톱을 잘라내듯 별 문제가 없는 것처럼 얘기할 수 있었다. 그렇게 모든 것이 끝났다. 그는 내게 붕대를 감아 주고 일어서는 것을 도와준 뒤에 집으로 갈 수 있도록 허락해 주었다. 레녹스는 내게 나중에 쓸 진통제를 주면서 "다리에 무게를 싣지 마시고 최대한 조금만 걷도록 하세요"라고 주의를 주었다. "병리실에서 연락이 오는 대로 전화를 드리겠습니다. 아마 내일쯤 될 거예요."

살짝 어지러운 가운데 붕대 안에 있는 감각 없는 나의 다리가 어떤 모습을 하고 있을까 궁금해 하면서 전철을 타고 집으로 돌아왔다. 집으로 오자마자 나는 전화기 근처에 있는 소파에 다리를 올려놓고 손이 닿는 곳에 책더미와 과일을 가져다 놓았다. 후디, 캐서린, 그리고 직장 상사에게서 전화가 왔다. 그들에게 내가 괜찮다는 것을 확인시켜준 뒤에 다시 휴식에 들었다. 수요일 오후, 아프지도 않은데 사무실이 아니라 집에서 이러고 있다는 것이 참 이상하다는 생각이 들었다.

그 다음 날 오후에 레녹스가 전화를 해서 내 몸의 점이 해로운 것으로 판명이 나서 수술을 해야만 한다고 했다. "가능한 빨리 날짜를 잡을 수 있도록 노력하겠습니다"라고 말하면서 내 보험과 연결된 런던 중심에 있는 병원에 대해서 알려 주었다. "걱정하지 마세요." 레녹스는 또박또박하게 말했다. "수술을 해서 문제를 없애면 건강에 영향을 미치지 않을 겁니다. 충분히 쉬시고 붕대는 절대 만지지 마세요. 내일이나 모레쯤 병원 예약에 대해서 전화를 드릴게요."

"병원에 얼마나 있어야 하죠?"

"뭐, 2주에서 3주 정도… 회복 상태에 따라서요."

"그렇게나 오래요?"

"네. 그래야 될 것 같습니다. 하지만 괜찮은 병원이에요, 면회 시간에 제한도 없고요."

　나는 소파에 누워 꼼짝하지 않았다. 결국 암이었구나. 지난 열흘 동안의 평정심이 산산이 부서지는 순간이었다. 더 이상 아무것도 아닌 것처럼 행동하고, 심각한 병이 사라지는 것을 기대할 수 없었다. 이젠 그것이 사라지지도 사라질 수도 없다는 것을 알게 됐다. 그럼에도 나는 내 건강한 몸속에서 악질 가운데 악질인 병이 그렇게 증상조차 보이지 않으며 속으로 퍼져 나갔다는 사실에 놀라지 않을 수 없었다. 분명 암은 몸이 쇠약하거나 여러 가지 병을 앓고 있다든가 아니면 극도로 우울한 사람에게나 찾아오는 것이 아니었던가? 무엇보다 나는 그 어디에도 포함되지 않는데.

　나는 눈을 감고 삶을 돌이켜 보면서 암이 정신적인 문제 때문에 생긴 것이 아닐까 생각해봤지만 특별히 문제되는 정신적 어려움은 찾을 수 없었다. 오히려 전보다 더욱 행복했다. 나와 후디와의 관계는 아주 좋았고, 나의 삶에서 가장 오랫동안 지속되고 있는 관계였다. 템즈 근처에 있는 작은 집은 내 첫 집이자, 더 이상 고칠 곳 없이 완벽히 내게 맞춰진 집이었다. 내게는 가족처럼 좋은 친구들이 있고, 모두 내가 원했기에 가까워질 수 있는 사람들이었다. 직장도 상사와 동료를 도우며 큰 책임을 맡고 있어 괜찮았다. 가끔은 교통체증이나 일의 압박감이 버겁고 진저리날 때도 있었고, 더욱 자유로운 분위기가 되기를 바라기도 했지만 그렇다고 옮기고 싶은 다른 곳이 있는 것도 아니었다. 그 밖에도 일찍 은퇴를 해서 프리랜서 작가로 일하며 최근에 교육받은 상담사를 병행하는 은퇴 후의 일도 생각해 놓았었다. 종합적으로 볼 때 나의 인생은 절대 부정적이지 않고 오히려 활기찬 인생이었다. 그리고 의학계를 놀라게 한 헤니지 오길비 경은 "행복한 사람은 암에 걸리지 않는다"고 주장하지 않았던가. 이것들은 정작 나를 돕지 못했다. 이런 젠장! 만약 암을 가지고 살아왔던 것이라면 정말로 행복했던 게 아니었거나 오길비 경의 말이 잘못된 것이다.

나는 내 유일한 혈육인 어머니를 생각했다. 만약 어머니가 이 사실을 아신다면 걱정하실 게 분명하니 절대 아시게 해서는 안 될 일이었다. 우리 어머니는 독일의 슈바르츠발트 근처 작은 마을에서 오랫동안 친하게 지낸 친구와 가깝게 살고 있는 여든한 살의 할머니였다. 어머니는 5년 전에 런던에서 사는 게 지겨워 이사를 가셨다. 나이를 먹어 갈수록 불만이 많아지는 어머니에게, 나는 어머니가 믿을 수 있는 젊고 건강한 딸이었고, 내가 암이라는 병에 걸리는 것은 아직도 비교적 건강한 어머니에게는 용서 받을 수 없는, 믿음을 저버리는 행위였다. 최소한 나는 그렇게 느꼈다. 암을 무서워하는 어머니에게 어떻게든 이 사실을 감춰야만 했다.

거기까지 생각을 하고 나서 마음을 비운 뒤 누운 채 꿈쩍도 하지 않았다. 이것은 《바가바드기타》에서 크리슈나가 추천한 방법으로 나 자신과 직면한 미래 사이에 평화를 유지하는, 내가 아는 유일한 방법이었다. 그는 "평화를 가지십시오. 만족과 고통 사이에, 얻음과 잃음 사이에, 싸움의 승리와 패배 사이에…"라고 말했다. 나는 이미 싸움에서 패배한 것일까? 아니면 나의 싸움을 이제 시작하려는 것일까?

잠시 후에 내 조직검사의 결과에 대해 궁금해 하던 후디와 캐서린 그리고 몇 명의 다른 친구들에게 전화를 했다. 악성… 큰 기둥 뒤에 숨어 사람들의 등을 칼로 찌르는, 멜로드라마에서나 나올 법한 캐릭터처럼 이 얼마나 악마 같은 단어인가. 하지만 그 단어만이 나의 상황을 설명할 수 있었고, 그 다음은 충격 받은 사람들이 나에 대한 사랑과 관심을 부담스러울 만큼 수화기를 통해 쏟아냈다.

그러고 나서 내 약초 의학자에게도 전화를 해 수술을 그냥 받는 게 좋을지 아니면 자연요법 같은 것을 써야 될지 물어보았다. "그냥 의견을 듣고 싶을 뿐이에요. 제 대신 결정을 내려 달라는 건 아니고요. 그건 저만이 할 수 있는 거잖아요? 어떻게 하는 게 좋을 것 같아요? 저를 11년 동안이나 봐 오셨잖아요. 그쯤 되면 제 몸 상태도 어느 정도 아실 테고…"

"멜라노마는 꽤 까다로운 암이에요." 잠시 생각을 한 뒤에 그녀가 말했다. "도저히 예측 할 수가 없죠. 어쩌면 수술한 뒤에 모든 게 낫길 바라는 게 현명한 행동일지도 모르겠군요. 어쨌든 당신은 꽤 건강하시니까…"

나는 그녀가 옳다고 생각했다. 자연의학은 거의 모든 치료에서 괜찮은 방법이지만 정말 병이 심각하더라도 정석대로 하는 것이 현명하다고 생각했다. 내 방은 매우 조용하고 따뜻했으며, 어둠 속에서 대림절의 촛불 하나만이 빛을 발하고 있었다. 어째서 내게는 크리스마스 때면 나쁜 일들이 일어나는지. 추운 겨울에 히터가 고장 나거나 아니면 사랑하는 사람과 헤어지게 된다. 이도 아니면 암에 걸려서 크리스마스 동안에 수술을 해야 한다는 애기를 듣는다.

"평화가 임하길…" 조심스럽게 일어나 부엌의 창문으로 걸어갔다. 모든 것이 사그라진 내 정원에 핀 데이지가 어둠속에서도 밝게 빛나고 있었다.

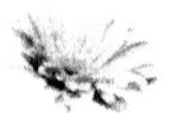

2 첫 수술

　12월 12일 저녁이 될 무렵, 후디는 차로 브라이언스톤 광장에 있는 병원까지 나를 태워다 주었다. 병원을 향해 가는 동안 우린 말을 삼갔다. 서로에게 해야 될 말들은 요 며칠 동안 이미 얘기를 나눴고, 둘 다 감정적으로 지쳐 있었기 때문이었다.

　어두운 거리가 겨울비를 맞은 뒤라 반짝였다. 다리가 조금 아팠다. 하지만 그것이 전부였다. 다른 모든 걱정과 불안은 고요하고 차분한 안정감 속에 녹아들었고 나는 이제 엉뚱하게도 편안함을 느낄 수 있었다. 위급하거나 다급한 상황에 여러 번 당면했던 과거 일들과 아무리 끔찍할지라도 지금 상황에 이른 데에는 모두 이유가 있지만, 다 괜찮다. 근데 과연 뭐가 괜찮은 걸까? 나는 알지 못했다.

　하지만 나는 모든 것이 두 개의 공간 속에서 일어나고 있음을 느낄 수 있었다. 내게 닥친 위험, 병, 고통들은 모두 한 공간에 속해 있었고 확신, 안도감, 그리고 모든 것이 괜찮다는 그 떨쳐낼 수 없는 감정들이 속해 있는 다른 공간은 내 육체의 고통보다 더 사실인 것처럼 느껴졌다. 이런 안도감을 후디와 공유할 수 없어 슬펐다. 만약 후디에게 얘기했다면 내가 고통을 외면하려 한다고 생각했을 테니까.

우리가 도착한 곳은 전혀 병원 같지 않은 건물이었다. 사무용 빌딩이나 접수원이 따로 있는 고급 아파트처럼 보였다. 후디는 내 가방을 들어 주고 작별키스를 한 후 서둘러 떠났다. 둘 다 더 이상 함께 있기가 힘들었다. 나는 대기실에 반짝반짝 빛이 나는 재떨이가 있는 것을 보았다. 한 대 피우고 싶은 욕구를 참으며 환자의 방에까지도 이 배려가 확대되는지 궁금해 했다.

'시스터'라 불리는 접수원은 무뚝뚝해 보이는 중년의 여자였다. "절대 입원 시키게 놔두지 마, 알았지?" 팻이라는 친구가 전화로 한 말이 생각났다. 하지만 시스터는 어떻게든 입원을 시키려고 할 사람처럼 보였다. 그녀는 메마르고, 다가가기 힘들며 지루해 보이고 자신의 몸에 손끝도 못 대게 할 사람 같았다. 삭막하고 후덥지근한 '47호실'에 올라가자 그녀는 특이점들을 서류에 기입했다. 가족은? 후디의 이름을 썼다. 마약은? 고개를 저었다. 내 약초 의학자가 수술 뒤의 충격을 줄여주고 회복을 돕기 위해 준 약들은 마약이 아니라 생각했고 그 결정에 따랐다. 종교는? 가톨릭이라고 썼다. 미사에는 안 나간다는 것을 괄호 안에 써야 되나 잠시 망설였지만 그러지 않았다. 이런 공식적인 서류에는 내가 기독교인이면서 불교에 관심이 많고, 특히 《바가바드기타》를 좋아한다는 비공식적인 신앙을 쓰는 것보단 나아 보였다. 서류를 받아든 그녀가 떠난 뒤에 내가 있는 방을 둘러봤다. 이 방은 우울하고 사람의 감정을 박탈하는 데 완벽한 역할을 하고 있었다. 벽과 그 색깔, 침대, 찬장 그리고 선반들은 모조리 삭막한 흰색이었다. 오직 바닥의 매트와 편하게 앉을 수 있는 의자만이 베이지 색이었지만 그것도 흰색만큼이나 삭막했다. 벽에는 어떠한 그림이나 무늬도 없었고 마음속의 슬픔이나 걱정을 비춰 볼 만한 것 역시 전혀 없었다. 다행히도 창문 바깥으로는 광장이 보였고 런던의 나무들이 시야를 메우고 있었다. 창문을 보는 즉시 나는 기분이 좋아졌다. 나무는 내가 좋아하는 것들 가운데 하나였다. 나무는 하늘을 향해 치솟는 동안에도 땅속에 뿌리를 뻗어야 한다는 사실을 잘 알고 있었기에 큰 도시에 살더라도 나는 항상 나무가 많은 곳에서 살았다. 창밖의 나무들은 보는 것만으로도 내게 안도감을 주었고, 그것이 47호실에서 내가 필요한 전부였다.

저녁 식사가 들어왔지만 전혀 손대지 않고 내버려뒀다. 음식들은 모두 생명이 없는 것뿐이었다. 보면 볼수록 배가 더 고파지는 묽은 깡통 수프, 얇은 가죽 같은 고기, 삶은 야채, 그리고 깡통에 든 과일들뿐이었다. 나는 이렇게 유명하다는 병원에서 해변의 삼류 식당에서나 내올 법한 음식을 준다는 사실에 화가 났고, 다음 날 아침 직접 먹을 것을 구하기로 했다. 침대 옆에는 재떨이가 있었고 아마 참아야 했겠지만 결국 담배를 한 대 피우고는 방안에 있는 게 갑갑해서 복도로 나갔다.

마치 우리가 한방을 쓴다는 듯 문에 적힌 내 이름 아래 레녹스의 이름이 씌어 있었다. 옆방들은 모두 문이 열려 있었다. 그 가운데 한 방에서는 침대에 앉아 두 사람과 얘기를 나누고 있는 상당히 뚱뚱한 사람이 보였다. 자신이 걸친 파자마의 색깔만큼이나 살이 보라색 빛을 띠고 있는 것 외에는 괜찮아 보였다. 하지만 다른 방에 있는 사람들은 죽은 사람처럼 창백했다. 은빛의 얼음마냥 차갑게 침대 위에 누워서 꼼짝하지 않고 있었다. 수술을 받기 전일까 아니면 이미 받은 걸까? 아니, 살아 있기나 한 걸까? 어쩌면 죽은 게 아닐까? 복도 저편에서 간호사가 병실의 문을 연 채 급히 나갔고, 그 안을 보니 튜브가 꽂힌 채 새둥지처럼 헝클어진 머리와 누런 얼굴을 한 환자가, 가망이 없어 보이는 분위기

속에 누워 있었다. 막대기 같은 손을 부자연스럽게 들어 보이는 모습에 나의 마음은 복잡해졌다. 다리에 붕대를 한 것 외에는 문제가 없는 건강한 나는 다른 나라에 있어야 할 것처럼 느껴졌다. 엘리베이터에서 나오니 낯선 곳이었다든가, 열차를 잘못 타 엉뚱한 곳에 남겨졌다든가 해서 영원히 길을 잃은 채 헤매는 악몽을 지금 꾸고 있는 것 같았다. 나는 도대체 여기서 무엇을 하고 있는 것일까?

"9시까지는 침대로 돌아가 주세요." 내 옆에 갑자기 나타난 시스터가 말했다. "쉬셔야 합니다." 나는 고개를 끄덕였다. 그래, 침대. 내가 하고 싶은 것이라곤 짐을 싸서 이 병원을 나가는 것뿐이었지만 그런 유혹은 잠깐이었다. 어쨌든 병원비를 다 내겠다는 서류에 서명을 했으니 다른 길로 가기에는 너무 늦은 것이다. 결국 나는 침대로 돌아갔고 약초 의학자가 지어준 약들을 몰래 먹고 책을 읽기 시작했다.

조금 뒤 누군가가 노크를 했고 내가 대답할 여유조차 허락하지 않은 채 한 남자가 불쑥 들어와 버렸다. 그 남자의 표정은 자기가 입고 있는 옷만큼이나 구겨져 있었고 어둡고 피곤해 보이는데다 담배 냄새에 절어 있었다. 아마도 면회객이 길을 잃었든가, 새로 온 환자가 층을 헷갈린 게 아닐까 생각했지만 그는 내 맥박을 쟀고 가슴에 청진기를 대며 기침을 하게 하더니 몇 가지를 물어봤다. 모든 게 몇 분 만에 끝났다. 그는 내 상태에 만족스러워 하는 것 같았지만 난 오히려 그 사람의 상태가 더 걱정됐다. 겉모습으로만 본다면 입원할 사람은 내가 아니라 그 사람이었다.

잠시 뒤 간호사가 방에 들어와 내게 수면제와 설사약을 주려했지만 둘 다 거절했다. 하지만 간호사는 내게 수면제를 계속 권하며 바깥에서 들리는 소리 때문에 잠을 자기 힘들 거라고 말했다. 그 정도는 참을 수 있을 것 같다고 말하고 싶었지만 입원하자마자 귀찮은 환자로 낙인찍히는 게 싫어 수면제인 모가돈을 삼키고 불을 껐다. 반쯤 열린 커튼 사이로 죽은 듯이 고요한 겨울밤 속에서 꺼지지 않는 런던 시가지의 불빛을 뒤로 하고 있는 나무들의 검은 형상이 보였다. 서로 엇갈린 나뭇가지들을 보다가 순간 머릿속에 스치듯 기억나는 게 있었다.

그리고 깨달았다. 바깥에 엇갈려 있는 나뭇가지는 부서진 기둥이나 다른 오래된 건축물에 거대한 가지를 기대어 쉬고 있는 코스(Cos) 섬의 '히포크라테스 나무'를 생각나게 했다. 그 나무는 인생의 의미를 발견하고 그것이 너무나도 간단한 것임을 깨우친 사람과 함께 한 나무였다. 코스 섬의 히포크라테스가 그 밑에서 제자들을 가르쳤을지 모를 나무들에 견주어 창밖의 나무는 너무 어린 것을 빼면 마치 전설 속에 나오는 나무처럼 보였다. 하지만 신비하고 초자연적인 플라타너스가 히포크라테스의 죽은 나무에서 하나의 가지로 시작해 지금의 광장을 모두 뒤덮는 큰 나무로 성장했을지 누가 알까?

그 나무에 대한 기억은 그리스 치유의 장소들에 대한 이미지를 떠올리게 했다. 상상 속에서 나는 코스 섬의 아스클레피온*에 있는 세 개의 단지와 언덕에서 영원히 흐르는 맑고 깨끗한 치유의 샘물을, 그리고 에피다우로스의 평화와 아름다움을 보았고, 내가 가장 좋아하는 치유의 장소인 아테네의 깊은 골짜기 속 시냇가 근처에 자리 잡은 비밀스러운 앰피아라이온의 모습이 머릿속에서 흘러갔다. 폐허, 새의 지저귐, 소나무에 맺힌 검은 솔방울, 그리고 샘물 근처에 핀 아네모네들… 그리고 그 모든 곳들 속에 존재하는 치유를 가능케 하는 분위기… 나는 여러 가지 복잡한 레버가 달린 최신형 침대 위에 누워 있으면서 병뿐만이 아니라 사람 자체를 이롭게 해 주는 약이 있었으면 좋겠다고 간절히 생각

---

* Asklepion. 고대 그리스 최초의 병원.

했다. 나는 자연의학 쪽에 몸담은 친구들과 그것에 관해 얘기해 본 적
이 있었고, 자연의학이 절실히 필요한 지금 나는 잘못된 장소에 갇혀
있는 것 같은 느낌이 들었다.

마음을 편하게 먹으려고 눈을 감은 채 광활하고 푸른 하늘 아래 있는
작은 고대의 병원 속에 웃음과 카타르시스가 흐르는 앰피아라이온의
모습을 상상했다. 그 안에서 나는 돌로 된 작은 방에서 잔잔히 흐르는
시냇물 소리와 여러 약초의 힘으로 말미암아 편안함을 만끽하고 아침
에는 치유 사제가 내 꿈 얘기를 토대로 정신치료법에서 자주 그러듯 진
단서를 작성하거나 처방전을 써 주는 것이다. 어쨌든 그곳에선 꿈조차
꾸지 못하게 하는 약 같은 건 주지 않을 것이다. 그리고 나는 곧바로 잠
이 들었다.

하지만 다음 날 아침, 나를 깨운 것은 고요한 치유 사제 대신 카랑카
랑한 목소리를 가진 간호사였다. 부자연스러웠던 잠에서 깨어나 아직
도 멍하고 졸린 나에게 왜 그렇게 소리를 질러야 하는지, 어째서 내 안
식의 공간을 적진이라도 되는 양 쳐들어 와야 하는지 궁금했다. 일어나
달력을 보니 오늘이 12월 13일, 빛의 축제인 '성 루시의 날'이며, 수술
날짜라는 것이 번뜩 기억났다. 그런 생각을 하는 동안 간호사는 이미
수술 전 마취 주사를 내 팔에 놓았고 얼마 안 되어 정신은 고요한 어둠
속으로 빨려 들어가 버렸다.

그 어둠속에서 나왔을 땐 두 간호사가 큰 목소리로 내 이름을 부르며
팔을 툭툭 치고 있었다. 난 갑자기 정신이 들어 물을 달라는 말을 제대
로 발음해 낼 수가 없었고, 간호사들도 내 말을 알아듣지 못했다. 수술
에 대한 기억은 전혀 없었다. 앞니가 아팠다. 의사가 무릎으로 찍기라
도 한 걸까? 그리고 발끝에서부터 고통이 밀려오는 것을 느낄 수 있었
다. 오른발에 감겨 있는 붕대 때문에 움직이기가 힘들었다. 어차피 움

직이는 게 허락된 것도 아니었지만. 진통제를 주어 그것을 받았다. 시간은 빨리 흘러갔고 허공에 여러 사람의 얼굴이 보였다. 나중엔 웃으려고 애를 쓰지만 불안한 표정을 감추지 못하고 있는 후디의 얼굴이 눈앞에 보였다. 그는 꽃을 들고 왔다. 후디에게 과일과 검은 밀빵, 그리고 플레인 요거트를 구해 달라고 부탁했고, 그는 바로 나갔다. 아직도 내 몸과 정신이 일체를 이루지 못하고 있어 몸이 얼얼했고 침대에 그대로 누워 있었다. 이렇게 정신이 뿌리째 뽑히다 만 것 같은 느낌이 드는 것을 보니 의사가 내게 뭔가 무시무시한 짓을 했나 보다. 하지만 육체적인 고통과 정신적인 불쾌함은 이성적으로는 이해가 안 되지만, 갑자기 감당하기 힘든 포근함으로 바뀌어 고요함 속으로 쓸리어 갔다. 모든 것이 정상적으로 돌아가고 있고, 걱정하거나 슬퍼할 것은 아무것도 없다, 내 몸의 악성 종양을 알아채지 못한 것은 내 책임이 아니라는 안도감이 뒤이어 찾아왔다.

레녹스가 미소를 띤 채 내 앞에 나타나 위안이 되었다. 그래, 모든 게 잘된 거야. 크게 잘못된 건 없었던 거야. "적당한 때에 잡았습니다. 이젠 사라졌고요. 지금부턴 걱정 안 하셔도 됩니다"라고 그는 말했다. "엿새 정도가 지나면 피부 이식을 하겠습니다. 그 정도는 지나야 잘 되거든요. 그리고 나서는 자신의 건강에만 신경 쓰시면 됩니다." 레녹스는 평소와 같은 또박또박한 말투로 웅변 선생님처럼 말했다. 아마 레녹스의 환자들은 귀가 먹었거나 잘 안 들리는 사람들이 아닐까. 나중에야 알게 된 것이지만 레녹스의 그런 말투는 전혀 사적이지 않은 의례적인 말투였다. 그렇지만 누가 융통성 없는 사람에게 정감 있게 대해 줄까? 하지만 이것들은 후일에야 하게 된 생각들이었다. 수술을 막 끝마치고 돌아온 당시의 나는 레녹스의 또박또박한 어투를 들을 수 있어 기뻤고, 또한 레녹스가 내 안에 있던 악마를 끄집어냈다는 것에 마냥 기뻤다.

그는 내가 진통이 심한 데에 사과를 하더니 간호사가 계속해서 진통제를 가져다줄 것이라고 했다.

"아직도 마음에 걸리는 것은 제가 왜 멜라노마에 걸렸는지 알지도 못하고 그렇기 때문에 강한 햇빛 외에는 앞으로 무엇을 조심해야 되는지 모르겠다는 점이에요."

"뭐, 물론 그러시겠죠. 일단 발암물질을 섭취하는 걸 피하도록 하세요. 요즘엔 말처럼 쉬운 게 아니긴 하지만요."

나는 레녹스가 내게 금연을 권유하길 기다렸지만 끝까지 그런 말은 하지 않았다. "그럼 최소한 제 몸의… 면역을 견고하게 하는 방법은 없을까요? 예를 들어 음식이라든지… 특별하게 식습관을 바꿔야 하진 않나요?"

그는 고개를 저었다. "식습관은 암에 걸리는 것과 전혀 관련이 없어요." 그가 말했다. "그냥 영양가 높은 음식들을 섭취하셔서 힘을 기르세요. 그러면 됩니다."

"이 병원에서 주는 음식들이 얼마나 심각한지 보셨나요?"

"아… 더 심한 것도 본 적 있어요. 그리고 여기에 오래 계실 것은 아니시니까."

그는 더 이상 변명거리가 없어 보였다. 나는 그 사람의 식습관이 궁금해졌다. 아니, 도대체 식습관이라는 것이 있기라도 한 걸까? 밥을 먹기나 하는 걸까? 창백하고 여윈 외과 전문의와 피곤해 보이는 잿빛의 기운이 얼굴에 감도는 마취과 전문의가 같이 다닌다면 무척이나 우울할 것 같았다. 그렇다면 병리과 전문의는 과연 어떤 표정일는지 궁금했다. 하지만 지금 나는 근본적으로 내 자신이 더 걱정스러웠고 심한 고통과 불편함 속에서도 기쁘고 감사했다. 암에는 걸렸다지만 다행히 발견되기 쉬운 곳에 있었고 몸속 깊은 곳에서 생겨난 종양처럼 어떠한 증상도 보이지 않다가 발견될 때쯤이면 이미 되돌릴 수 없는 상황에 이르는 사악한 놈은 아니었으니까. 이 정도면 가벼운 것이었다. 현대의 발달된 피부이식 기술이라면 흉터도 많이 안 남을지 모른다고 생각했다.

아무 특별한 일 없이 닷새가 지나갔다. 낮과 밤을 가리지 않고 통증, 또 통증만이 내게 찾아왔고, 일어나 있든 누워 있든 불편하기는 마찬가지였다. 간호사들은 모두 젊고 친절했다. 간호사들은 독일, 프랑스, 서인도에서 온 사람들이었고, 그 가운데에는 모두를 미소 짓게 하는 홍콩에서 온 조그만 중국 아가씨도 있었다. 친구들이 번갈아 가며 내 병상을 지켜줬다. 스코틀랜드인의 부드러운 목소리와 재치를 겸비한 팻은 특히 내게 많은 시간을 할애해 주었다. 25년 동안 팻과 알고 지내면서 드디어 서로 나누고 싶었던 얘깃거리들을 모두 풀어 놓을 시간이 생긴 것이었다. 침대 옆에 있는 전화기는 내게 목숨만큼 귀중했다. 병원의 시스템에 철저하게 조종당하는 것을 모면하기 위해서는 바깥세상과 계속 연락을 취해야만 했다. 내가 갓난아기였던 시절을 빼면 이렇게 무력하고 남에게 의존한 적이 없었다. 이렇게 쉽게 삶의 흐름에 역행하게 될지 몰랐다.

걱정과 긴장을 잔뜩 품고 후디는 하루에 한 번씩, 어떤 땐 하루에 두 번씩 나를 찾아왔다. 겉모습이야 어떻든 이젠 다 괜찮을 거라는 나의 확신을 후디에게도 주입시키려 했는데 후디가 병상에 있는 나를 위로하는 게 아니라 오히려 그 반대라는 사실이 이상했다. 만약 나까지도 겁에 질렸다면 그땐 후디가 내게 안도와 위로의 말을 해 줬을까, 아니면 같이 겁을 먹었을까?

내가 입원해 있는 방은 마치 과일 가게와 꽃 가게의 중간쯤 되는 모습을 하고 있었고 나는 낮과 밤을 가리지 않고 과일을 먹어댔다. 가끔은 엄청나게 비싼 병원 음식을 먹어 보려고도 했지만 맛이 언제나 형편없었고 가면 갈수록 더욱 짜졌다. 병원 측에 대한 불만을 호소한 뒤로 라일락 색 유니폼과 모자를 쓴 금발의 수간호사가 내 방을 찾아왔다. 만약 그녀가 그대로 작아진다면 나무 꼭대기에 매달기 안성맞춤인 예쁜 장식품 요정처럼 보이겠지만 사람 크기를 한 그녀는 조금 무서울 정도였다.

"불만 사항에 대해서 들었는데요," 수간호사가 말했다. "음식이 그렇게 짠가요?"

'아, 라일락 요정님, 아니라면 제가 불만을 토해 냈을까요?' 하지만 난 그저 "네, 먹기 힘들어요. 음식보다 소금이 더 많아요"라고만 말했다.

"이상하네," 수간호사가 말했다. "이틀 전에 주방장한테 소금을 더 넣어 달라긴 했지만."

"도대체 왜요? 소금을 넣으면 덜어내고 싶어도 덜 수 없잖아요. 그리고 고혈압 환자처럼 소금을 먹으면 안 되는 사람은 어떻게 하라고요?"

"네?" 수간호사는 놀란 듯 보였다. "알았어요, 주방에다가 소금을 좀 덜 뿌리라고 할게요. 다른 건 모두 만족스러우시길 바랍니다."

나는 더 이상 대화를 지속할 필요가 없다고 생각했고 왜 병원 측이 영양사의 업무 능력에 대해 더 심각하게 고려해 보지 않는지 의아했다. 결국 내가 할 수 있는 것은 사과를 두 개 더 먹는 것뿐이었다.

수간호사가 떠난 뒤 파란 색 점퍼를 입은 사람이 들어왔는데 그는 신부였다. 처음엔 그가 누구며 왜 들어왔는지 몰랐다. 알고 보니 그는 병원에 있는 모든 가톨릭 신자들을 방문하는 신부였다. 서로에 관해 얘기를 하다가 신부는 어느 교회에서 미사를 드리느냐고 물었다. 나는 교회에는 나가지 않는다고 솔직하게 답할 수밖에 없었다. 이 말은 그 사람에게 상처를 준 듯했고, 나는 불가지론자나 무신론자는 아니지만 근면 성실하게 내 스스로의 구원을 찾으려고 한다는 말을 했을 때는 더 당황해 했다.

"아… 하지만 그건 스스로 하실 수 있는 게 아니랍니다." 신부는 내가 얘기한 말이 어떤 의미인지 알지 못했으며 부처의 가르침에 대해서는 더더욱 알 턱이 없었다. "우리는 모두 교회에 도움을 받음로써 좋은 인생을 살아갈 수 있답니다. 지금 이런 때가… 그… 자신의 현재 상황을 보시고… 교회로 돌아와야 할 때가 아닐까요?"

나는 미소를 지으며 아무 말도 하지 않았고 그는 주제를 바꿨다. "지금은 그런 것에 대해 생각하기 힘드시겠군요. 여기에 오시기까지 많은 고통이 있었을 테니까요."

"아니요, 신부님. 정말 건강하고 행복했는데 모든 게 한순간에 바꿔어 버렸어요. 일단 수술을 시작하고 나니까…"

"그리 보였을지도 모르죠." 그는 진심 어린 투로 얘기를 해 나갔다. "하지만 의사 선생님들은 최선을 다하고 있고 우린 모두 회복되기 전에 먼저 고통을 느끼게 되죠. 물론," 신부는 또다시 그 말을 꺼내고 싶어 했다. "바로 지금, 왜 하느님께서 우리에게 고통이나 질병, 혹은 죽음을 허락하시는지 생각해 보아야 합니다. 하지만 저 역시도 이런 질문에 대해서 깊이 알 수 없으니 혹시 왜 자신에게 이런 일이 일어났느냐고 물어보고 싶으시다면…"

'그게 아니죠, 신부님. 제가 그런 걸 궁금해 하는지는 왜 물어보질 않죠?' 나는 신부가 불쌍하다는 생각이 들었다. 신부는 어른이 아이에게 말하는 수준에서 조금이라도 벗어난 대화가 불가능한, 형편없는 실력이었다. "제 걱정은 안 하셔도 돼요. 제가 암에 걸렸다고 해서 하늘을 원망하진 않으니까요. 전 이런 일이 제게 일어난 이유는 이런 일이 아니고선 배울 수 없는 것을 배우라는 뜻이라고 생각해요" 하고 신부에게 말했다. 이럴 수가, 형편없는 실력의 신부가 내게 전혀 도움이 안 돼 주었다는 사실이 내게 처음으로 내면의 확신을 흐릿하게나마 세울 수 있게 해 주다니. "그리고 이런 여자 성인도 있잖아요," 나는 13세기 이슬람 전설에 대해 얘기하며 말해 나갔다. "그 분은 '내게 오는 모든 것은 내 벗 되시는 하느님으로부터 오는 것이다' 라고 했죠. 꽤 멋진 말 같지 않나요?"

갑자기 신부님은 한마디 말도 하지 않고 고개를 숙이며 무릎을 꿇는 것이었다. 세상에, 이건 도가 지나쳤다. 내가 지금 방금 전에 말한 여자 성인이라도 된다고 생각하는 걸까? 하지만 그건 아니었다. 신부는 그저 이 어색한 대화를 끝내기 위해서 손을 깍지 끼고 코의 높이까지 들고 속사포 같은 말들을 내뱉어 대며 기도를 하기로 결정한 것이었다. 나는 그와 같이 기도했다. "아멘"과 함께 기도가 끝나고 그는 방을 서둘러 나갔다.

밤은 정말 힘들었다. 내 발에서 전해져 오는 통증은 수면제와 진통제의 힘을 합한 것보다 더 강했다. 하지만 고통스러운 고문이 멀어지고 나면 깊은 꿈들이 빠른 속도로 나를 찾아왔다. 꿈들은 대부분 바다와 그 안의 생물들에 관한 것이었다. 한번은 바다 속에서 말하는 돌고래가 나를 찾아와 자기를 따라오면 바다 속으로 더 깊숙이 잠수하고 수면 위로 더 높이 뛰어오르는 방법을 가르쳐 주겠다고 했다. 또 다른 꿈속에서 나는 마법에 걸린 물고기인지도 모른 채 수프의 재료로 삼으려는 식당에서 여러 가지 물고기들을 구했다. 나의 무의식은 내가 타자마자 알 수 없는 힘에 의해 앞으로 나가는 평평한 회색 배도 발명해냈다. 잠수하고 수면을 미끄러져 나가고 하늘을 날고… 답답한 현실에 갇혀 있는 나에게 그런 무한한 자유는 가장 필요했던 것이었다.

내 병과 치료에 관한 꿈을 꾼 건 단 하나밖에 기억나지 않는다. 꿈속의 주인공은 나의 남성적인 다른 반쪽이었다. 내가 반가워하며 그에게 인사하는데 갑자기 종이로 만들어진 하얀 옷과 모자를 쓴 남자들이 그의 오른쪽 다리를 찢어 놓고 내팽개쳐 버리는 것이 아닌가. 너무 화가 나서 그들을 공격하고 나니 그들은 몸통까지도 한낱 얇은 종이 쪼가리로 변해 버리는 게 아닌가. 그래서 난 그의 찢기어진 다리를 들고 가 나의 반쪽인 남자를 다시 원상태로 고쳐 주었다. 꿈은 해피엔딩이었지만 깨어났을 땐 왠지 으스스했다. 그 꿈에 대해 다시 한 번 생각해 보고 더 이상 머릿속에서 떠올리지 않았다.

내면의 내가 전해 주는 메시지가 담긴 꿈을 분명 더 꾸었지만, 그런 꿈들은 언제나 야근을 끝내고 돌아오는 간호사들의 시끄러운 발소리 탓에 산산이 부수어졌다. 오직 인도에서 온 간호사만이 날 조용히 깨웠다. 다른 간호사들은 하키 팀의 캡틴처럼 강한 에너지를 가지고 있었고 방의 불을 켜대며 죽은 사람도 깨울 수 있을 만큼 시끄러운 소리를 냈다. 다리는 여전히 아팠고 얼음장처럼 차가운 체온계도 싫었다. 게다가 침대 위에서 씻는다는 건 정말 악몽이었다. 그 중에도 최악은 시끄러운 소리에 시달려 몸도 약해질 대로 약해진 마당에 아침식사마저 어떨 땐 한두 시간이나 나오지 않은 점이다.

어두컴컴한 아침 속에 앉아 있으니 레보여 박사가 생각났다. 조용하고 따뜻하며 차분한 분위기의 병원이 신생아의 분만에 더 좋다는 발표를 한 신생아 분만의 일인자였다. 어째서 어른들을 위한 레보여 박사는 존재하지 않는 걸까. 병원에서 재활을 하고 있는 환자들에게 필요한 안정에 대해 의사와 간호사들은 강의를 받지 않는 걸까. 왜 이 간호사들은 내 정신 상태는 아랑곳하지 않은 채 오직 체온만 재면서 언제나 충격을 통해 나를 수면에서 깨우려고 하는 걸까. 사과를 하나 더 베어 물면서 여기 간호사들은 이미 3천 년 전에 그리스 사람들이 깨달았던 것도 모르기 때문이라고 생각하며 스스로를 달랬다.

12월 19일 이른 아침에 두 명의 간호사가 지난 번처럼 수술을 대비해 나를 마취했다. 그 날은 피부이식을 하는 날이었다. 레녹스가 내 왼쪽 허벅지에서 큰 면적의 피부를 떼어내서 오른쪽 정강이에 이식하는 수술이었다. 하지만 그날은 마취제가 제대로 구실하지 못했다. 흐릿한 의식 속에 내가 복도를 가로지르며 옮겨지고 있는 것을 알 수 있었고 우스꽝스러운 녹색 모자를 쓴 삭막한 의사도 살짝 보였다. "또 당신이네요." 움직이지 않는 입으로 천천히 말했다. "이번에는 이가 좀 아프지 않게 해 주세요." 의사가 입을 열어 뭔가 대답을 했지만 들리지 않았다. 그 의사와 나, 둘 가운데 한 명이 하얀 구름에 휩싸여 버린 것 같았고 그게 내가 기억하는 전부였다. 그리고 나는 다시 방으로 돌아와 있었다.

정신을 차려 보니 후디가 있었다. "다 끝났어." 내 볼을 어루만지며 말했다. 내 머릿속은 군데군데 빈 공간이 있는 것 같았고 그걸 어떻게 다시 채워야 하는 건지 막막한 느낌이 들었다. 꼭 내 머릿속에서 생각을 하는 기계가 크게 망가져 제대로 된 반응을 보이지 않는 것 같았다.

살을 떼어낸 부분이 그 살을 받는 부분보다 더 아플지도 모른다는 내 친구 말이 맞았다. 내 왼쪽 허벅지는 비명을 지르고 싶을 만큼 아팠고 화상을 입은 것처럼 생생하게 고통이 전해져 왔다. 이젠 산 채로 살갗이 벗겨지는 느낌이 어떤 것인지 알 것 같았다. 이렇게 작은 부분이 몸서리칠 만큼 아플 수 있다면 살을 더 많이 도려낸다면 어떤 느낌일지 상상해 봤다. 종교적 박해를 받아 살이 벗겨진 채 끌려가던 사람들과 벨기에 박물관에서 본 녹색 시체의 살을 벗겨내는 검은색 옷의 의사의 모습이 머릿속에서 떠올랐다. 제 살이 벗겨진 고통이 너무도 커 다시는 오렌지 껍질조차 벗기고 싶지 않을 정도였다.

고통, 오직 고통뿐이었다. 이젠 내 두 다리 모두 발가락에서 허벅지 끝까지 붕대로 단단하게 감겨 있었다. 왼쪽 다리의 붕대는 혈병을 막기 위한 것 같았다. 침대 밑쪽에 장치된 철제 골조는 이불의 무게가 내 다리를 누르지 않도록 사각 텐트 모양을 하고 있었다. 도저히 움직이거나 옆으로 누울 수 없었다. 어느 날 착한 중국인 간호사가 우울한 내 모습을 보고 왼쪽 허벅지를 부드럽게 토닥여 줬다. 하지만 그녀의 손길은 마치 불 속에 끓는 기름을 붓는 거나 다름없었다. 지독한 고통에 그만 눈물이 나왔다. 당황한 나머지 간호사는 나를 위로해 주려고 더욱 강하게 토닥이려 했으나 나는 그 손을 뿌리친 뒤 그런 연유를 설명해 주어야 했다.

레녹스는 최소한 하루에 한 번, 어떨 땐 하루에 두 번씩 나를 찾아왔다. 레녹스가 날 찾아온 것은 공식적인 회진이 아닌 그냥 둘러보기여서 붕대를 감은 부분을 어떻게 하거나 하진 않았다. "자연스럽게 치유가 되도록 하죠." 그가 말했다. "치료 부위에 의사나 간호사들의 지저분한 손이 방해하지 않도록…" 왜 지저분하다는 건지. 의사는 환자를 보기 전에 손을 씻지 않는 건가? 하지만 그런 궁금증을 표출하지는 않았다. 지금에 와서 돌아보면 우리가 그때 나누었던 대화는 코미디 대회를 준비하기 위해 예행연습을 하는 것처럼 언제나 재미있었다. 나의 역할은 용감하며 착한 환자였고, 레녹스는 내가 절망스러워 하거나 감정이 엉망이 되어 버리지 않는다는 사실에 분명 만족하는 모습을 보였다. 이런 내게 레녹스 씨는 나의 회복과 암이 사라진 미래에 대해 듣기 좋은 말들을 건넸다.

21일 동짓날 한 해 가운데 가장 긴 밤을 음미하였다. 칠흑 같은 어둠 속에서 눈을 감고 암흑 속의 고요와 밤의 공허함이 더 이상 밑으로 꺼질 수 없어 서서히 올라오기 시작했다. 삶과 죽음, 선과 악, 빛과 어둠, 기쁨과 슬픔처럼 양면적인 모습으로 만들어져 그 사이에 서서 균형을 잃지 않고 양 극단을 융화시키는 법을 배우지 못할 때, 우리에게는 어떤 자유도 허락되지 않는다는 순환적 삶의 진리가 생각났다. 내가 처한 건강과 질병이라는 양극의 상황은 아직 해결되지 않은 채 남아 있었고 균형을 맞추는 것은 이론보다 훨씬 어렵게 느껴졌다. 하지만 내 삶의 순환 속에서 일단 어둠을 먼저 경험해야 했고 그것이 빛이라고 생각해서는 안 된다는 것을 알고 있었다.

나는 레녹스에게 내게 치료가 아직도 필요하냐고 물어보았다. "아뇨, 제가 악성 종양을 다 제거했기 때문에 방사선치료나 화학치료는 할 필요가 없어요"라고 말했다. 하지만 피부이식은 굉장히 민감하고 조금만 건드려도 상처를 입을 수 있기 때문에 완쾌될 때까지는 절대 조심해야 된다고 말했다.

"완쾌까지는 얼마나 걸릴까요?"

"꽤 걸리지요. 지금은 정확하게 말씀 못 드리겠군요. 인내심을 가지고 기다리셔야 할 겁니다."

불길한 얘기였다. 며칠 뒤에 레녹스가 내 다리를 검사해보기 위해 붕대를 풀었을 때 나는 두 눈을 질끈 감았다. 그 순간 내 다리는 레녹스의 물건이었고 내 몸에 붙어 있다는 사실 외에는 모두 무시하고 싶었다. 엄청난 고통과 아마도 소름끼치는 모습을 하고 있을 내 다리로부터 도망가고 싶었다.

"안 보시길 잘한 거예요." 새 붕대를 감아주며 레녹스가 말해 주었다. "저한테는 아름다워 보이지만 당신은 그렇게 생각 안 하실지 모르거든요. 건강이 종합적으로 꽤 양호하고 놀라울 정도로 빠르게 회복되고 있습니다."

아, 하루에 세 번씩 의학계에서 인정하지 않는 약초와 동종요법(homeopathic) 약을 먹은 게 완전히 쓸모없는 건 아니었구나. 하지만 그에게 그 말을 하진 않았다. 어쩌면 내게 복용을 중지하라고 할 수도 있고 서로 대립되는 처지에 있고 싶지 않았다.

크리스마스이브 오후에 독일에 살고 있는 어머니에게 전화를 했다.

어머니에게 집에 있는 전화가 고장난 지 꽤 됐고 호텔에서 전화를 하고 있다고 밝은 목소리로 말했다. "그래서 연락이 안 됐구나." 어머니가 작은 목소리로 말했다. "그동안 감기 때문에 아팠다고 전화하려고 했었어." 어머니의 목소리는 울혈 된 가슴 속에서부터 한마디 한마디가 힘들게 새어 나오고 있었고 많이 우울한 목소리였다. 어머니는 계속 얘기했다. "여기 혼자 있어. 크리스마스라고 이웃들은 모두 다 놀러갔고 의사도 스위스로 스키 타러 떠났어."

이럴 수가. 어머니는 완전히 혼자 있는데 나는 후디와 같이 다음 비행기 편을 타고 가서 어머니와 제대로 된 크리스마스를 눈 내리는 나무 아래서 맞을 수조차 없었다. "그렇지만 그 의사한테 대리인은 있죠? 한 번 전화해 보지 그러세요?" 그러자 어머니는 다시 한 번 아무리 위급한 상황에서라도 자신의 원칙에 따른다는 것을 내게 증명해 보였다. "경험도 없고 내 상태에 대해서 알지도 못하는 젊은 녀석한테 검진 받고 싶지 않아." 어머니는 그렇게 못 박아버렸다. "내가 변화나 낯선 것들을 얼마나 싫어하는지 알잖니."

과거에 몇 천 번씩이나 어머니의 고집불통인 성격을 상대해 오며 축적됐던 짜증이 잠시 내 안에서 부글부글 끓었다. 하지만 그런 어머니의 고지식함도 슬프긴 하지만 재미있다고 생각했다. 어머니는 아마 죽은 뒤에도 조물주에게 이렇게 변화무쌍한 우주를 창조한 것에 대해 꾸짖으실 것이다. 하지만 어머니는 아직 이 세상과 타협하며 사셔야 했다. "어머니, 그러지 말고 대리 의사한테 전화를 하세요. 절 안심시키기 위해서라도요. 오랫동안 아픈 것도 싫잖아요. 그렇죠?"

어머니와 계속 실랑이를 벌이다가 지쳐 결국은 수화기를 내려놓았다. 비록 내가 걸린 건 암이고 어머니가 걸린 것은 감기뿐이지만 어머니는 81살이나 드신 데다 혼자 살고 계셨다. 그리고 사랑, 미움, 관심, 죄책감, 성급함과 따스함, 알 수 없는 다른 감정들이 복잡하게 얽히고설켜 나를 사로잡았다. 어머니가 젊었고 내가 어렸을 때, 아직 우리가 죽음의 그림자로부터 멀리 떨어져 있던 때를 생각하며 눈물을 흘렸다.

그날 밤 후디와 나는 장식용 초, 그리고 플라스틱 나뭇가지와 함께 크리스마스이브 파티를 했다. 우리는 우울한 분위기를 밝게 하기 위해 축배를 들었다. 그러자 잠시 뒤 내 오른쪽 발목 주위에 터질 듯한 고통이 밀려왔다. "아, 당연하죠." 내 긴급호출을 듣고 달려온 간호사의 설명이었다. "알코올은 혈관을 팽창시켜요. 그러니 아플 수밖에 없죠. 술 마시면 안 된다는 얘기 못 들으셨나요?"

더 이상 술도 마실 수 없었다. 문밖에서는 사람들의 시끌벅적한 웃음소리가 들려왔다. 시스터는 내가 크리스마스 날엔 휠체어를 타고 병원 앞 크리스마스트리를 보러 갈 수 있을 거라고 말했다. 하지만 시스터는 자기가 한 말에 대해 까맣게 잊어 버렸고 나는 침대에 누운 채 멀리서 간혹 들릴락 말락 하는 캐럴을 들으며 크리스마스를 보내야 했다. 옆에 쌓여 있는 수없이 많은 카드더미 가운데 하나에 적힌 글귀가 생각났다. "내가 병원에 입원해 있을 때 보낸 크리스마스는 정말 즐거운 날 가운데 하나였어." 아, 나의 사려 깊은 친구여. 아마 이 병원에 있었다면 그런 소린 못했을 거다.

크리스마스 날에 나온 저녁은 식상함 그 자체였다. 내 부름에 달려와 준 후디는 아이들 밥 먹일 때 쓰이는 것과 비슷하게 생긴 높은 의자의 받침대에 쟁반을 놓고 앉아야 했다. 과자 하나와 이상한 모자까지 놓인 쟁반을 앞에 두고 후디와 나는 이건 말도 안 된다고 생각했다. 모든 게 황당했고 후디와 나는 그저 웃기만 하다 푸딩만을 거의 다 먹었다.

차를 마실 때쯤에 신부님이 잠시 인사의 말을 하러 들어왔다. 신부님은 매우 불편해 보였고 1초라도 빨리 나가고 싶은 눈치였다. 그 뒤로 우린 다시 마주치는 일이 없었다. 그렇다고 지금까지의 만남이 그렇게 뜻 깊은 것도 아니었으니….

그리고 이 날을 완성하려는 듯 늦은 시간에 캐서린과 존이 위스키, 음료수, 얼음, 컵, 땅콩 같은 것들을 들고 찾아왔다. 하지만 내 민감한 혈관을 생각해서 술은 마실 수 없었는데 엄청난 희생을 한 것 같은 기분이 들었다. 둘은 침대 양쪽에 앉았고 둘의 대화를 듣고 있자니 마치 테니스 경기를 시청하고 있는 것 같았다. 캐서린과 존은 전에도 면회를 왔었다. 그런데 이 날처럼 새해 계획을 비롯하여 이렇게 많은 이야기들을 나눈 적은 없었다. 또한 그들은 이 병원 안의 가짜 같은 내 인생에서 벗어날 수 있게 큰 활력소가 돼 주었다. 그들이 떠나고 생각해 보니, 모든 걸 고려했을 때 꽤 괜찮은 크리스마스였다.

그 다음 날 아침 덩치 큰 여자 간호사가 내가 침대에서 내려올 수 있게 도와주었다. 다리가 판자조각이나 다름없어 만약 그녀가 잡아 주지 않았다면 난 그냥 떨어져 버렸을 것이다. 간호사는 나를 창문 옆에 있는 특별한 의자에 앉을 수 있도록 도왔다. 마치 내 몸 전체가 고통 그 자체인 것처럼 느껴졌다. 내 다리에 있던 암은 고통도 불편함도 주지 않았는데, 그것을 치료한다더니 어째서 이렇게 고통과 불편함을 주는지 의아했다. 그날 레녹스가 찾아왔을 때 나의 이런 궁금증을 물어보았더니 레녹스는 웃으면서 내게 내과와 외과의 차이를 아느냐고 물었다. 내가 모른다고 하자 레녹스는 정말 아픈 상태에서 병원에 오는 것은 내과적인 경우지만 건강할 때 와서 수술을 받고 굉장히 아픈 것은 외과적인 경우라고 말했다. 레녹스가 하는 말에 대충 수긍이 갔고 그런 말을 해 준 것에 대해 고마웠다. 나중에 깨달은 것이지만 또 다른 심각한 문제가 그렇게 농담거리로 전락해 버리고 만 것이다.

레녹스는 집에 도와줄 사람이 있다면 이틀 뒤엔 퇴원할 수 있다고 말했다. 그 얘기에 후디는 당장 자신이 돕겠다고 나섰다. 나는 그것이 너무나도 고마웠고 집에 가고픈 마음에 조급해졌다. 레녹스는 내게 주의 사항을 일러 주었다. 자신이 괜찮다는 말을 할 때까지는 절대로 밖에 나가거나 집안일도 해서는 안 된다는 것이었다. 그리고 특히 피부이식을 한 부분은 깨지기 쉬운 접시를 다루듯이 어떠한 상처도 나지 않게 조심해야 한다는 것이었다. 또한 내 다리 위에 어떤 무게도 실어서는 안 되고 지금의 고통도 얼마간 지속될 테지만 자신이 정기적으로 들러서 상황을 점검해 보고 붕대를 갈아줄 것이라고 했다.

병원에서 보낸 마지막 날은 가히 최악이었다. 타는 듯한 고통에다 오른쪽 발목에 뱀이 한 마리 들어가 내 다리를 스스로 찢어 버리고 싶을 만큼 점점 고통스럽게 조이고 있는 것 같았다. 야간 당직 간호사는 차갑고 시큰둥한 여자였다. 그리고 그녀가 내게 엄살 좀 그만 피우라는 말을 했을 때 내 인내심도 폭발해 버렸다.

"엄살 피우는 거랑 정말 고통스러워하는 것도 구분 못하시면서 왜 간호사가 되셨어요?" 그녀에게 말했다. "내 오른쪽 발목에 붕대를 좀 느슨하게 해 주세요. 그런 권한이 없으면 의사한테 전화해서 어떻게 해야 하냐고 물어봐요. 압박 때문에 더 이상 참을 수가 없어요."

우물쭈물하던 간호사는 결국 전화를 하러 나갔고 조금 후에 다시 들어오더니 붕대 아래쪽의 끝부분만 가위로 살짝 잘랐다. "이게 레녹스 씨가 허락하는 한도입니다." 그녀가 말했다.

"하지만 아직도 압박감이 심해요. 오히려 전보다 더 심한 것 같다고요!"

"붕대 때문에 아픈 게 아니라 피부이식 자체 때문에 그런 거예요. 그리고 빠른 시일 안에 낫지도 않을 테니 익숙해지시는 게 좋을 거예요. 정 못 믿겠으면 레녹스 씨한테 물어보세요."

그런 말도 안 되는 게 어디 있지? 사디스트 같은 여자가 나를 겁주려 한다고 생각했다. 자다 깨다를 반복하며 브라이언스톤 광장의 나무 꼭 대기를 마지막으로 보고 잠속으로 빠져들었다. 내가 병원을 떠나며 아 쉬웠던 것은 그 나무들을 보지 못한다는 것뿐이었다.

다음 날 아침 나는 완벽한 무기력 속에 빠져 버렸다. 내 마음은 날아 가고 싶었지만 내 몸은 휠체어에 묶여 후디가 차를 가지고 기다리는 곳 으로 끌려 나가야만 했다. 엘리베이터에 로버트 레드포드와 갇히는 게 평생소원인 열정이 넘치는 자메이칸 간호사가 나를 차 뒷좌석에 눕도 록 도와주었다. 세상에, 병원이라는 안전한 자궁을 떠나 밖에서 앞으로 어떻게 살아야 하는 걸까? 후디는 조심스럽게 아주 천천히 운전을 했지 만 창밖으로 보이는 바깥세상은 내게 소름끼칠 정도로 빠르고 난폭하 게 보였다. 한 마디로 나는 겁을 먹었다.

드디어 별장들과 함께 세 개의 거대한 라임 나무가 서 있는 낯익은 도 로에 다다랐다. 후디는 차 밖으로 나가 내가 집에 들어갈 수 있게 도와 주었다. 내 몸을 지탱해 주는 것은 왼쪽 다리와 병원에서 준 철제 지팡 이밖에 없었고 움직임은 너무나도 굼떴다. 그러나 태어나서 그때만큼 하늘을 훨훨 날고 싶었던 때도 없던 것 같다. 왼쪽 허벅지가 불타는 듯 하고 오른쪽 발목이 뒤틀리는 듯한 날카로운 고통들이 새롭게 다가오 는 분노의 파도에 쓸려 버렸다. 어떻게 레녹스나 병원, 그리고 의학계 자체가 내게 이런 장애에 익숙해지길 바랄 수 있단 말인가? 소파에 몸 을 누이고 얼마 전 생각했던 모든 것이 괜찮다는 그 평화로운 기분을 고통과 피로를 넘어서 다시 불러오려고 애썼다. 허나 그런 기분은 이제 아주 조금밖에 돌아오지 않았다. 분명히 내 안에 아직도 존재하고 있다 는 것을 알 수 있었지만 마치 지난 며칠 동안 일어난 육체적 변화들이 나로 하여금 내면으로 가는 길을 차단해 버린 듯했다.

"정말 믿기 어려운데!" 갑자기 후디가 부엌에서 소리쳤다. "그 금색 데이지가 아직도 피어 있어! 전혀 시들지 않고!"

나의 회복은 남에게 전적으로 의존하고, 어디로도 움직일 수 없는 상태에서 그렇게 시작됐다. 계단을 오르내리려면 엉덩이를 바닥에 붙인 채 움직여야만 했고, 코앞까지 가려고(원문) 하더라도 갖은 노력을 다 해야 했다. 노화한 몸속에 갑자기 갇혀 버린 마음은 화가 단단히 나 있는 것 같았다. 태어나서 처음으로 나의 육체가 모든 것을 조정하고 마음은 아무것도 하지 못하는 상황에 처하게 되어 버렸다.

후디의 도움과 관심은 끝이 없어 보였다. 어떻게 했는지 후디는 자신의 바쁜 직장 스케줄 사이에 집에 들러 나를 간호하고 집안일을 할 시간을 만들었고, 따뜻한 손길로 음식을 먹여 주며 보살펴 주었다. 후디는 남자인 동시에 좋은 엄마 구실을 해 주었다. 하지만 고통 속에 지속되던 나날들은 우리를 힘들게 했다. 나는 마치 살이 벗겨져 모래폭풍에 신경이 그대로 드러나 버린 것 같이 고통스러웠고, 웃음으로써 다른 사람의 기분을 좋게 하는 방법까지도 잊어 버렸다. 후디 역시 슬프고 절망적인 내 모습을 계속 봐야만 했고 자신도 힘들어 하고 있었다. 나는 그에게 언제나 강하고 독립적이며 어떤 문제든 해결할 수 있는 사람이었다. 하지만 이제 약하고 불쌍하게 변해 버린 나는 후디의 자신감에까지 위협을 가하고 있었다. 가끔은 후디가 하는 모든 행동, 그가 하는 모든 말들이 싫었고 우리는 몇 번이고 다퉜다. 나는 후디의 도움이 고마웠지만 사랑과 감사는 서로에 대한 미움과 어색한 분위기 속에 어디론가 홀연히 사라져 버린 듯했다. 손님들이 찾아왔다 나가는 사이에 나는 자주 후디에 대한 나의 태도와 그걸 넘어 육체적인 고통 그 자체가 살아오면서 세워온 나의 기강을 무너뜨리고, 내 행동규범을 흐리고 있다는 점이 걱정스러워졌다. 난 분명 이것을 알아차릴 수 있었고 그런 사실에 대해 기쁘지 않았다. 그런 모습은 이런저런 문제점은 많을 지라도 전체적으로 보았을 때 균형이 잡혀 있고 어려움에 굴하지 않으며 남에게 인정을 베푸는, 내가 평소에 상상해온 내 자신의 이미지와 너무나도 맞지 않았다. 도대체 이렇게 심술궂고 나약하며 고집불통인 괴물은 어디서 나온 걸까? 마치 내 몸속에 원치 않는 외계인이 허락 없이 들어와 살고 있는 것 같았다. 어쩌면 내가 지금까지 스스로 만들어 왔던 이미지를 이젠 바꿔야 할 때가 아닌가 하는 생각도 들었다.

레녹스는 일주일에 한 번이나 두 번, 항상 늦은 시간 자신의 집으로 돌아가는 길에 왕진을 왔다. 그는 내 붕대를 갈아주고 불평불만을 들어주다 나를 조금 걷게 한 뒤, 조언을 해 주고 떠났다. 레녹스에게는 붕대를 가는 동안 피부이식이 된 부분을 보지 않겠다고 했지만 한번은 그가 붕대를 준비하고 있는 동안에 실눈을 떠 잠깐 동안 내 다리를 훔쳐보았다. 그때 본 건 나의 몸이라기보다 정육점에서 이제 갓 나온 것 같은 무시무시한 핏덩어리였다. 너무 소름이 끼쳐 아무소리도 못 내고 있던 그때 레녹스는 천천히 내 다리를 관찰하더니 "회복이 잘 되고 있군요. 매우 만족스럽습니다"라고 말하는 것이었다. "내일부터는 밖으로 나가실 수 있습니다. 집 밖에서 몇 걸음 걷기도 하고 매일매일 그 거리를 조금씩 늘려가도록 하세요."

"제 오른쪽 발은 신발에 들어가지도 않아요. 왜 이렇게 부은 거죠?"

"왜냐하면 수술할 때 림프관을 제거했기에 림프가 제대로 순환을 못해서 그런 것입니다. 림프가 다른 경로를 찾아 순환을 하려면 죄송하지만 몇 달은 걸릴 것이고 그때까지는 계속 그렇게 부어 있을 겁니다. 늘어나는 오래된 신발 같은 거 가지고 계시죠?"

가죽이 벗겨진 허벅지, 정육점에 걸린 고기 같은 다리, 그리고 이젠 탱탱 부어오른 발까지⋯ 도대체 레녹스의 치료는 얼마나 더 이런 끔찍한 부작용을 가지고 올 것이란 말인가. 하지만 난 레녹스가 간호사를 보내지 않고 스스로 붕대를 갈러 오는 열의에 기분이 풀어졌다. 그래서 더 이상 투덜대지 않고 친구한테서 에스키모 스타일의 큰 신발을 빌려 힘들게 집밖으로 나가 보았다. 다리가 엄청나게 아팠다. 고작 5미터 정도 걷고는 고통과 절망 속에 다시 빠져 들 수밖에 없었다.

하지만 하루 뒤엔 날 스스로를 채찍질해서 10미터를 걸었다. 그 다음날은 지팡이를 짚고 고통 속에 천천히 20미터를 걷다 넘어지기까지 했다. 예전에 건강하던 시절에 나를 기억하는 이웃이 걱정스럽게 바라보았다. 나는 결국 길가 모퉁이까지 걸어갔고 나중엔 강가까지도 걸어갈 수 있게 되었다. 갈매기, 오리 떼, 그리고 거위들이 반짝이는 물가에 옹기종기 모여 있는 모습이 그렇게 아름다울 수가 없었다. 강가에 가면 매일같이 나처럼 병원에서 준 막대기를 짚고 천천히 걸어 다니는 사람들을 만날 수 있었다. 모두 늙고 뚱뚱한데 그 사람들은 그렇게 고통스럽게 걷기에는 너무나도 건강해 보이는 나를 보며 꾀병을 부리는 것이 아니냐는 듯 쳐다보았다. 분명 나는 그 사람들 사이에 속하지 않았고 그들도 내 미소에 응답해 주지 않았다.

하지만 그것 외에도 경험할 것이 있었다. 지팡이를 짚고 뒤뚱뒤뚱 걸어다닐 수밖에 없었던 끔찍한 몇 주 동안, 내가 예전에 자주 다니던 곳에 몸이 불편하거나 정신지체자들이 상당히 많았다는 사실에 놀라울 뿐이었다. 분명 그 사람들은 예전에도 그곳에 있었을 텐데 나는 그것을 전혀 눈치 채지 못했다. 그러다가 1, 2년 전에 그저 취미삼아 가발을 쓰고 다니면서——가발에 대해 민감해 지기도 전에——분명 자신의 취향에 맞게 가발을 쓰고 다녔을 법한 사람들이 런던 중심가에 수없이 눈에 띄던 기억이 떠올랐다. 분명 사람의 자각을 넓히는 방법 가운데 자신이 스스로 경험하는 것보다 좋은 것이 없는 듯했다. 만약 내가 해탈의 경지에 조금 더 가까워진다면 세상은 부처님으로 가득한 것을 알 수 있게 되지 않을까.

하지만 그 날이 오기 전에 내게는 할 일이 남아 있었다. 후디에게 집안일을 조금씩 뺏어 오기, 다시 건강을 회복한 엄마에게도 내가 별 탈 없이 건강하게 직장에 다니고 있는 것처럼 편지 쓰기, 그리고 나중엔 레녹스의 말대로 대중교통 수단을 이용하여 다니기 등이었다. 상상을 하려니 온갖 부정적인 생각에 소름이 끼쳐 왔다. 굽히기도 어려운 발목에 오는 지속적이고 날카로운 고통을 감내하며 이 다리를 끌고 가는 일, 주변의 다른 모든 사람들보다 굼뜨게 행동할 수밖에 없는 일, 레이체스터 광장의 전철에서 도저히 따라갈 수 없는 속도로 올라가는 에스컬레이터 앞에서 굳어버린 채 선 나의 모습이 머릿속을 스쳐 지나갔다. 가장 약한 탓에 혼자 무리로부터 멀어지다가 사자가 그 고통을 끝내 줄 때까지 비실대는 사슴이 느낄 비애가 전해왔다. 그리고 두 번 다시 느리거나 굼뜨거나 도움이 필요한 사람에게 조급하게 굴지 않겠다고 맹세했다.

메시지가 똑같은 꿈을 꾸기도 했다. 한 꿈에서 나는 달걀 한두 개를 요리할 수 있는 조그만 프라이팬에 닭을 통째로 요리하려 하고 있었다. 닭의 모습은 정말 비참해 보였고 제대로 요리되길 완강히 거부했다. 다른 꿈속에서는 크고 아름다운 바다참치가 작고 노란 세숫대야 안에서 펄떡대다 결국 뛰쳐나가 버렸다. 난 참치를 계속 다시 집어넣으려고 했지만 어느 순간에 저렇게 좁은 데 갇혀 있느니 차라리 스스로 목숨을 끊어 버리겠다는 참치의 기분을 알게 되었다. 협소한 공간, 자유의 부재. 나의 이런 현실을 꿈들이 대변하고 있었다.

그 다음 날 레녹스는 오는 2월에 내가 다시 일터로 돌아갈 수 있다는 소식을 전해 주었다.

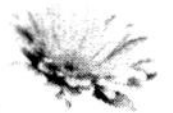

3 징후(들)

그 다음 몇 주 동안 상태가 서서히 호전되기 시작했다. 마치 요정이 들어주겠다는 세 가지 소원을 모르는 동안에 다 써버린 동화 속 나무꾼이 내 자신 같다는 생각이 들었다. 다시 걸어 다닐 수만 있다면… 다시 한 번 직장으로 돌아가 평범한 삶을 살 수 있다면… 하지만 이제 그 소원들이 이루어졌음에도 불구하고 내 주위의 모든 것이 칙칙하게만 느껴졌다. 아무것도 예전처럼 보이지도, 느껴지지도 않았고 그 무엇도 내게 기쁨이나 만족감을 줄 수 없었다. 내 안에서 에너지를 끌어내기 위해 갖은 애를 써야 했고 에너지가 생기더라도 금방 사라져 버리기 일쑤였다. 집중력은 아직도 흐릿했다. 평범한 단어가 기억이 나지 않거나 내가 무슨 말을 하려고 했는지 금방 잊어 버려 말을 하다가 멈추는 일도 잦았다. 존에게 이런 문제에 관해서 이야기를 했더니 존은 자신의 수술 경험을 되살려 마취효과가 남아 있어서 그런 것이니 너무 걱정하지 말라고 격려해 주었다.

육체적인 고통은 서서히 사라지고 있었다. 피부를 기증한 쪽인 왼쪽 허벅지에서는 초민감한 새살이 자랐다. 그리고 마치 뜨겁게 달궈진 철 조각으로 낙인을 찍어 놓은 것처럼 벌겋게 되어 있었다. 피부이식을 받은 부분은 충격이었다. 울퉁불퉁하고 빨간색과 보라색이 뒤섞여 있었으며 군데군데 이상한 자국과 딱지들이 붙어 있어 매번 볼 때마다 혐오스러웠다. 하지만 전체적으로는 많이 회복이 되었고 1회용 밴드로도 보호할 수 있을 정도였다. 분명 호전된 것이다. 다만 오른쪽 다리는 아직도 무언가가 이상하게 느껴졌다. 가끔 내 몸에서 독립해 나간 것처럼 마치 내 다리가 아닌 것 같았다. 길을 잘 걷다가도 잔인하리만치 강한 통증이 갑자기 발목을 질끈 잡았고 그것에 놀라 밑을 바라보고는 했다. 독사가 내 발목을 휘감는 것 같은 무서운 고통이 엄습했다. 마치 어린 아이들의 악몽 속에서나 나오는 지하세계나 바닥으로부터 악마의 손이 뻗쳐 더 이상 나에게 소유권이 없는 이 다리를 다시 가져가려는 게 아닐까 상상까지 하게 만들었다.

검진 차 레녹스를 찾아갔을 때 이러한 사정을 호소했더니 그는 오직 인내심만을 당부했다. 레녹스는 내게 의료용 압박 스타킹을 사용해 보라고 권했지만 그 이름만 떠올려도 몸이 움츠러들었다. 그래도 한 번 사용해 보기는 했으나 다리에 가해지는 압력이 오히려 더 심해질 뿐이었다. 레녹스가 검진하는 동안 우리는 많은 대화를 나눴다. 내 쪽에서는 몸의 상태가 호전되었으며 지시대로 잘 따르고 있다는 걸 증명해 보이고 싶었고, 레녹스 쪽에서는 그에 상응하는 적당한 칭찬과 몸이 문제 없이 완쾌될 거라는 격려의 말을 선사해 주었다. 레녹스는 아직도 창백하고 영양이 부족해 보였으며 날 처음에 진찰했을 때 입었던 다소 낡은 옷을 여전히 입고 있었다.

이날 가장 충격적이었던 것은 그가 내 피부이식 부위를 바라보는 사랑 어린 눈길이었다. 마치 어떤 장인이 작동도 제대로 하고 보기에도 좋은 자신의 창조물을 만족스럽게 쳐다보는 듯한 눈길이었다. 우리 어머니도 한창 바느질을 하셨을 때 램프 갓을 만들거나 자수를 다 놓으면 레녹스와 같은 눈빛으로 그것들을 쳐다보시곤 했다. 하지만 레녹스가 오직 내 다리를 제외한 몸의 다른 부분은 자신의 사랑스러운 피부이식 수술에 딸려오는 물건처럼 다루 듯 한다는 점이 제일 신경에 쓰였다. 내게는 수술 부위가 전혀 사랑스럽지 않았고 검진을 받는 도중 딱 한 번 그 사실을 레녹스에게 말했다.

"아직도 지저분하게 부어올랐네요. 대체 언제쯤이면 조금 더 안정된 모습이 될까요?"

"느리긴 하지만 낫기는 할 거예요. 일 년이나 조금 더 걸릴지도 모릅니다."

"그렇게나 오래요? 정말 오싹하네요. 그리고 이것 좀 보세요, 제 오른쪽 다리가 왼쪽 다리보다 훨씬 가늘어요. 여기에도 다시 살이 붙겠죠?"

레녹스는 잠시 생각을 하더니 대답했다. "아뇨, 죄송하지만 그렇게는 안 될 것 같군요. 살을 너무 많이 떼어 내서 원래대로는 되돌아갈 수가 없어요. 유감입니다만…"

갑자기 눈물이 고이기 시작했다. 배신을 당한 듯한 느낌이 충격처럼 다가왔다. 피부이식 부위가 흉측해 보였거니와 내가 볼 때는 정말 중요하지도 않은 이유로 내 몸에 이렇게 큰 훼손이 가해질 거라고 아무도 말해 주지 않았다. 게다가 레녹스가 잘라낸 다리 일부분은 악성 종양이 있는 부분에서 상당히 멀리 떨어져 있기도 했다. 왜 이렇게 깊게 그리고 많이 잘라내야만 했을까? 감정을 제어하기 위해서 숨을 몇 번이고 크게 들이쉬었지만 오히려 내 볼을 따라 눈물이 흘러내렸고 레녹스는 마치 감정적인 오염에서 피하려는 듯 내게서 뒷걸음질 쳤다. 난 나무막

대기 같고 징그럽게 생긴 내 오른쪽 다리를 쳐다보았고 굉장히 비참한 마음이 일었다.

"그렇게까지 충격적이라니… 유감이군요." 레녹스는 마치 책망하는 듯한 말투로 얘기했다. "그렇게 수술 면적이 크다면 자국 정도는 남을 거라고 예상하셨으리라 생각했습니다." 내가 보인 슬픔이 그의 심기에 거슬렸나 보다. 그리고 이것보다 더 작은 반응에도 레녹스와 같은 태도를 보인 남자 의사들에 대한 기억이 되살아났다. 의학계에 종사하는 거의 모든 남자들에게 여자들은 자기 육체의 고결함을 목숨보다도 소중히 생각하고 그것은 절대 허영심 차원의 문제가 아니라는 사실을 납득시키기는 불가능했다. 레녹스가 만약 유방을 제거했거나 얼굴이 망가져 버린 여자의 슬픔 앞에 직면했다면 조금이라도 더 동정심을 보여 줬을지가 궁금했다.

"제가 중년기에 들어섰을 때" 나는 울먹이는 목소리로 말했다. "나에게 무슨 일이 닥치더라도 상관없다, 내게는 튼튼한 다리가 있고 다리는 얼굴보다 오래가니까. 그런데 이젠 그런 말도 할 수 없게 되어 버려서… 그래서…"

"하지만 아직 살아계시고 병도 나아지고 있잖아요. 그것이 더 중요한 게 아닌가요? 사람들은 당신의 오른쪽 다리가 왼쪽보다 더 가늘다는 걸 눈치 채지 못할 거예요. 무늬가 있는 스타킹이나 부츠를 신으시면 되잖아요. 요즘은 일 년 내내 부츠를 신는 여자들도 많지 않나요?"

그 말에 고개를 끄덕였다. 분명 레녹스라면 의학적인 이유가 아니고서야 여자들의 다리를 쳐다보진 않을 테니 아마 힘들어 하는 다른 환자들에게도 분명 이런 말을 해 왔을 것이다. 어찌됐든 당분간은 내 흉측한 다리도 붕대 밑에 숨겨져 있을 것이다. 하지만 그 다음에 관한 생각을 할 준비는 되어 있지 않았다.

직장에서는 나에게 가능한 많이 배려를 해 주었다. 적은 업무량, 혼잡한 출퇴근 시간을 피해서 늦은 출근과 이른 퇴근, 그리고 절대 무리하지 않도록 일러주기 등등… 많은 관심과 친절함에 나는 감동을 받았다. 성인이 된 뒤 처음으로 얼굴에 '독립'이라는 글귀를 써 붙이지 않고 다른 이들이 주는 도움을 받는 법을 터득했다. 하지만 내 인생의 삭막함은 곧 직장에도 스며들기 시작했고 모든 것이 덧없고 시시하게 되어 버렸다. 공명심은 시들해지다 못해 소리 없이 쓰러져 버렸다. 내가 하려는 모든 일들이 이상하게 다 똑같은데다 별 차이 없이 느껴졌으며 문제는 다름 아닌 내 안에 있다는 깨달음도 전혀 도움이 되지 못했다.

후디와도 관계가 점점 악화되어 가고 있었다. 후디는 이제 내가 회복도 되고 했으니 예전처럼 내 집의 평온 속에서 주말을 즐기는 삶으로 되돌아가면 된다고 여겼다. 하지만 이제 나는 그것도 할 수 없었다. 삶을 살찌우고 나를 만족시켜 주었던 모든 것들에 재미가 갑자기 없어지고 내가 진정 뭘 원하는지 알 수가 없었다. 나는 좀 더 활동적이고 외출을 늘려 많은 사람들을 만나는 활기찬 생활이 필요한 것 같았다. 서로 원하는 것에 대한 차이 때문에 우리 사이에는 긴장감이 고조되기 시작했고 유일한 해답은 서로 같이 있는 시간을 줄이는 것이었다.

"제대로 되가는 게 하나도 없어." 그렇게 캐서린과 저녁을 먹으며 불평했다. "마치 내 삶으로 돌아온 것 같지가 않아. 대체 왜 이러지? 중년의 위기가 또 닥친 걸까? 마흔 살이 됐을 때 정말 심각했어. 그걸 넘기려고 갖은 노력을 다했었는데… 설마 두 번씩이나 이러다니… 하지만 이번엔 정말 말 그대로 위기이고 제대로 감당하질 못하겠어."

"굉장히 큰 수술을 했잖아. 조금도 쉬지 못하고 회복기에서 곧바로 예전의 삶으로 돌아왔고… 그러니 어떻게 행복할 수가 있겠어."

"그건 그래. 근데 그게 다가 아닌 것 같아. 훨씬 더 심각해. 예전엔 정말 심각한 일이 닥치면… 사랑과 믿음과 평화랄까… 아무튼 그런 느낌들이 나를 잘 지탱해 주었단 말이야. 그런데 이제 모든 게 좋아지니 우울해지기 시작하고 예전 같은 느낌들을 되살릴 수가 없는 거야."

"그런데 그 차트들은 왜 혼자 그렇게 들고 다니는 거야?" 캐서린이 부드럽게 말했다. "어떤 내용들이야? 분석결과?"

"아니, 상담. 우린 너무 친한 사이니까 네가 날 상담해 줄 순 없고… 혹시 존이 나한테 시간을 내줄 수 없을까? 네가 한번 물어봐 줄래?"

존은 상담에 흔쾌히 응했다. 나는 뛸듯이 기뻤다. 존과는 좋은 친구 사이였지만 상담할 정도로 가까운 사이는 아니었다. 허나 내게 있는 짐들을 전혀 낯선 사람에게 가져가 상담하고 싶은 생각도 들지 않았다. 게다가 존은 유달리 직감적이고 통찰력이 있어 마음속에 들키고 싶지 않은 것들을 무의식적으로 피하려는 나의 시도를 무산시킬 것이었다. 한마디로 나는 그를 신뢰했다. 처음으로 내가 존에게 예약 전화를 했을 때 마치 장애물을 훌쩍 뛰어넘는 것 같았다. 결국 나는 혼자서 모든 걸 할 수 있다는 착각에서 벗어나 전문적인 도움이 필요하다는 것을 인정한 셈이었다.

되돌아보면 난 살면서 항상 스스로 모든 상황에 적절히 대처할 수 있고 안정되어 있으며, 강하고 행복하다고 생각했으며, 도움을 주었으면 주었지 받는 것은 피해 왔다. 주는 것이야 말로 받는 것보다 훨씬 더 쉽고 고결한 일이라고 자주 생각했다. 하지만 이제 나의 그런 태도는 연약한 아기 고릴라가 애처롭게 가슴을 쳐대는 짓과 별로 다를 바 없었다.

여하튼 존의 상담실은 주인만큼이나 넓고 포근해 보였다. 나는 지칠 대로 지쳐 무거운 역기를 땅에 놓으려는 역도선수와 다름없었고 군데군데 어질러진 노트들 뒤로 큰 의자에 앉은 존은 내게 안전한 도피처였다. 그건 단지 내가 그의 말투와 상상의 언어를 워크숍에서 배웠기 때문만은 아니었다. 그에겐 상대방의 고통을 이해하고 격려하는 동시에 그것을 다른 높은 차원으로 승화시키는 능력이 있었다. 그러나 이런 모든 이점들에도 불구하고 그에게 내가 도움을 요청하러 이곳에 온 이유를 설명하기가 힘들었다.

"마치 좌절감 속에서 헤어나지 못하는 것 같아요." 그렇게 존에게 말했다. "내 삶이 올바른 곳에 있지 않다는 생각이 들어요. 좀 거만하게 들린다면 미안해요. 하지만 그런 표현밖에 떠오르지 않아요. 올바른 곳. 그냥 내가 가고 싶어 하는 올바른 곳이란 게 어디인지 묻지만 말아 주세요. 그냥 지금 내가 있는 곳이 그곳이 아니라는 것 말고는 아무것도 모르겠으니까요."

"그래요. 그럼 당신은 지금 어디 있죠?" 내가 대답하지 않자 존은 미소를 띠며 내가 다음에 무슨 말을 할지 아는 듯한 표정을 짓고는 내게 "현재 당신이 처한 상황의 이미지를 그려낼 수 있나요?"라고 물어보았다.

그의 질문을 받자마자 내 머릿속에서 이미지가 그려졌다. "네. 제가 몇 년 전에 읽은 인디언 우화로부터 떠오른 이미지예요. 그 이야기는 길가에 낡은 방석을 깔아 놓고 계절이 바뀌도록 구걸만 하는 거지에 대한 이야기구요. 그 거지는 돈을 많이 벌진 못하지만 언젠가는 부자가 돼서 더 나은 삶을 사는 게 꿈이었어요. 그러다가 그 거지는 가난 속에 죽게 되고 그의 시체를 화장한 마을사람들이 거지가 앉았던 방석을 태우고 그곳의 땅을 파냈어요. 그런데 얼마를 파다 보니 거지의 꿈을 이루는 데 필요했을 돈보다 100배는 더 많은 왕의 금은보화들을 발견했어요."

"자신을 그 거지와 동일시하는 건가요? 일단 그 이미지에 대해서 더 자세하게 들어가 봐야겠군요. 세밀한 점까지도 보실 수 있나요?"

나는 할 수 있었다. 그것은 비록 상상요법을 터득했기에 가능한 것이었지만 말이다. 닫힌 눈 속에서 이미지가 번개처럼 스쳐 지나갔고 텔레비전에서처럼 눈으로 보는 것이 아니라 마음속에서 느껴지는 것이었다. 순식간에 지나간 이미지에 집중을 하니 그곳은 내가 아는 곳 가운데 가장 외롭고 쓸쓸한 곳이라고 생각되는 하르툼 변방을 가로지르는 도로가 보였다. 무의식 속에 스스로 선택한 그 배경에 대해 난 충격을 받았다. 나는 내가 정말로 이런 상황에 처해 있다고 생각해 왔던 걸까? 정말 이렇게까지 심각한 걸까? 그 풍경 속에 거지가 있었고 처음엔 반쯤 벌거벗은 까무잡잡한 전형적인 외국 거지의 모습이었지만 그는 곧 엎드려 손을 내민 채 구걸하고 있는 나의 모습으로 바뀌었다. "이곳으로 오는 사람은 거의 없어요." 존에게 말했다. "지나가는 사람들도 돈을 조금밖에 안 줘요."

"그 거지는 다른 곳으로 자리를 옮겨야 하는 걸까요?" 존이 조용히 물어봤다.

아니, 아니, 문제는 '그가 왜 거지여야 하는가' 다. 이미지를 되돌려 거지의 모습을 기억해냈고 그것을 나의 모습과 견주었을 때, 둘 다 모두 장애가 있다거나 일할 능력이 없는 사람은 아니었다. 남들이 던지는 동전에 내 생계를 내맡길 것이 아니라, 당장 일어나 스스로의 삶을 일구지 못할 이유가 없었다. 눈을 감았지만 무한의 공간에서 보이는 이미지에 더 집중했을 때 구걸하는 내가 앉은 땅 밑에 존재하는 사랑스럽게 빛나고 있는 왕의 황금들이 보였다.

"보물은 바로 그 밑에 있어요." 존에게 말했다. "내 스스로 땅을 파서 그걸 가져가기만 하면 돼요. 먼지 속에서 구걸하는 대신에…" 깊게 파내려가는 것… 그것이 아마 병원에서 꾼 돌고래 꿈이 내게 가르쳐 주고 싶었던 것 같았다. 어쩌면 이제까지 내 마음에 묶여 너무 오랫동안 수면에 머무른 것 같았다.

"그 황금은 얼마나 깊이 묻혀 있죠?" 존이 물어봤다.

"한 30센티미터 정도요"라고 말하는 순간 이런 이미지의 형상화 작업을 보람 있게 해 주는 신비로운 우연의 일치에 정신이 번쩍 들었다. "존, 그러고 보니 그 거리는 두뇌와 심장 사이의 거리와 거의 비슷해요. 지금까지 두뇌만으로 살아오는 잘못을 범하고 있던 걸까요?" 그렇게 나는 존에게 놀라움을 금치 못하며 얘기했다.

그리고 다시 한 번 방석 위에서 구걸하는 거지의 장면으로 되돌아갔다. 한데 갑자기 내 앞에 알 수 없는 힘에 따라 공중에 떠다니는 갈색 문 하나가 나타났다. 존에게 그 얘길 하며 그 문이 한 공간에서 다른 공간으로 통하는 문이라는 얘기를 곁들였다.

"그 문을 열고 싶으신가요?" 존이 물어보았다.

"아뇨, 별로 그러고 싶지 않아요."

"왜죠?"

"머리로 그 문을 열려고 하면 문이 뒤로 갔다 제 머리를 칠 테니까요. 하지만, 그건 말도 안 돼요. 애당초 왜 그 문을 머리로 열어야 되죠? 저는 모든 걸 머리로만 하려고 할까요? 그래서 제가 황금 위에 앉아 있으면서 알지도 못하는 걸까요?"

"아, 그런가요?" 하고 존이 되묻자 서로 웃음이 터졌다.

모든 게 그렇게 시작되었다. 그 뒤 몇 주 동안 정기적으로 상담을 했다. 처음에 느꼈던 이질감과 탐험적인 기분은 오래가지 못했다. 상담을 하면 할수록 몰랐던 수많은 과거의 고통과 슬픔이 강렬하게 뿜어져 나왔다. 깊이 잠수하는 것은 그만큼의 대가가 따르는 것이고, 아마 이것이 내가 그동안 내면으로 탐험하는 일을 회피해 온 이유였으리라. 하지만 존의 따스함, 유머감각, 그리고 날카로움은 과거에 해결되지 못한 채 묻혔던 일들과 외면당해 온 고통들을 파헤치는 데 필요한 모든 것이었다. 실망, 절망, 배신, 부서진 희망, 놓쳐버린 기회들이 무덤에서 되살아나 인식되길, 무엇보다도 느끼고 경험하길 바랐다. 메마른 눈으로 지낸 요 몇 년 동안 얼마나 많은 눈물을 쏟아내고 싶어 했는지 놀라지 않을 수 없었다. 존은 그저 옆에 앉아서 조용히 듣거나 적당한 때에 적절한 질문을 던지며 가끔씩 휴지를 건넸고 그런 존에게 너무나도 감사했다. 이제 이상한 나라에 갇힌 엘리스처럼 눈물의 바다에서 헤엄치는 날 보자니, 절대 화를 내지 않겠다며 네 살 때 했던 결심이 내면의 부정적인 감정을 완벽하게 차단시켜 오히려 나쁜 결과를 초래한 것 같았다.

"이 모든 감정들을 되살리는 건 까면 깔수록 외려 커지는 양파를 다듬는 기분이랄까요." 어느 날 존에게 말했다. 때는 어느덧 옅은 꽃향기가 창가에 머무르기 시작하는 봄이었다. "존은 양파의 가장 안쪽까지 가본 적이 있나요? 전에 제가 상담 교육을 받을 때 분명히 제 내면의 깊숙한 곳까지 가봤다고 느꼈는데 이제 이렇게 나오는 것들을 좀 보세요. 25년 동안이나 건드려 보지도 못했던 것들…"

"전 당신이 양파의 가장 안쪽까지 접근해 본 적이 있다고는 생각지 않아요." 존이 말했다. "보통은 그렇게 안 되죠. 하지만 상당한 거리까지 접근해 갈수는 있죠. 그건 스스로 얼마나 탐구하길 원하느냐에 달렸어요."

확신이 서지 않았다. 나의 일부분은 내 인생에서 진실한 것과 거짓된 것을 구별해 내고 오래되고 불필요한 짐들을 벗어 던지며 눈물이 나오지 않을 때까지 울고 싶어 했다. 하지만 나의 또 다른 부분은 그렇게 하려면 현재 삶의 방식 대부분을 헐어 버려야 하고 직장, 가치관 그리고 인간관계를 바꿔야 한다는 걸 알고 있었다. 내가 정말 그런 것을 원하고 있는 것일까? 그렇게 큰 변화에 적응해 낼 수 있을까?

　내 안의 무언가가 탐험을 멈추도록 결정해 버렸다. 그건 의식적으로 한 결정이 아니었다. 이제 와서 그 결정의 결과에 대해 생각해 보고서야 그런 결정을 했다는 것 자체를 깨달을 수 있었다. 어찌됐든 나의 상담은 존과 캐서린의 휴가로 말미암아 잠시 미루어져야 했고 존이 돌아온 뒤엔 상담을 더 이상 지속하지 않았다. 상담을 계속하기 전에 그것을 통해서 얻은 감정들이 먼저 흡수될 수 있는 시간이 필요하다고 스스로를 설득시켰다. 그 감정들은 내 안에 착실히 스며들었고 내게 적응할 수 있도록 도와주었다. 그리고 거짓된 것을 없애 버리지 않고 현실에 적응하는 잘못된 선택을 한 나에겐 오직 절망만이 깊어졌다. 그 절망은 감정이 아닌 그저 다루기 쉬운 이성으로 대할 수 있게끔 변해 버렸다.

　이제 나는 심한 불만족을 느끼게 됐고 글을 쓰지 않음으로써 창의력을 억압하고 있으며 지금까지 겪고 있던 불안과 무기력함은 거의 스스로 만들었다는 것을 알 수 있었다. 삶에서 올바른 곳에 있지 않은 듯한 느낌을 받았을 때 그 책임을 어디에다 전가시키려고 하던 짓은 오직 나만의 죄였던 것이다. 이제 그런 모든 걸 알게 됐고 그 사실은 나의 심기를 어지럽혔다. 내 문제의 대부분이 내 잘못이라면 고치려고 해야 되지 않을까? 하지만 아직은 안 된다. 먼저 몸이 다 낫고 예전의 상태로 돌아가야만 했다.

　그런 생각을 할 때쯤 8년 동안이나 해왔던 유란(乳卵)채식주의를 포기하고 생선과 고기를 먹기로 결정했다. 몸이 무언가를 갈구하고 있으니 동물성 단백질을 좀 먹는 것도 괜찮을 거라고 생각했다. 하지만 그것도 무언가에 대한 나의 갈망을 해소하지는 못했다. 도대체 무엇을 원하고 있는 걸까? 그러다가 카프카(Kafka)의 짧은 소설 가운데 자신이 원해서가 아니라 아무도 그에게 자신이 원하는 음식을 주지 않아 죽을 때까지 단식을 하는 사람의 얘기가 생각났다.

몇 년 동안 날 괴롭히던 두통이 그해 여름 악화됐고 더 자주 아팠다. 두통은 심했고 편두통처럼 메스꺼움과 참을 수 없는 수면욕을 불러일으켰으며 한번 아파오면 고통의 시간이 하루의 대부분을 차지해 음식도 먹을 수 없었다. 예전엔 보통 자신의 친절함만큼이나 술을 즐기는 후디와 즐거운 저녁식사를 한 뒤 두통이 생긴 적이 몇 번 있었고, 한번은 초콜릿을 조금 먹은 게 두통을 유발했던 때도 있었다. 하지만 이젠 식사에 붉은 와인을 곁들여 천천히 마시는데도 두통이 찾아왔다.

"늙어서 이러는 것 같아…" 캐서린에게 불평을 늘어놓았다. "아니면 와인에 알레르기가 생겼든가. 뭐든지 간에 이제 더 이상 두통은 참지 못하겠어. 맥주나 생수로 바꿔야 할까봐…" 캐서린은 그게 끔찍한 일이라고 생각했다. 나와 캐서린의 생각은 문화적인 삶을 위해선 와인이 꼭 필요하다는 것이었다. 이젠 그 즐거움마저도 누릴 수 없단 말인가. 당분간은 내 욕구를 더욱 절제하기로 했다. 이러한 아픔들이 간에서 보내는 위급 신호이며 당장 무언가를 해야만 한다는 생각은 해 보지 못했다. 여하튼 두통을 제외하면 내 건강은 괜찮았으니 말이다.

그러고 보니 한 가지 더 극복해야 할 것이 있었다. 여름 내내 날 괴롭히던 구강염증이었다. 염증은 지난 몇 년간 날 괴롭혀 왔고 두통보다도 더욱 자주 날 고통스럽게 했다. 내가 항생제를 무척이나 싫어하는 것을 아는 치과의사는 어쩔 수 없을 때만 마지막 방법으로 항생제를 사용했고, 중년의 노후한 잇몸에 이물질이 쌓여서 염증을 일으킨다는 사실이 슬프다는 듯 얘기했다. 우울했다. 또다시 나이를 떠나서 짧은 시간 동안에 해로운 독에 노출되는 것이 이와 잇몸의 문제를 넘어서 훨씬 큰 문제를 일으킬지도 모른다는 생각을 미처 하지 못했다. 그때는 몸의 각 부분들은 따로 작동하는 것이었기 때문에 머리, 간, 치아 등은 피부이식을 한 암과는 별개라고 생각했다.

　6월이 끝날 무렵, 정기검진을 위해 레녹스를 찾아갔더니 그는 내 다리 상태를 본 후 매우 기뻐했다. "가운데 부분이 다 낫고 딱지가 떨어질 때까지 붕대를 감고 있어야 돼요. 그 부분이 가장 약하기 때문에 보호해 줘야 하니까요. 그 외에 몸 상태는 좀 어떠세요?" 레녹스가 물어보았다.

　"그저 그래요. 가끔은 너무 피곤해서 멍청해지기도 하구요. 이런 피로는 생전 처음이에요. 몸에 있는 에너지가 그냥 증발해 나가는 것 같아요."

　"그럼 또 무리하고 계신 거군요. 좀 일찍 자는 것도 방법입니다. 생각보다 잠이 더 필요할지 몰라요. 그리고 빠른 시일 안에 휴가를 내셔도 좋겠군요. 제대로 된 휴식이 절실히 필요합니다."

　세상에나, 레녹스는 내 말을 제대로 듣고 있질 않았다! 그는 내가 겪고 있는 피로가 수면시간이 충분한데도 계속되는 비정상적인 피로라는 걸 이해하지 못하고 있었다. 아예 포기해 버리는 것이 좋을 것 같았다. 내가 무슨 말을 하던 레녹스는 내 육체가 최적의 상태라고 믿었다. 그리고 그는 올해 말까지는 이제 검진이 필요 없다며 12월 초쯤에 연락하라고 말했다.

　"하지만 다섯 달이나 남았잖아요!"

　"뭐, 갑자기 무슨 일이 생기거나 한다면 물론 즉시 전화를 주셔야죠. 하지만 큰 문제가 없다면 12월 정도가 적당할 것 같습니다."

　한결 가벼워진 기분으로 할리가를 걸었다. 레녹스는 성실하며 현실적인 사람이기에 그가 괜찮다하면 특별히 걱정할 필요는 없을 것 같았다.

　9월에는 후디와 함께 프랑스에 2주 정도 휴가를 다녀왔다. 우리 사이에 있었던 긴장감들은 모두 사라졌고 예전처럼 다시 가까워질 수 있었다. 내가 건강을 되찾은 그 시점에선 후디가 나의 생사를 걱정하며 항상 긴장해 있어야 될 이유가 없었고, 나도 괜히 짜증을 부리거나 하지 않았다. 언제나처럼 루아르(Loire)와 도르도뉴(Dordogne)를 지나 오베르뉴(Auvergne)로 통하는 시골길로 드라이브를 했고, 밤의 고요 속에서 부엉이의 울음소리와 바삐 흘러가는 시냇물 소리가 들리는 외딴 호텔에서 잠을 잤다. 푸른 동산들로 둘러싸인 호수가 보이는 치유를 위한 최적의 장소에서 우리는 사흘 밤을 보냈다. 호텔에서 맞은 첫 번째 아침엔 창밖으로 보이는 고요한 호수를 바라보았다. 태양은 아침 안개 저편에서 하얗게 빛나고 있었고 호수 저편의 목장에서 들리는 소들의 풍경 소리가 포근하게 들려왔다. 그 순간 지금까지 내 몸속에서 있던 모든 피로가 순식간에 녹아 없어졌고 깊은 우울 속에서 빠져나와 세상이 무지갯빛이라는 것을 다시 한 번 발견한 것 같은 산뜻한 기쁨이 밀려왔다. 6개월 만에 드디어 삶은 아름답고 미래는 밝다는 느낌이 되돌아왔다. 나는 다시 태어난 것이었다.

새로 되찾아온 감정들은 집으로 돌아온 뒤에도 계속 나와 함께했다. 캐서린과 자주 만났고 존은 가끔 봤지만 그와의 상담을 지속하지는 않았다. 프랑스에서 느꼈던 것들로 일단은 충분하다고 생각했고, 병나기 전에 느꼈던 감정을 되찾게 된 것만으로도 정신적 회복이 상당히 이루어진 것 같았다.

가을을 보내며 한번은 25살의 나이에 멜라노마에 걸려 5개월 뒤에 사망한 딸 제인에 대한 얘기를 책으로 출판한 로즈메리와 빅터 조르자의 《죽음을 맞이하는 법(A Way To Die)》이란 책을 읽게 되었다. 제인은 세 번의 큰 수술과 화학요법, 그리고 수많은 고통과 절망을 겪은 뒤 호스피스에서 평화롭고 고귀한 죽음을 맞이했다. 호스피스는 빠른 속도로 퍼져 나가고 있는 요양원인데 전문적인 교육을 받은 간호사들이 특별한 능력과 정성 어린 간호로써 고통 받는 환자들을 돌봐주는 곳이다. 나에게 깊은 감동과 커다란 슬픔을 안겨 준 그 책은 제인을 추모함과 동시에 호스피스가 더 많은 곳에 설립 될 것을 호소하는 책이었다. 나는 굉장한 놀라움과 동정심을 가지고 그 책을 읽었다. 제인이라는 내 나이의 반도 채 되지 않는 아이가 불쌍하게도 그런 수많은 육체적, 정신적 고통을 겪고는 결국 떠나가 버렸다. 분명 제인의 멜라노마는 내 것과는 달리 더 심각하고 치료가 잘 되지 않는 종류였던 것 같다. 그리고 나는 암이 젊은 사람의 몸속에선 더 빨리 퍼진다는 것을 알고 있었다. 처음엔 오른쪽 발에 달려 있는 추한 사마귀의 모습으로 시작됐던 제인의 멜라노마는 나중엔 허벅지를 통해서 아랫배까지 올라가 골수에 번졌고 그때는 이미 손을 쓰기에 너무 늦어 버렸던 것이다(하지만 그땐 의사들이 초기에 수술과 치료를 했다고 하더라도 암의 진행속도를 막지는 못했을 거라는 생각은 하지 못했다).

제인이 마치 내 친한 친구라도 되는 것처럼 그녀의 죽음을 애도하며 눈물을 흘렸고 멜라노마가 발에 있을 때 나같이 확실히 제거해 버렸다면 살 수 있었을 텐데 하고 생각했다. 수술을 받은 뒤 처음으로, 내 찢겨진 다리를 보고 레녹스가 필요 이상으로 지나치게 매스를 휘둘렀다는 의심이 들지 않았다. 나를 가장 우울하게 했던 것은 책에서 전반적으로 표현된 현대의학의 암에 대한, 특히 멜라노마에 대한 무능력함이었다. 생존은 오직 운에 달린 듯했다. 그래서 내 자신을 매우 운 좋은 사람이라고 생각했다.

신문에서 책을 소개한다며 일부분을 발췌해서 실었을 때 어떤 사람들은 그 책이 멜라노마에 걸려 회복중인 사람들에게 공포심을 안겨 줄 것이 불 보듯 빤하다고 지적했다. 물론 그 말도 옳다. 나 역시도 자신이 완치되었다고 믿고 있지 않았다면 그 책을 읽고 상당히 심란해 했을 것 같았다.

4 암의 재발

순식간에 12월이 찾아왔다. 새해가 다가올수록 예전의 내 모습에 점점 이르는 것 같았다. 예전에 그랬듯 나는 지금 이 세상 안에서 내가 있어야 할 곳에 있다고 느끼기 시작했고 무엇을 하든 즐기며 할 수 있었다. 지난 몇 달 동안 나를 괴롭히던 우울한 고립감 속에서 빠져나와 다시 태어난 기분이었다. 새로이 되찾은 자신감과 삶에 대한 욕구가 날이 갈수록 늘어갔다. 주말을 이용해 독일에 있는 어머니를 찾아갔을 때도 나는 최상의 건강 상태였다. 어머니는 약간 작아지신 것 같기도 했지만 대체적으로 좋아 보였고 미래에 초점을 맞추면서 어머니가 좋아하는 과거의 얘기를 중심으로 많은 대화를 나누었다. 즐거운 시간이었고 떠나기 싫었지만 사흘 뒤 마지못해 결국 집으로 돌아오게 되었다.

다시 런던으로 돌아와 지난 6월 이후 처음으로 레녹스와 검진 날짜를 잡았다. 검진을 받기로 한 날인 12월 12일, 그러니까 내가 수술을 받은 지 정확히 일 년이 지나는 날에 본드가를 지나는 발걸음은 거의 춤을 추다시피 가벼웠다. 아침마다 보이는 귀엽게 생긴 장식품들로 가득한 잡화점을 즐거운 눈으로 바라보며 걸어갔다. 회사일이 바빠서 이제는 내 주치의를 만나러 간다는 핑계조차 없으면 점심시간이라도 이렇게 윈도우쇼핑을 할 기회가 없었다. 제대로 된 집안이라면 '내 주치의' 꼭 하나쯤은 있어야 하지 않을까? 레녹스를 내 주치의라 불러도 어색하지 않았다. 어쨌든 레녹스와 나는 같이 많은 것을 겪었고 한 번도 나를 실망시킨 적이 없으며 치료가 계속되는 동안은 친구나 다름없었다. 이젠 다 나았으니 더 이상 오지 않아도 된다고 하진 않을까?

"확실히 일 년 전보다는 나아 보이는군요." 진찰용 소파에 누워 있는 나에게 미소를 보이며 레녹스는 말했다. "건강해 보이시네요. 수척한 기운이 얼굴에서 사라졌어요."

"이제 평상시에는 괜찮아요. 그렇게 길게는 아니지만 수술하기 전만큼이나 빨리 걸을 수도 있게 됐어요. 하지만 아직도 오후가 되면 피부이식을 받은 부분 아래로 오른쪽 발이 부어오르고 통증이 심해져요."

"그건 아직 림프가, 제가 자른 림프선을, 대신할 만한 길을 찾지 못해서 그런 거랍니다. 전에 시간이 좀 걸릴 거라고 말씀드린 적이 있죠."

"또 다른 문제는 운전을 할 수가 없다는 거예요. 오른쪽 발목이 상당히 뻣뻣하고 스트레칭을 하려고만 하면 아파지구요. 제가 운전을 해야 하는 상황이 되었다면 몇 분 지나지도 않아 그만뒀을 거예요."

"당연히 아프실 겁니다. 조금 더 인내심을 가지고 기다려 보세요." 말을 마치고 레녹스 씨는 다시 한 번 만족스러운 듯한 눈으로 내 다리를 쳐다보았다. "상당히 호전됐군요. 한데 가운데 있는 큰 딱지가 떨어질 생각을 하지 않는군요. 그래도 안에 있는 상처가 다 나으면 저절로 떨어지겠죠. 그리고 오른쪽 정강이뼈 근처에 혈액순환이 잘 안 되고 있군요. 그래서 회복이 더디게 됐어요. 그거 아세요? 딱지를 안 떼고 그렇게 놔두신 건 정말 잘하신 일이에요. 저라면 떼지 못해서 안달이 났을 텐데…"

"딱지 떼는 건 열 살 때 그만뒀어요."

"남자들은 역시 철이 늦게 드네요. 제가 철이 들었는지조차 아직은 모르겠으니 말이죠." 레녹스가 다시 내 다리를 면밀히 검사하는 동안 우리는 평소처럼 우스갯소리를 했다. 수술 뒤 우울했던 예전과는 달리 내 기분은 정말로 가뿐했다. 예전처럼 레녹스의 심기를 건드리지 않으려고 침울하지 않은 척 하는 것이 아니라 정말로 아무런 걱정도 근심도 없었다. 앞으로 25년 동안의 내 삶에 대해서 뭔가 듣기 좋은 말을 하던 레녹스는 그가 지난 13개월 동안 한 번도 쳐다보지 않았던 허벅지 쪽을 조사해보기 시작하더니 갑자기 하던 말을 끊은 채 그대로 멈추었다. 순식간에 제인의 멜라노마가 발에서 허벅지까지 번졌다는 얘기가 머릿속을 메웠고 가슴이 덜컥 내려앉았다.

"뭐 이상한 걸 발견하신 건 아니죠?" 최대한 침착한 목소리로 물어보았다.

잠시 침묵을 하던 레녹스가 대답했다. "허벅지 쪽에 작은 혹이 있군요. 상당히 작아요. 아마 림프선이 부운 정도일 겁니다. 하지만 조심하는 게 좋을 것 같습니다." 내 몸속에 있는 피가 갑자기 모두 어디로 달아나 버린걸까. 내 몸은 얼음장처럼 싸늘해졌고 지금까지 살아오면서 단 한 번도 느껴본 적이 없는 공포로 말미암아 몸이 덜덜 떨렸다. 이미 자신의 손을 씻으러 방 저편으로 걸어가는 레녹스의 모습은 이런 나를 진정시키는 데 전혀 도움이 되지 않았다.

"또 다른… 멜라노마일까요?" 간신히 물어볼 수 있었다.

"그 가능성을 배제할 수는 없습니다. 하지만 말했듯이 전혀 해롭지 않은 것일 수도 있어요." 고개를 돌려 나를 바라보았다. "허벅지를 쳐다보거나 하지 마세요." 그는 낯익은 설교 투로 얘기했다. "그냥 가만히 놔두세요. 만지지도 마시고요. 그냥 사라질 수도 있으니 2주 정도 내버려 둬 봅시다. 크리스마스가 끝나는 대로 진찰을 하는 게 좋겠습니다. 지금 제 비서와 예약을 하는 게 좋겠군요." 그러더니 그는 부자연스러운 미소를 띠며 말을 이었다. "어쨌든 너무 걱정하지 마시고 좋은 크리스마스 보내세요."

"즐기라고요?" 어떻게 이렇게 비인간적일 수가 있을까? 그게 아니라면 이게 어떤 상황인지 이해하지 못하고 있는 걸까? "이렇게 무서운 게 몸에 달라붙어 있는데 어떻게 내가 즐겁게 크리스마스를 보낼 수 있을 거라고 생각하시는 거죠? 다시 위험에 빠질 수도 있는데요? 작년 크리스마스도 심각했지만 최소한 뭐가 잘못되었는지는 알고 있었다고요!"

레녹스는 눈썹을 치켜세우더니 "그렇게 흥분해 하실 필요 없어요"라고 차분히 말했다. "당신은 정신력이 매우 강한 분이시잖아요? 그 정신력으로 다음에 절 보러 오실 때까지 혹에 대해서 잊도록 노력해 보세요. 그냥 무시하시면 돼요."

어머, 고마워요 레녹스. 좋은 크리스마스 보내세요. 29일에 뵈어요. 물론 걱정할거라곤 털끝만큼도 없죠.

멍했다… 멍했다… 올 때와는 달리 태엽이 다 풀려가는 장난감처럼 힘없이 본드가를 지나갔다. 나를 짓누르는 짙은 안개에 따라 어떤 소리도 움직임도 느낄 수 없었다. 옅은 숨결과 초점이 풀린 시야, 그리고 경직된 몸으로 간신히 째깍째깍 소리를 내며 걸어가고 있었고 내 몸은 공포 그 자체로서 통제할 수 없이 떨리고 있었다. 잡화점 유리에 반사된 내 얼굴은 창백했고 눈은 흐리멍덩해져 있었다. 본드가를 지나고 나서 마음을 진정시킬겸 한 카페 안으로 들어갔다. 커피, 토스트 그리고 담배… 불안과 충격에 휩싸인 중년의 아기가 필요한 장난감들이었다. 파멸에 대한 불안… 나의 머릿속은 이미 미쳐 버린 다람쥐마냥 생각과 기억 사이를 정신없이 뛰어 다녔다. 책에서 읽은 제인의 운명과 레녹스가 보장한 암 따위는 걱정할 필요 없는 내 미래가 서로 충돌하기 시작했다. 마찬가지로 한 시간 전만해도 내 몸속에서 넘치던 건강에 대한 기쁨 또한 몸 자체가 스스로를 파멸시킬 요소를 내재하고 있다는 사실에 격렬히 소용돌이치고 있었다.

작고 허름한 카페 안에서 마음을 진정하고 있던 그 순간 나는 말로 형용할 수 없이 외로웠다. 카페의 따뜻하고 분주한 분위기도, 그 속에 섞여 나오는 양파튀김과 커피 냄새도 내 마음속의 적막함을 채우지 못하고 어디론가 흘러가고 있었다. 나는 마치 커다란 얼음조각 안에 갇혀 있는 것처럼 무서웠다. 나는 후디가 보고 싶었다. 나는 어머니가 보고 싶었다. 나는 존과 캐서린을 포함한 내가 사랑하는 모든 이가 지금 내게 다가와 손을 꽉 잡아주며 다 괜찮을 거라고, 아무도 날 다치게 하지 않을 거라고 말해 주길 바라고 있었다.

돈을 지불하고 카페를 나왔다.

사무실로 돌아오자마자 나는 문을 잠그고 레녹스의 명령을 어기고 오른쪽 허벅지 안쪽을 만져 보았다. 그가 말한 대로 살 속 상당히 깊숙한 곳에 아몬드만한 딱딱한 혹이 있었다. 전혀 아프지 않았다. 그걸 만져 보지 않았다면 있는지조차 전혀 몰랐을 것이다. 도대체 얼마나 그곳에 숨어 있었던 것일까? 앞으로 내게 무슨 짓을 할까? 제인보다 더 노후된 몸을 가지고 있으니 더 천천히 그녀가 갔던 냉혹한 죽음의 길을 걷게 될까? 그리고 무엇보다도 이런 것을 방지하기 위해 그렇게 많은 양의 살을 레녹스가 내 오른쪽 다리에서 깎아냈는데 왜 이런 게 아직도 내 몸 안에 있는 것일까?

다행히도 나는 정신의 균형을 되찾고 침착함을 잃지 않으며 사무실에서 무사히 일을 끝마칠 수 있었다. 하지만 일이 끝나고 평소처럼 와인 바에서 캐서린을 만났을 때 안 좋은 소식을 봇물처럼 쏟아 내 버렸다. 주위에는 아무도 없었다. 창문 너머 어두워진 바깥에 차가운 빗줄기가 떨어지는 것이 보이는 자리에 앉았고 눈 속 저 깊은 곳에서부터 눈물방울이 솟아 나오려 하고 있었다. 이 암이 나에게 해 준 것이 하나 있다면 눈물 없는 메마른 삶을 살아온 내게 우는 법을 가르쳐 준 것이다. 좋아, 올 테면 오라지. 내 첫 번째 눈물방울이 와인 잔 속에 떨어졌다. 짧은 시간이 흐른 뒤 내 이야기를 마칠 수 있었다.

캐서린은 잠시 동안 조용히 앉아 있었다. "네가 가장 두려워하고 있는 게 뭐야?" 그녀가 물어보았다. "지금 이 상황에 너한테 닥칠 수 있는 최악의 사태가 뭘까?"

"죽음은 아냐." 나는 대답했다. "너도 알잖아. 죽음은 집으로 돌아가는 것과 같은 거야. 지금까지 그렇게 생각하지 못했을 뿐이지. 하지만 내가 정말 두려워하는 건 제인처럼 어차피 죽을 거면서 다시 그 고문을 당해야 한다는 거지. 자르고 붙이고 더 이상 자를 게 없을 때까지 계속 자른 뒤에 커튼으로 가려진 침대에 눕혀지든가 집으로 돌려보내지는 그 고통 말이야. 난 이제 그런 거 원하지 않아."

"당연하지. 그럼 네가 원하는 것은 뭘까?"

와인을 한 모금 들이켜고 또다시 밀려오는 울음을 삼켰다. 암이 없었으면 좋겠다는 것 외에 내가 더 이상 바라는 것이 뭘까? "만약에 이게 두 번째 암이라면," 크게 심호흡을 하며 천천히 말했다. "이제 더 이상 수술은 하고 싶지 않아. 괜찮은 게 있다면 다른 자연의학으로 치료받고 싶어. 그리고 그것마저도 실패하고 다른 희망이 없다면 나도 호스피스에서 평화롭고 고귀하게 사라지고 싶어. 제인처럼 말이지. 다만 그녀가 겪었던 무의미하고 끔찍한 의학적 고문은 빼고 말이야."

"네가 그 빌어먹을 책을 보지 않았다면 좋았을 텐데." 화가 섞인 목소리로 캐서린이 말했다. "너한테 최악의 가능성에 대한 생각만 심어줬잖아. 그 애한테 일어난 일이 너한테도 일어나야 할 이유는 없어. 완전히 똑같은 병이란 없는 거잖아?"

"그건 아니지만 그렇다 해도 그 책을 읽게 돼서 기뻐. 그 책에서 많은 걸 배웠어. 예를 들어 왜 그 피부과 의사와 레녹스 둘 다 내가 처음 갔을 때 허벅지 안쪽을 가장 먼저 조사했는지 알게 됐어. 멜라노마는 다른 곳으로 퍼지기 전에 먼저 림프관 안으로 전이하거든. 어쨌든 그게 내 결론이야. 사실 그런 조사를 한 것에 대해 기뻐하고 있어. 만약 허벅지 안쪽에 있는 이 혹이 일 년 전에도 있었다면 레녹스는 내 다리를 수술하지 않았을지도 몰라."

"아니면 네 다리하고 허벅지 두 군데 모두에 칼질을 했을지 모르지." 캐서린이 내 차가운 손에 자신의 따뜻한 손을 올려놓았다. "들어 봐. 그 혹이 전혀 위험하지 않은 거라면 아무 문제도 없는 거야. 그런데 네가 그 가능성을 완전히 배제하고 있다는 게 마음에 걸려… 최악만 예상하는 건 전혀 너답지 않아. 그래, 그 혹이 악성이라 치자. 그래, 그리고 달리 치료할 방법이 없다고 해 보자. 그렇다고 자살이라도 생각할거야?"

"지금이라면 그러고 싶은 생각이 들 것 같지 않아. 난 아직도 몇 년 전에 꾼 꿈에 쫓기고 있어. 내가 스스로 목숨을 끊은 뒤 지하세계의 재판관 앞에 서게 된 거야. 이집트와 상당히 비슷한 지하세계였어. 그런데 재판관들에게는 자신에게 닥친 절망으로부터 도망쳐 나오는 건 용서할 수 없는 일이었고, 그래서 나에게 단단히 화가 나 있었지. 아직도 잠에서 깨어나 그 어느 쪽에도 가지 못하고 삶과 죽음 사이에 갇혀 버렸던 충격이 기억나. 그 재판관들은 돌로 만들어진 큰 상이었는데 머리도 움직이고 말까지 해댔지. 그 꿈을 꾸고 난 뒤엔 자살 따원 생각하지 않게 됐어. 하지만 그 꿈을 꿨을 당시 내 몸은 완벽하게 건강했는데…
그렇지만 불치병에 걸린 지금이라면 그들이 뭐라 말할지 모르겠어. 스
스로 목숨을 끊을 수 있도록 허락해 달라고 빌지도 몰라.”

캐서린은 잠시 생각에 잠겼고 우린 각자의 잔을 비웠다. 가게는 서서
히 사람들로 북적이기 시작했다. 그리고는 캐서린이 입을 열었다. “만
약 너에게 무슨 일이 일어나든지 간에 나와 존이 할 수 있는 데까지 널
도울 거라고 약속한다면, 마음속에 있는 두려움을 조금은 없앨 수 있
지? 네가 어떤 상황에 처하게 되더라도, 그때 네가 세상에 남아 있고 싶
든 떠나고 싶든 우리가 너를 돕고 절대 떠나지 않을 거라고 약속한다
면, 마음이 좀 편해지겠지?”

나는 고개를 끄덕였다. 말 따위는 필요하지 않았다. 절망감은 벌써부
터 걷히고 있었다. 캐서린의 손을 꼭 잡았다. 그녀는 절대 우리의 우정
을 저버리지 않을 진실한 친구이자 든든한 원군이었다. 그 순간은 내가
살아오면서 언제나 가장 가치 있다고 생각해 온 참된 우정을 느낄 수
있는 순간이었고, 그로 말미암아 내 마음은 전보다 훨씬 가벼워졌다.

“정말 고마워,” 캐서린에게 말했다. “너한테 독약이나 칼 따위를 부
탁하는 일은 절대 없을 거야. 하지만 그런 때가 되면 네가 도와주리라
는 걸 알게 돼 정말 기뻐. 난 알아, 후디는 절대 내가 그렇게 하도록 내
버려 두지 않을 거야. 날 위해서라면 산이라도 옮겨 올 테지만 절대 자
살하는 걸 돕지는 않을 사람이야.”

“후디뿐만 아니라 많은 사람이 못하게 할 거야.”

“알아, 알아. 후디는 전혀 죽음에 대해 이해하려고 하지 않으니까…
내가 죽으면 꼭 그 사람 곁에 있어 준다고 약속해 줄래? 우린 정말 가깝
게 지냈고 그 사람은 자신이 가진 모든 감정을 우리의 관계에 쏟아 부
었어. 내가 가버린다면 그는 정말 힘들어 할 거야.”

"그럼 네가 안 죽으면 되는 거잖아. 우리들한테서 그런 수고를 덜어 줘. 하지만 네가 죽는다면 물론 그 사람 옆에 있어 줄게. 그가 도움을 허락할지 안 할지는 또 다른 얘기지만 말이야. 후디한테 이런 것에 대해 다 말할 생각이야?"

"일단은 안 돼. 벌써 후디한테는 별거 없다고 전화해 놓았단 말이야. 만약 그 혹이 정말 암이라면 최소한 후디와 마지막으로 걱정 없이 평화로운 크리스마스를 보내고 싶어. 만약 이게 암이 아니라면 후디는 이런 것에 대해 알 필요조차 없지. 지금은 너만이 알고 있는 사실이야."

내 마음속에서는 벌써 두 갈래의 길 모두에 대해 생각하기 시작했다. 내가 만약 산다면… 혹은 죽는다면… 두 경우를 저울질 해대는 것은 자동적인 버릇이 되어 버렸다. 하지만 이상하게도 두 갈래길 모두에 대해 생각하는 건 내 마음속에 있는 혼돈에 오히려 질서를 가져다주었다. 삶과 죽음. 두 갈래에서 스케이트를 타는 것처럼 한 다리는 삶에, 한 다리는 죽음에 올려놓은 채 완벽한 평행 속에서 미끄러져 나가고 있는 듯했다. 하지만 오랫동안 멜라노마로 인해 병상에서 시름시름 앓는다는 선택에 대해선 생각해 보지도 않았다. 멜라노마에 대해서 내가 아는 사실들은 내게 그런 선택의 여지를 주지 않았다.

바텐더가 시끄러운 노래를 틀자 캐서린과 나는 그곳을 떠나 약간 이탈리아풍의 식당에서 확실히 더 밝은 분위기에서 저녁을 먹었다. 그리고 우리는 수 없이 그래 왔던 것처럼, 그리고 일 년 전 내가 처음으로 암에 걸렸다는 사실을 알게 된 날 밤처럼 글로스터가에서 헤어졌다. 기차 속에서 나는 캐서린의 무사와도 같은 성격에 대해 생각했다. 그녀 안에서는 무사처럼 순수하고 절대적인 용기와 단호함이, 그리고 따스하고 애정 어린 여성스러움이 함께 공존하고 있었다. 얼핏 보면 서로 어울리지 않을 것 같은 속성들이지만, 이런 생각도 이거 아니면 저거라는 관념 때문에 나올 수밖에 없었다. 하지만 나와 캐서린 둘 다 인간관계에서 두루뭉술하게 살아가도록 노력하지만 '이거 아니면 저거'라는 양자택일의 방식으로 본다면 그녀는 내가 아는 누구보다도 자신의 양극 사이 완벽한 중앙에 서서 균형을 맞추고 있는 가장 완전한 사람이었다. 하지만 레녹스가 혹을 발견한 그 끔찍한 날 이후, 이제 나는 캐서린을 고대 무사들과 연관 짓게 하는 그녀의 지혜, 기술, 굳건한 의지력에 기대어야만 했다. 그렇게라도 해야 적어도 다음에 레녹스를 만날 때까지 지레 겁을 먹지 않을 것 같았다. 그리고 그날은 이제 17일밖에 남지 않았다.

남아 있는 시간 동안 스스로를 제어할 수 있는 길이라곤 모든 것이 정상이고 완벽하다고 스스로를 속이는 것뿐이었고, 그 방법은 성공했다. 그러나 가끔 친구나 아는 사람이 이제 더 이상 고통에 시달리지도 않고 병원에서 주는 크리스마스 푸딩도 먹을 필요가 없어서 그런지 작년보다 훨씬 나아 보인다고 말할 때마다 섬뜩했다. 이런 기분은 순간적이었고 이내 사그라졌지만, 하루도 빼먹지 않고 조사를 해봐도 사라지지 않는 것은 허벅지 안쪽에 있는 혹이었다. 변한 게 있다면 오히려 조금 더 커지기라도 한 것 같았다. 그렇지만 다른 증상은 나타나지 않았다.

크리스마스 연휴가 시작되기 전날, 사무실 방에 들어와 문을 잠그려 하는데 별다른 이유도 없이 목에 걸고 있던 플라스틱으로 된 회사 신분증이 끈에서 떨어져 땅바닥으로 곤두박질치며 깨져 버렸다. 물론 플라스틱은 가끔씩 별다른 이유 없이 부서지기도 한다는 걸 나도 알고 있었다. 하지만 직감적으로 무언가 불길한 예감에 몸이 오싹해졌다. 부서진 신분증은 이제 곧 직장인으로서 다가올 미래를 예견하는 것일까? 내 개인적인 장식품들과 창문 선반에 올려진 수많은 화분들로 가득한 이 아담한 방에서 나가게 되는 걸까? 부서진 신분증을 테이프 조각으로 붙인 뒤에 다시 목에 걸었다. 그리고 다시 벗어 두고 집으로 돌아왔다.

후디와 함께한 크리스마스는 너무나도 아름다웠다. 하지만 내 안에 있던 긴장감은 날이 가면 갈수록 팽팽해졌다. 공포에 질려, 힘껏 비명을 지르지 않고 스스로를 제어하는 데 점점 더 많은 인내심이 필요했다. 27일, 차분하고 조용한 토요일에 드디어 나의 인내력은 바닥을 드러냈고, 이제 공포 속에서 마음껏 떨며 술에 취해 잠들 수 있도록 후디가 자신의 공간으로 돌아가 주었으면 하는 생각이 간절해졌다. 어떻게 하면 후디에게 상처를 주지 않고 이 상황을 해결할 수 있을지 고민하며 집안을 왔다 갔다 했다.

"이것 봐," 후디가 조용히 말했다. "왜 그러는지 앉아서 나한테 한번 얘기를 해 보지 그래?"

난 응했다. 서로 조용히 앉아 이른 저녁 노을이 방안을 휘감는 것을 지켜보는 것 외에 남은 주말을 어떻게 보냈는지 기억이 나지 않았다.

레녹스를 만나기 12시간도 채 남지 않은 일요일 밤 그에 대한 꿈을 꿨다. 꿈속에서 우리는 대부분의 건물들이 폐허가 됐거나 완전히 부서져 잔재만이 남아 있는 마을에서 만났다. "저녁을 만들어 줄게요." 그가 말했다. "난 요리를 잘해요. 내 아내가 떠나 있을 땐 항상 내가 요리를 하죠." 그는 한바탕 전쟁을 치른 것 같은 모습을 한 자동차로 나를 인도했고, 보이는 것이라곤 놀랍게도 레녹스의 등밖에 없는 뒷좌석에 나를 앉혔다. 차가 출발하고 얼마 되지 않아 우리가 도착한 곳은 콘크리트 벽만이 남아 있고 잔해들로 가득한 지붕조차 없는 건물 앞이었다. 낡디 낡은 조리대가 그 폐허 안에 있었고 레녹스는 그곳에서 저녁을 만들기 시작했다. 그는 태연자약하게 섞고 자르고 갈고 젓고 간을 맞추는 등 복잡한 것들을 빠른 속도로 해나가기 시작했다. 갈수록 강해지는 배고픔을 느끼며 놀라움에 휩싸인 채 그를 바라보았다. 결국 그는 큰 접시 위에 놓인 형체도 알아볼 수 없는 조그만 음식을 먹으라며 나에게 가져다주었다. 쓰디쓴 실망 속에 접시를 바라보기만 했다. 이게 다야? 나는 생각했다. 그렇게 많은 준비와 화려한 기술들은 고작 이런 것을 위한 것이었단 말이야? 그 볼품없는 음식을 먹지 않기로 결정하자 잠에서 깨어났다.

굳게 닫힌 눈꺼풀 속에서 방금 전에 꾼 꿈을 되새겨 보았다. 그렇다, 이것이 레녹스의 능력과 봉사에 대한 나의 진짜 생각이었다. 내면에 있는 무의식 속의 자아는 머리가 몸의 문제에 대해 판단하고 내게 아직도 암이 남아 있다는 것을 인식하기도 전에 이미 결정을 내려 버린 듯했다. 그리고 언제나처럼 나는 내면의 무의식이 보여 주는 정확성에 대해 고개를 숙여야 했다. 폐허가 된 도시, 낡은 차와 그 조리대는 내 의식이 판단하는 지금의 상황을 놀라울 정도로 정확하게 묘사하고 있었다. 그래서 꿈을 기억 속에 저장해 두고 잠시 동안 잊기로 했다.

크리스마스가 되기 훨씬 전부터 캐서린은 병원에서 나와 함께 있으려 했고, 나는 그녀의 청을 받아들였다("여자들끼리 있으면 이런 상황에 더 잘 대처할 수 있어." 나와 같이 가고 싶어 하던 후디에게는 이렇게 말했다). 전날 밤 아주 선한 꿈을 꾸고 난 뒤라 내가 저지를지도 모를 실수를 캐서린이 막아 줄 거라는 생각에 무척이나 기뻤다. 그 시점에 이미 내 마음속 한 켠에서는 레녹스를 조용한 죽음의 사신 또는 최소한 큰 재앙을 가져올 사람으로서 인식하고 있었고, 이젠 더이상 내 몸이 잘려 나가는 것을 용납할 수 없었다.

캐서린과 나는 레녹스의 병원 문앞에서 만나 서로를 부둥켜안았고, 대기실에 들어가서는 아무 말도 하지 않았다. 그녀가 이곳에 오기 위해 오늘의 스케줄을 취소해야 했다는 걸 알았지만, 내가 감내해야 할 냉혹한 공포 탓인지 미안함보다는 오직 그녀가 이곳에 같이 있는 것에 마음속 깊이 감사할 따름이었다. 그녀는 우아하게 여장을 하고 나를 경호하는 비밀무사였다.

12시 30분. 또다시 위층으로 향하는 나선 층계를 밟으며 올라갔다. 레녹스에게 캐서린을 소개했다. 물론 레녹스는 캐서린의 존재에 대해 그다지 신경 쓰지 않았다. 레녹스가 자신이 쓴 메모를 읽을 잠시 동안 그의 사무실에 있다가 진찰 소파가 있는 옆방으로 옮겨 갔다. 내 뱃속이 순간 한 덩어리의 묵직한 납처럼 느껴졌다. 오래 기다리진 않았다. 그는 바로 내 허벅지를 검사하고 손을 떼더니 "예, 아직도 있군요. 옷 입으시겠어요? 옆방으로 가서 앞으로의 일에 대해서 얘기를 좀 합시다."

빌어먹을 인간… 물론 그것도 최악의 사태를 알려 주는 한 방법이기도 했다. 내가 개인적으로 듣고 싶은 방법이 아니었을 뿐. 그의 사무실로 돌아가서 자리에 앉았다. 억누를 수 없는 끔찍한 떨림이 내 몸을 지배했고 떨리는 턱을 멈추려고 해도 멈출 수가 없었다. 자신의 손을 잠시 바라보던 레녹스가 고개를 들었다.

"그 혹이 무엇인지 먼저 정확하게 파악해야 합니다." 그가 말했다. "그리고 그건 조직검사를 해야 한다는 말이고 다시 림프관을 떼어내야 한다는 얘기입니다. 만약 그 혹이 악성이라면 몸 전체를 검사해서 또 어느 곳으로 암이 옮아갔는지 검사해야 할 겁니다. 만약 제가 바라는 대로 다른 곳에 전이되지 않았다면 오른쪽 허벅지 부분에 있는 모든 림프관을 제거하게 될 겁니다."

"세상에!" 림프관을 조금만 떼어냈을 뿐인데도 아직까지 부어 있는 오른쪽 발에서 느껴졌던 통증을 떠올리며 그에게 소리쳤다. "림프관을 모두 다 떼어내 버리면 림프가 어떻게 순환을 하죠?"

"불행하게도 순환은 되지 않을 겁니다. 오른쪽 다리가 평생 동안 부

어 있을 것이고 의료용 압박 스타킹을 계속 착용하시면서 사셔야 할 겁
니다."

목구멍까지 화가 치솟는 것을 느꼈다. 도대체 이 남자는 무엇 때문에
이러는 것일까? 전에는 다리의 살을 도려내더니 이젠 평생 동안 부어
있게 하려 하는구나. 만약 두 번째 수술마저도 무용지물이 되어 버린다
면 대체 이게 무슨… 질문을 끝내도록 스스로를 허락할 수 없었다. 이
상황의 끔찍함이 나의 분노를 짓눌러 버렸다. 내가 알고 싶었던 것은,
왜 나를 바라보는 레녹스의 눈빛 속에, 허벅지에 종양이 생긴 것은 나
의 잘못이며 나의 범죄라는 듯한 책망이 담겨 있느냐는 것이었다. 오히
려 나를 거짓된 안도감으로 인도해 놓고는, 이제 다시 가시밭길을 걷게
하려는 것에, 내가 레녹스에게 욕하고 소리를 질러야 마땅한 것이 아닌
가?

"개인적으로 건강보험에 가입하신 것으로 압니다만," 레녹스가 이어
갔다. "작년에 가신 사립병원보다는 보건부(National Health Service)
소속의 국립병원에 입원하시기 바랍니다."

나는 당황스러워하며 레녹스를 쳐다보았다. 캐서린이 조용히 말문을
열었다. "제 친구는 프라이버시가 필요합니다. 스트레스를 많이 받는
상황에서는 더욱이요. 일반 국립병원에서 제 친구는 오래 못 버틸듯 싶
은데요."

"물론 그러시겠지요. 하지만 제가 이전보다 더 잘 보살펴 드릴 수 있
을 겁니다."

"전에 제가 그 병원에서 독방을 썼을 때도 정말 잘 보살펴 주셨다고
생각합니다." 레녹스에게 말했다. "솔직히 독방을 쓸 수 있는데 굳이 보
통 병실을 써야 할 이유를 모르겠군요. 하지만 자세한 건 일단 지금 얘
기하지 말죠. 먼저 결과에 대해서 얘기하고 싶어요. 모든게 너무 버겁

고 전혀 예상치도 못했던 거니까요. 어쨌든 지난 일 년 동안 당신은 내가 괜찮다고만 해왔는데 이렇게 되어 버렸으니… 제가 알고 싶은 건… 만약 제 림프관을 모두 제거한다면…" 목소리의 평정심을 유지하기 위해 크게 숨을 들이마시고 계속했다. "수술을 하게 된다면 그 후 또 다른 종양이 어딘가에 생기지 않을 확률은 얼마나 되는 거죠?"

레녹스는 잠시 머뭇하더니 마침내 "한 60퍼센트 정도"라고 말했다. 그리고 나는 그가 진실을 말하고 있지 않다는 걸 알 수 있었다.

"50 대 50보다 그다지 나을 게 없군요. 효과가 그다지 대단하지도 않아 보이네요. 그렇죠? 그럼 수술은 물론이고 다른 어떤 것도 안 한다면 어떻게 되는 거죠?"

"당신에게는 6주에서 6개월 사이의 시간이 남았다고 말하겠습니다."

처음부터 진실을 알려고 했던 노력이 이제야 드디어 결실을 맺게 되었다. 그리고 그 결과는 너무나도 잔혹한 것이었지만, 레녹스의 태도는 돌변했고 그의 얼굴마저도 낯설어 보였다. 레녹스의 눈동자는 퀭하고 쌀쌀해 보였으며 스스로를 내면의 차가움 속에 가둔 것처럼 보였다. 그에게서는 이제 내게 편안함을 주거나 격려를 하려고 하는 어떠한 모습도 남아 있지 않았다. 일이 이렇게까지 되어 버린 것은 모든 게 나의 잘못이라는 질책의 눈빛뿐이었다. 바깥에서 우리들의 퇴장을 알리는 트럼펫이라도 울린 듯 모두 동시에 일어났다. 캐서린이 나의 손을 잡아주었다.

"수술 외에 다른 방법은 없는 건가요?" 그녀가 물어보았다. "다른 치료법은 없는 건가요?"

"죄송하지만 없습니다. 방사선요법이나 화학요법도 이런 상황에서는 아무런 도움이 되지 않을 것입니다. 수술에만 가장 큰 희망을 걸 수 있습니다."

참 큰 희망이기도 하군요, 하고 속으로 생각했다. 저번 수술에서 준 희망보다 조금이라도 나은 희망이기는 한 건가요? 대체 이게 다 뭐란 말이에요? 하지만 이런 생각들을 말로 하지는 못했다.

"이번 주 안에 조직검사를 했으면 합니다." 레녹스가 말했다. "지금 날짜를 잡으시겠습니까?"

"아뇨, 지금은 됐습니다. 나중에 비서에게 전화를 하죠."

그는 우리를 내보내 주었다. 병원 건물들이 즐비한 이 지역을 가로지르는 길을 걸으며 과거에 나처럼 사망 선고를 받고 그 무게에 눌려 아무런 희망도 없이 충격 속에서 이 똑같은 길을 걸어갔을 많은 사람들에 대한 깊은 동정심이 갑자기 밀려오기 시작했다. 아, 이제 곧 죽을 당신들에게 경의를 표합니다.

위그모어가에 있는 우리가 가장 많이 즐겨 찾는 카페로 갔다. 그곳은 사람들로 붐볐고 바보같이 웃어대는 여자애들 두 명과 테이블을 같이 쓰는 통에 빠른 속도로 식사를 하며 최대한 적게 얘기했다. 몇 번이고 가슴속 깊은 곳에서부터 눈물이 쏟아져 나왔지만 주위의 왁자지껄함 속에 묻혀 버렸다. 식사를 한 뒤 택시를 불러서 프림로즈힐의 변두리에 있는 캐서린의 집으로 갔다.

동산 꼭대기에 안개로 둘러싸인 벌거벗은 나무는 동양화에 나오는 그림처럼 신비하게 보였다. 나를 그 안으로 끌어들인 신비로운 풍경은 내게 최면을 걸어오는 듯했다. 처음에는 차안에서, 다음에는 캐서린의 집 안에서 창밖을 바라다보며 그 경치 속으로 다른 모든 것을 잊은 채 빠져들어갔다. 어쩌면 흰색 공간의 배경을 가르는 얇고 검은 줄들이 내 충격을 완화해 주고 포근한 도피처를 마련해 주는 완벽한 무늬였기 때문일지도 모르겠다. 작년에 병원 밖으로 보였던 나무들처럼 또다시 나무가 나에게 구세주 구실을 해 주고 있는 것 같았다.

　캐서린은 쿠션으로 가득한 소파로 나를 인도했다. 그리고는 따뜻한 융단으로 나를 덮어 주며 브랜디를 넣은 레몬차를 한 잔 주었다. 캐서린은 내가 나무를 응시하고 있는 것을 그만두고 차를 마실 때까지 기다렸다가 마침내 말문을 열었다. "이제야 안색이 평소대로 돌아오는 것 같네. 이제 기분은 좀 어때? 조금 더 쉴래? 아니면 나랑 얘기 좀 할까?"

　"그다지 쉬고 싶지 않아. 고마워."

　"좋아 그럼. 얘기를 하자. 이제부턴 어떻게 할 거야?"

　"모르겠어. 도망칠까. 아냐, 그러고 싶진 않아. 모든 게 다 없었던 일이고 그냥 편하게 다른 얘기를 할 수 있었으면 좋겠어. 아, 미안해. 또 바보 같은 소리를 하고 있네. 이젠 어떡하지? 더 이상 수술을 받고 싶지 않아. 의미 없는 짓이야."

　"네가 진료소에서 검사를 받고 있었을 때 레녹스의 메모를 잠깐 훔쳐 봤어. 보니까 마지막 검진을 받기 전까지는 모든 게 다 괜찮아 보였던 모양이야. 혹이 있었다는 것에 대해서 네가 놀란 만큼 분명 레녹스도 놀란 것 같아."

　"놀랐다고? 그가 정말 놀랐다고 생각해? 내가 그 사람한테서 느낄 수 있었던 건 냉혹함과 나를 피해자로 대하기는커녕 오히려 절대 용서 받을 수 없는 범죄라도 저지른 듯 괘씸해하는 태도뿐이었어. 내가 이렇게 좌절하고 있는 건 내가 그로부터 완벽하게 거절당했다는 느낌 때문이야. 예전에는 그 사람 아들이 뭘 하고 있다느니, 서로의 취미나 버릇 여러 가지에 대해서 얘기를 했어. 크리스마스 때에는 병원으로 나를 찾아오기까지 했는데… 이제 내가 도움이 가장 절실히 필요할 때가 되니 그 사람은 내게 쥐꼬리만큼도 인정을 보이지 않았어."

　"그건 그 사람이 고통스러운 상황을 이겨내는 방법일 거야." 캐서린이 말했다. "너도 분명 그 사람이 자신의 감정과 철저하게 격리되어 있던 걸 봤을 거야. 만약 그렇지 않았다면 외과의로서 일할 수 없었을 테니까. 그리고 애당초 그는 왜 내과의가 되지 않고 외과의가 되었을까? 하지만 난 레녹스의 정신 상태에 대해선 그다지 신경 쓰이지 않아. 언젠가는 네가 그 사람한테 느끼는 감정들을 정리해야겠지. 하지만 지금은 아냐. 어쨌든 이제 수술은 더 이상 받고 싶지 않은 거지?"

"지금 상태로는 싫어. 정말로 필요한 게 아니라면."

"그러면 자연의학으로 치료를 해야 되겠네. 생각하고 있는 거라도 있어?"

"아니, 특별히 생각하고 있는 건 없어. 내가 알고 있는 자연의학에는 암에 대한 프로그램은 전혀 없거든. 그리고 멜라노마는 너무 빨리 퍼져서 이것저것 실험해 볼 여유도 없어."

캐서린이 큰 주소록을 들어 올렸다. "어떤 결정을 내리기 전에 외과의가 아니라 좀 더 마음이 열려 있는 내과의들에게 두 번째 의견, 아니 세 번째 의견까지도 들어보자. 그리고 다른 암 치료법도 찾아서 조사해 봐야 하고. 내가 전화해 볼 테니까 거기서 편히 쉬고 있어. 알았지?"

꼭 다시 아기였던 때로 돌아간 것 같았다. 포근한 간호를 받으며 완벽한 편안함과 사랑을 즐기는 어린아이… 따뜻함, 저물어 가는 저녁노을, 푹신푹신한 쿠션, 따뜻한 차, 그리고 내 곁에 있는 친구… 이 모든 것들 속에서 나는 안정을 되찾을 수 있었다. 저편에서 캐서린이 전화를 걸고 있는 목소리가 들려왔지만 나는 내 정신이 여기저기 떠돌아다닐 수 있도록 나뒀다. 내가 공상 속에서 돌아온 건 캐서린이 내 옆에 앉아 이름과 전화번호가 적혀 있는 리스트를 보여 주었을 때였다.

"성과가 좋아." 그녀는 말했다. "여기 적혀 있는 두 명은 자연의학에 관심이 있는 내과 의들이야. 가능한 빨리 그 사람들을 만나 보는 게 좋을 것 같아. 그리고 앤 프록터에게도 전화를 걸었어. 그 사람 기억해?

같이 상담 훈련을 받았잖아. 앤은 재주가 많아. 그녀는 훌륭한 직장인인데다가 안정과 치유의 선생님이기도 하고 글라이더도 조종할 줄 알아. 글라이더가 우리와 별 상관이 있다는 건 아니지만. 게다가 자연의학에 대해서도 상당히 많이 아는데 그녀는 네가 거슨요법을 생각해 보는 게 좋을 것 같다고 말했어."

"그래? 그게 어떤 건지도 말해 줬어?"

"그 치료법이 영양분을 바탕으로 삼는다는 것밖에 말 안 했어. 그리고 마거릿 스트라우스라는 사람한테 연락을 해서 그 치료법이 어떤 건지 설명을 듣는 게 좋을 거래. 그 사람은 런던에 있다고 하더라. 거슨 병원 자체는 미국에 있는 것 같아. 사람들 이름이랑 전화번호는 다 그 목록에 있어. 이 정도면 괜찮게 시작하는 거겠지?"

"응, 정말 고마워!" 나는 리스트를 바라보았다. "몇 년 전에," 캐서린에게 말했다. "내 친구들 사이에서 운명이라는 것이 있는지 아니면 자기 의지대로 살아가는 건지에 대해서 자주 얘기하곤 했을 때, 난 클랩햄 교차로라는 것에 대해서 말했었어. 뭔가 하면, 우리가 처하게 되는 위급한 상황은 마치 철로가 복잡하게 얽힌 거대한 교차로와 같다는 거야. 그 가운데 우리는 하나를 택하게 되는데, 그건 자신의 의지인거야. 그리고 하나의 철로를 선택했다면, 그것이 어디로 가든지 간에 끝까지 가야 한다는 거야. 그것이 운명이란 말이지. 그다지 수긍할 만한 이론도 아니었고 여기저기서 말도 많았지만 지금이야 말로 바로 그런 상황에 놓이게 된 것 같아. 하지만 난 선택을 할 준비가 되어 있지 않아."

"지금 당장은 어떤 철로가 앞에 놓여 있는 거지?"

"첫 번째 철로는 레녹스… 수술… 징그러운 결과… 첫 번째 수술로 안 되는 거라면 왜 수술을 두 번 씩이나 해야 되지? 게다가 일 년 만에 암이 다시 깊숙이 퍼져 버렸잖아. 두 번째 철로는 치료를 거부하고 주변을 정리한 뒤 사표를 써내고, 지금까지 하고 싶었던 걸 모두 해 보는 거지."

"그것만으로도 치료될지 몰라. 안 그래? 그럼 세 번째 철로는?"

"자연의학을 써 보는 거지. 거슨인가 뭔가를 해 보고 결과를 받아들이는 거야."

"그래도 한번 해 볼 순 있는 거네. 그럼 이제 어떻게 할 거야?"

나는 웃을 수밖에 없었다. "그럼 이제 어떻게 할 거야?"는 요 몇 년간 내가 난처한 문제에 처하고 그것에 대해 우는 소리를 낼 때마다 캐서린이 나에게 부드럽지만 강하게 해 준 근사한 말들 가운데 하나다. 몇 년전 처음으로 그 말을 들었을 땐 내가 왜 아무것도 할 수 없는지에 대해서 어느 정도 정성껏 설명했었다. 이번에도 그녀는 전과 같이 따뜻한 목소리로 똑같은 질문을 하며 아무것도 선택할 수 없는 이 상황에 대해 어떻게 할 거냐고 물어보고 있었다. 뭔가를 해 보던가 아니면 더 이상 징징 짜지 않고 문제를 받아들인다는 두 가지 가능성이 있었지만 그것을 말로 할 수는 없었다.

"이젠 어떻게 할 거냐고? 먼저 너한테 그 두 명의 의사한테 예약 날짜를 잡아 달라고 부탁할 거야. 일단 그 사람들을 보지 않고는 어떤 결정도 내릴 수가 없을 것 같아. 하지만 전혀 알지도 못하는 사람들한테 어떻게 이 얘기를 해야 할지가 걱정이네."

두 의사 모두 새해 바로 전날 나를 보기로 했고 아픔과 고통으로 시작된 한 해가 혼돈 속에서 끝나는 날 마지막 진찰을 받는다는 점이 참 아이러니했다. 그리고 후디에게 전화를 걸어 가까운 주점에서 만나자고 했다. 캐서린과 나는 둘 다 감정적으로 기진맥진한 채 어두운 거리를 걸었다. 하지만 후디에게 그 소식을 전해야 했고 그의 충격을 완화해 주어야 했다. 그것은 브랜디를 마시며 고통을 나누었기에 조금 덜 서먹

했을 뿐 참으로 무겁고 가슴 아픈 순간이었다. 그 후 캐서린과 나는 군 것질거리를 찾으며 세인트존스숲을 가로질렀다. 벌거벗은 나뭇가지 사이로 걸어가고 있을 때, 내가 알기로 분명 12월 말은 새가 지저귈 계절이 아닌데도, 검은 새가 우리 머리 위를 맴돌며 몇 분 동안 큰 목소리로 노래를 불렀다. 하지만 그 새는 계절에 아랑곳없이 아름다운 소리를 냈다. 캐서린과 나는 그 소리에 매혹되어 우두커니 서 있기만 했다. 그 검은 새는 작년에 핀 황금색 데이지처럼 계절에 맞지 않았다. 그 새가 내게 닥친 문제를 해결해 주는 건 아니었지만 약간 위로가 되었다.

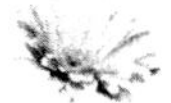

5 마거릿 스트라우스

다음 날 아침, 약간 진정된 뒤에 런던에서 거슨요법 정보를 제공하는 마거릿 스트라우스에게 전화를 걸었다. 차분하고 나이 든 목소리를 예상했지만 젊고 가벼운 미국인의 목소리가 들려왔으며 스트라우스는 1959년 뉴욕에서 사망한 거슨 박사의 외손녀라고 자신을 소개했다. 그러고는 그녀에게 내 문제에 관해서 얘기했다.

그녀는 내가 미국에서 출간된 거슨요법 책 두 권을 대강이라도 읽고 온다는 조건으로 상담에 응했다. 내가 기본적인 원리를 이해한다면 그녀는 기꺼이 내 문제에 상담을 해 주겠다고 했다.

아직도 충격 속에서 헤어나지 못했던 나는 그녀와 당장에라도 상담을 했으면 싶었다. 하지만 그녀의 말에 수긍이 갔기에 그 두 권의 책을 사러 뛰쳐나갔다. 둘 가운데 하나는 밝은 파란색 커버로 뒤덮인 《암 식사요법》으로 의학박사인 막스 거슨이 쓴 책이었다. 각 사례마다 함께 실린 우울한 사진들과 유령 같은 엑스레이 사진들을 보고 있으면 마치 내가 들어가서는 안 될 의학계의 땅에 발을 들여 놓는 기분처럼 매우 거북했다. 책이 두껍고, 너무 전문적이어서 그 책보다 훨씬 얇고, 읽기 쉬워 보이는 다른 책을 먼저 집어 들었다. 재키 데이비슨이 쓴 《암 정복기—나는 이렇게 암을 이겨냈다》*였다. 거슨의 책이 무거움으로 내게 부담을 주었다면, 이 책은 건강잡지에서 현실을 모르는 기자가 쉴 새 없이 써내려 간 것처럼 너무나 가벼운 분위기였다. 하지만 작가가 정말 죽음에 이르는 멜라노마—이렇게 적나라하게 표현했다는 것이 불쾌했다—로부터 자신을 건져냈다면 그 사람이 무엇을 했는지 나는 알아야만 했다.

회사일이 크게 바쁘지 않았기 때문에 출근해서는 일단 정신을 집중해서 빠른 속도로 책을 읽어 나갔다. 처음에 재키 데이비슨은 착하고, 세상을 모르며, 에너지가 넘쳐흐르는 여자이며 신과 자신 사이에 다소 유치한 관계를 형성하고 있는 기독교 근본주의자처럼 보였다. 게다가 그녀는 전통적인 여자의 구실을 열렬히 지지하는 사람이었으며 미국의 남녀평등 헌법 수정안에도 강하게 반대하는 사람이었다. 이런 것만으로도 책을 덮어 버릴 이유가 충분했지만 계속해서 읽어 나갔는데, 갈수록 그녀의 용기에 대한 나의 경외심은 높아져 갔으며, 그녀에 대한 불만도 사라지게 되었다. 재키는 36살의 나이에 자신의 몸 전체로 퍼진 멜라노마에 어찌 할 줄 모르고 있는 상황이었다(그리고 그 가운데 가장 큰 종양은 그녀의 오른쪽 허벅지 안쪽에 있었다. 아… 세상에… 또 오른쪽 허벅지 얘기구나…). 현대의학으로써 무언가를 해보기엔 이미 너무 늦은 상태였다. 게다가 끔찍한 암으로 죽어간 몇몇 친척들에 대한 기억은 그녀에게 현대의학이라는 선택을 거부하게끔 만들었다. 그리하여 몇 번

---

* Jaquie Davison, 《Cancer Victor—How I Purged Myself of Melanoma》.

의 시도와 실패를 겪고 두 달 안에 죽게 될 운명에 놓이게 되었을 때, 그녀는 자신을 매우 사랑하는 남편과 어머니를 돕기 위해 일 년씩이나 휴학을 한 14살짜리 딸의 도움으로, 집에서 거슨요법을 시도해 보게 되었다.

책에서 설명된 거슨요법은 상당한 독소를 제거하는 커피 관장과 엄청난 양의 유기농 과일로 만든 신선한 생과일주스, 그리고 유기농 채소로 만든 녹즙을 복용하는 철저한 채식 식단으로 구성된 치료법이었다. 커피 관장? 어렸을 적 기억에는 어떠한 관장이든 사람이 할 게 못된다고 생각했지만 커피 관장은 특별히 더 끔찍하게 들렸다. 왜 커피일까? 그리고 왜 그렇게 자주 해야 되는 걸까? 그 밖에도 다른 질문이 많이 있었지만 재키의 심히 주관적이고 거창한 얘기로부터 그 이상한 치료법의 원리를 식별해 내기는 힘들었다. 하지만 그녀의 병은 몇 번의 위급한 상황을 넘기며 놀라울 정도로 호전되어 갔기에 나의 불신과 함께 비판적인 시각마저도 잠시 멈춘 채 책을 계속 읽어 갔다.

재키의 소박한 얘기는 정말로 대단한 것이었다. 그녀는 모든 상식과 의학적 예상을 뛰어 넘으며 그 어떤 전문가의 도움도 받지 않은 채 오직 하느님과 거슨 박사의 이론에 의지해 2년이라는 세월을 버텼고 결국 승리했다. 분명 원리에 철저하게 따르는 그녀의 성격이 병마에 포기하지 않고 끈기 있게 버텨낼 수 있게 해 준 힘이 되었을 것이다. 그리고 그와 마찬가지로 분명한 건 그녀의 그런 방식이 나의 비판적이고 회의적이며 모든 것을 순수하게 받아들이려고 하지 않는 태도에도 자극을 주었다. 매우 용감한 여자에 대한 경외심에도 불구하고 아직 내 마음속에는 의심이 밀려오고 있었으며 치료법 자체에도 조금 실망했다. 암을 생과일주스와 녹즙, 관장으로 치료하려고 하는 것은 마치 핵폭탄에 맞서서 활과 돌팔매로 덤비는 것 같아 보였다. 자연요법 실천자들이 음식만을 사용해서 만성질환을 치료하는 데 효과를 보고, 지인들 가운데에도 심각한 편두통·관절염·고혈압이나 당뇨병으로 고생하다가 자연식이요법(nature cure diets)으로 병이 몰라보게 나아진 사람이 있었다. 하지만 암은 분명 그런 병들과는 차원이 다른 병이고, 재키가 밤낮을 가리지 않고 마셔댔다는 당근이나 사과 주스보다는 좀 더 효능이 강한 약으로써 치료해야 하는 게 아닌가?

하지만 재키는 회복하지 않았는가. 저녁에 책을 다 읽었을 땐 재키를 향한 우정이 싹텄고 나의 회복에 대해서도 실낱같은 희망이 생겼다. 분명 그녀가 회복하기 시작했을 때보다 나의 상태는 훨씬 양호하니 거슨 요법을 따라가기만 한다면… 좋아, 조금만 더 알아봐야겠다.

위스키를 한 잔 따르고 담배에 불을 붙이고, 거슨 박사의 책을 펼쳤다. 〈금지목록〉이라고 굵게 씌어 있는 제목 아래 '담배(니코틴), 소금, 술(알코올)'이 커다란 글씨로 씌어 있었고 그 아래로는 고기, 달걀, 생선, 치즈, 버터, 우유, 모든 가공된 식품들, 모든 종류의 지방과 기름, 차, 커피, 초콜릿, 크림, 땅콩, 버섯, 향신료와 평범한 식수까지도 섭취해서는 안 된다고 나와 있었다. 하지만 그 가운데서도 가장 위험한 것은 바로 '담배(니코틴), 소금, 그리고 술(알코올)'이었다. '소금이야 그렇다 쳐도…' 손에 잡힌 위스키 잔을 가볍게 돌리고 담배 끝에서 모락모락 피어오르는 푸른색 연기를 쳐다보며 생각했다. 소금이나 냉동 시금치 같은 건 아무래도 상관없지만 금지 목록 가운데 한두 개는 정말 포기하기 어려운 것들이었다. 어쨌든 계속해서 읽어 나갔고 "이 책은 아무리 말기의 암일지라도 효능이 있는 치료가 존재한다는 사실을 알리기 위해 씌어졌습니다"라는 첫 문장에 완전히 마음을 빼앗겨 버렸다.

두 시간 뒤엔 책에서 눈을 뗐다. 내 눈은 더 이상 초점을 맞출 수 없었고 놀라울 정도로 간단한 깨우침의 충격 속에서 헤어나질 못하고 있었다. 그 주장의 명료함은, 만약 그것이 옳은 것이라면, 내가 지금까지 가지고 있던 건강과 질병에 대한 상식의 개념을 뒤엎는 것이었다. 그 모든 새로운 정보를 소화하기 위해서는 시간이 필요했다. 거슨 박사의 책을 읽고 보니 마치 그가 평생을 바친 연구 결과가 차분하고 학구적인 목소리로 내게 들리는 듯한 느낌이었다. 그리고 그 차분한 목소리는 놀라운 주장들과 연구 사례에 관해서 얘기했고 책의 후반부를 통해서 그 사실들을 증명하고 있었다. 책 속에 있는 연구들은 독일계의 거슨 박사가 홀로 연구를 진행하며 암을 효과적으로 치료할 수 있는 방법을 발견해냈고 세상에 그것을 알려주기 위해 책을 쓰게 되었다는 사실을 말해주고 있었다. 지금 내가 읽고 있는 것을 정말로 믿어야 하는 건지 머릿속이 혼란스러워졌다.

바로 그때 캐서린이 전화를 해서 내 기분이 좀 어떤지, 전날의 충격을 겪고 난 뒤 상태가 좀 어떤지에 대해서 물어왔다.

"난 괜찮아. 조금 피곤할 뿐이야." 나는 말했다. "하지만 거슨 박사의 책을 될 수 있는 한 빨리 읽어야 하기에 아직 잘 수 없어. 스트라우스는 내가 다 읽을 때까지 상담에 응하지 않을 테니까. 게다가 상당히 길거든."

"하지만 읽을 만해?"

"충격적이야." 캐서린에게 말했다. "완전히 새로운 것들이야. 만약 거슨 박사가 옳다면 현존하는 수많은 암 치료법이 모두 문제가 돼. 난 이 책을 두 시간밖에 안 읽었지만 거슨 박사가 말하려는 바를 이해할 수 있을 것 같아. 그리고 그건 정말 환상적일 정도로 논리적이기도 해."

"정말 그래?" 캐서린이 말했다. "네가 그렇게 열성적이어서 정말 보기 좋다. 그 치료법을 한번 시도해 볼 거야?"

"아직은 모르겠어. 일단 책을 다 읽은 뒤에 마거릿 스트라우스를 보러 가야 돼. 아직은 흥분하면 안 되지. 하지만 거슨 박사가 주장하고 있는 사실들이 모두 옳다면 이 치료법이야 말로 이 세상의 모든 암 치료법으로 씌어야만 해."

"그렇게 되겠어?" 캐서린이 웃음을 억누르며 말했다. "만약 그의 치료법이 네가 말하는 것처럼 전혀 새로운 것이고 실제로 효과가 있는 치료법이라면 의학계의 주류들이 그걸 억누르려고 온갖 힘을 썼겠지. 뻔한 반응 아니겠어? 하지만 그런 사람들은 상관없고 네가 그 치료법이 도움이 될 거라고 생각만 한다면…"

"뭐, 일단 네가 소개해 준 의사들을 내일 만날 때 그 얘길 꺼내도록 할게. 나도 올해가 끝나기 전에 이거든 저거든 확실한 결정을 내리고 싶어."

"그렇다면 너한텐 이제 26시간 남았네. 그러니 이제 책을 읽을 수 있도록 놔둬야겠구나. 어쨌든 얘기하고 싶으면 언제든지 전화해."

그러고 나서 밤새 독서를 계속 했다.

내겐 시간이 얼마 없었다. 책 속에 있는 많은 양의 복잡한 기본적인 개념들을 이해하기 위해서 집중해야 했고 그렇기에 나는 마감 날이 지난 급한 대본을 쓰듯이 요점들을 옆에 적어가며 책을 읽어 나갔다. 그리고 그 요점들은 이러했다.

"암은 한 부분에만 국한되어 생기는 질병이 아니라 포괄적이며 만성적이고 퇴행적(degenerative)인 병이다. 그러므로 종양을 제거하거나 다른 증상에 치중하는 것은 무익한 행동이다. 종양이나 증상은 결국 다른 위치에 다시 생기게 될 것이다."

"또한 암 자체는 질병이 아니라 손상을 입은 신진대사와 고장 난 면역기능에서 나오는 증상일 뿐이다. 암에 대한 효과적인 치료는 몸이 다시 정상적으로 돌아갈 수 있게 도와줘 몸 자체가 스스로 암을 파괴할 수 있도록 해 주는 것이다. 건강한 몸은 몸속의 세포가 비정상적 또는 악성으로 변화되는 것을 막을 수 있다."

"신진대사와 면역기능은 오랜 시간을 거쳐 영양분의 부족한 섭취가 원인이 되어 손상을 입게 된다. 이렇듯 영양분의 섭취가 부족한 까닭은 영양분이 고갈되고 다시 인공적으로 일구어진 땅에서 자란 음식들, 즉 단백질과 칼륨이 부족하며 화학약품으로 길러지고 건강을 유지하기 위해 필요한 살아 있는 영양분들이라곤 전혀 찾아볼 수 없는 가공식품들 때문에 생기는 현상이다."

"암에 이르는 이 손상의 과정은 몸속에 있는 생명과 직결된 기관에 영향을 미친다. 사람은 간, 쓸개, 신장과 담즙 조직에 이상이 생기지 않는다면 암에 걸릴 수가 없다. 몸속의 모든 조직은 상호 작용 속에 존재하며 질병에 걸리면 모두 같이 악화된다. 그렇기에 몸속의 모든 조직이 정상화되고 치유되어야 한다."

"몸을 치유하기 위해선 반드시 해독이 이루어져야 하고 중요 기관들이 제 기능대로 활동 할 수 있도록 이온화한 광천수와 자연적 혹은 유기농으로 재배된 음식들을 섭취해서 몸을 활성화해야 한다."

내가 쓴 노트를 한 번 훑어 본 다음에 눈을 지그시 감았다. 책이 주는 간단한 메시지는 내 마음속에 강렬한 충격으로 다가왔다. 그리고 얼마 되지 않는 시간 동안 이 책에서 알게 된 지식에 대해 조금은 두렵기도 하면서 약간은 흥미를 느끼기도 했다. 예를 들어 암세포라는 것은 보통의 세포들과는 달리 파괴적인 활동을 일삼는 세포로서 진화의 초기단계에서부터 나온다는 것이다. 그리고 암세포는 자궁에서 수정된 난자가 자라는 것만큼이나 빠른 속도로 번식한다. 하지만 언제 번식 속도를 늦추어야 하는지 알 수 있는 수정된 난자에 견주어 암세포는 그 숙주가 파멸될 때까지 멈추지 않는다. 왜냐하면 지구가 지금 같은 대기권을 형성하기도 전에, 우리가 상상조차 할 수 없는 오래전 진화의 초기단계 때, 그 욕심 많고 무질서한 세포들 또한 모든 생명체가 그랬듯 영양소를 바탕으로 하여 번성했기 때문이다.

나는 마음의 눈으로 칙칙한 색으로 덮인 수억 년 전 지구의 모습과, 그 생기 없는 장소에 거품이 부글부글 일고 있는 진흙 구덩이를 생각했다. 발효 대 산화, 부패 대 생명, 저 안 깊은 곳에서부터 억누를 수 없는 세포들의 반란이 복잡하게 진화된 우리의 몸을 덮친다는 건, 낮에 활성화하는 우리의 의식과 이성적인 마음이 밤에는 무의식적인 것들에 의해 유린당하는 정신적 재앙과 동등하게 끔찍한 상상이었다. 혹시라도 암에 관한 이 모든 것이 단순한 착각일 가능성은 없는 것일까? 다른 곳은 괜찮으면서 한군데만 병에 걸리는 것이 불가능한 일일까?

책에서 상당히 강조한 암세포의 퇴행성에는 뭔가 대단히 불길한 점이 있었다. 처음 수정란의 성장이 인간의 진화과정을 거쳐 그 기간을 몇백만 년에서 10개월로 줄여가기 시작했을 때부터 가장 빠른 속도의 세포 번식이 함께해 왔던 것이다. 서구의 과학이 급속도로 발전하여 인류의 기원이 부정될 수 있을 만큼 먼 과거처럼 느껴지는 이 시기에, 암이 인류로부터 떼어 낼 수 없는 질병으로 다시 나타났다는 것은, 정말 이상하고 아이러니하게 느껴졌다. 그건 마치 자신이 개발한 기술로, 먹는 음식들과 삶의 방식에 장난을 쳐서 몸이 더 이상 버틸 수 없게 되자, 몸

속의 세포가 과거의 혼돈 속으로 다시 퇴보하고 있다는 것을 우리에게
알리려는 자연의 경고 같았다.

자정이 다가오고 있었다. 집은 거대한 호수 가운데 닻을 내린 거주 가
능한 보트처럼 숨죽은 정막이 흐르고 있었고 나는 그 고요 속에 앉아
무엇이든 결론에 다다르려 노력하고 있었다. 나는 두 가지 가능성을 가
로지르는 날카로운 경계선 위에 서 있었고, 질병을 겉과 속에 모두 가
지고 있었으며 나의 발이 잘리기 전에 그 위험한 경계선에서 어느 쪽으
로든 빨리 뛰어야 한다는 것을 알고 있었다.

정말 거슨 박사의 말이 옳다면, 종양을 떼어내는 것은 그것이 삶을 좌
지우지 하는 상황이 아닌 이상 정말 쓸데없는 행동이고 지금까지 나를
괴롭혀 왔던 고통과 고생은 헛된 것이었으며, 만약 또 수술을 받더라도
부질없는 짓일 뿐이었다. 그리고 레녹스는 도대체 자기가 무슨 짓을 하
고 있는지 전혀 모른다는 말이었다. 아니, 어쩌면 그는 자신의 의술로
는 어떤 것도 치료하지 못한다는 사실을 이미 알지만, 그것 밖에는 할
줄 아는 게 없어서 그냥 하고 있는 것일지도 모른다. 만약 레녹스가 정
말 그런 것이라면, 부디 신이 그를 용서하길 바랐다. 왜냐하면 나는 용
서할 수 없을 테니까.

만약 정말로 암이 모든 신진대사의 손상에서 생기는 병이라면 그것을
치료하기 위해선 신진대사를 전체적으로 회복시키는 방법밖에 없는 것
이다. 거슨 박사가 옳다면 암을 치료할 방법은 그것 밖에는 아무것도
없었다.

치료법에 대해 파고들면 들수록 그럴싸하게 보였다. 지금까지 보아
왔던 현대의학으로 암을 제거하는 시술 장면이 두 배의 속도로 빨리 돌
아가고 있는 구겨진 필름처럼 내 머릿속에서 스쳐 지나갔다. 수술과 치
료를 거듭하길 수차례 화학치료 탓에 강제수용소에서 나온 것처럼 핏

빛도 머리카락도 없이 죽음의 냄새를 풍기다가 회복에 대한 모든 희망이 사라지고서야 세상을 떠나 버렸던 친구들, 그리고 이웃들… 10살 때 구강암에 걸려 세상을 떠난 학교 친구 알렉산드라의 장례식에 갔다가 관을 덮은 꽃들의 강한 향기에 압도되어 며칠씩이나 고통스럽던 기억이 되살아났다. 이 모든 이들은 전부 현대의학의 치료를 받았다. 거슨 박사의 책에 소개된 50명을 제외하곤 암으로 죽어간 사람 가운데 자연의학을 시도해 보았다는 사람에 대해선 들어 본 적도 없었다.

레녹스와의 마지막 진찰 뒤로 36시간밖에 지나지 않았지만 마치 일주일이 지나가 버린 것 같았다. 일단 섣불리 결정하지 않기로 하고 잠을 청했다.

그 다음 날 나는 직장 상사들에게 가서 의사들에게 검진을 받기 위해 며칠 휴가를 요청했다. 나의 감정은 술렁거렸고 그들이 보여 준 친절과 걱정에 그만 눈물을 흘리고야 말았다. 그들은 내가 말한 병을 완벽한 불치병으로 이해했고 내가 죽을 거라고 생각하는 것 같았다. 어찌됐든 그들은 내게 검진을 위해 백지 위임을 해 주었고 현재 진행되고 있는 인류학 프로그램에서도 쉴 수 있게 허락했지만 나는 거절했고 더 이상 무슨 말이 나올지 몰라 매점에 가서 커피와 빵을 사 먹었다.

점심을 먹은 뒤에 사무실을 떠나 캐서린이 알아봐 준 마음이 열려 있다는 두 명의 내과의 가운데 하나인 몬테그를 찾아갔다. 피로에 지쳐 그의 사무실로 가면서 이건 도박이 아닐까 생각했다. 마음이 열려 있다는 것, 그 경계선이 어디까지인지 어떻게 알 수 있을까? 하지만 조용한 대기실에 도착했을 때 나의 걱정은 사라졌다. 방에는 차분한 기운이 흘렀고 의학서적 외에도 다양한 책들이 책장에 진열되었으며 구석에는 정말 근사한 쿠션에 슬퍼서 죽을 것 같은 표정을 한 곰 인형이 기대고 있었다. 아… 너의 기분이 어떤지 알아… 내가 어릴 적 가지고 놀던 푹

신푹신하고 반짝반짝 빛나던 곰 인형 슈미가 어디에 있는지, 아직까지 남아 있기나 한 건지 궁금해 하며 마음속으로 말했다. 그리고 그 풀죽은 불쌍한 것을 꼭 안아 주고 싶다는 충동과 싸워야 했다. 하지만 그런 잠깐의 온갖 상상 밑바닥에는 짙은 공포가 내 마음을 메우고 있었다.

몬테그는 예의가 바른 사람이었고 매우 진중해 보였으며 말을 부드럽게 하는 사람이었고 그런 겉모습은 그가 슬픔에 잠긴 듯한 인상을 주었다. 그는 조금 튼튼해 보이는 체격의 소유자로 나이를 짐작할 수 없었으며 내면의 친절함과 관대함이 가끔 엿보이는 그런 사람이었다. 몬테그는 내 진찰기록을 모조리 검토하고 몸을 전체적으로 살핀 뒤 마지막으로 부어 있는 허벅지의 림프관을 검사했다. "네, 이건 분명 암이 재발된 것 같습니다." 그는 이윽고 말했다. "조직검사는 의미가 없습니다. 오히려 많은 경우에 암이 전이되는 원인이 되니까요." 그러고 나서 그는 일 년이 지난 뒤 아직도 처참한 모습을 하고 있는 내 오른쪽 다리의 수술자국을 보았다. "이런 경험을 하셨으니 수술을 거부할 만하군요." 원래 조용한 그의 목소리가 잦아들어 알아듣는 데 애를 먹었다. "이제 어떻게 하실 계획인가요?"

세상에. 명령이 아니라 질문을 받는 것이 이렇게 기분 좋은 것일 줄이야. "거슨요법이 상당히 효과적이고 말도 되는 것 같아서 그걸 한번 해 보려고요. 그 치료법을 아시나요?"

운이 좋았다. 몬테그는 선반으로 걸어가더니 낯익은 파란색 책을 꺼내 들었다. "네, 거슨 박사의 책을 읽어 보고 매우 흥미롭다고 생각했습니다만 그의 치료법을 실제로 사용해 본 적은 없습니다. 정말 따라 하기 힘들 것 같더군요."

"사실 전 아직 세밀한 부분까지는 읽어 보지 못했지만 그의 연구는 굉장히 매혹적이었어요. 정말 말이 돼요. 제가 런던에 있는 거슨 박사의 외손녀를 만나면 치료법에 대해서 더 듣게 되겠죠. 하루 이틀 뒤에 그녀를 볼 예정이에요." 말을 잠시 멈췄다. "아직 여쭤보기엔 이를지도 모르지만… 만약 제가 이 치료법을 선택한다면 주치의가 되어 주실 수 있나요?"

그는 잠시 망설이더니, "글쎄요. 제가 거슨요법을 한 번도 사용해 본 적이 없다는 사실을 알고 있다면요."

"물론이죠. 실제로 이 치료법을 써 봤을 의사들이 몇 안 될 거예요. 큰 기대를 걸고 있는 건 아니에요. 이런 치료법을 쓴다는 건 미지의 세계 속으로 뛰어드는 것과 다름없지만 이것처럼 증상이 아니라 원인부터 고치려고 하는 치료법은 현대의학에 없잖아요. 안 그래요? 저도 그렇게 생각했어요. 그리고 상황이 이렇다면 거슨요법을 해 볼 생각이에요. 오늘이 지나기 전에 전부는 아니더라도 몇 가지에 대해 확실히 결정을 내릴 참이죠. 그래서 어깨에 짐을 잔뜩 얹고서 새해를 맞는 일은 없도록."

몬테그는 어두운 표정으로 내 얘기를 들었고 그의 모습 속에는 내가 스스로 결정할 공간과 자유를 주려는 것이 보였다. 그리고 내 마음속에선 이미 현대의학으로는 방법이 없다고 결론을 내렸고, 자연의학을 시도해 보는 게 그냥 죽는 것보다는 덜 외로울 것 같다고 생각했다.

"마지막으로 혈액과 소변 검사를 한 게 언제죠?" 몬테그가 물어 왔다.

"음. 한 20년 정도 됐죠. 갑상선에 문제가 있었죠. 갑상선 기능 항진증에 걸렸을 때요."

"정말요? 멜라노마가 걸린 뒤에 검사를 안 받았단 말인가요?"

내가 고개를 젓자 그는 아무 말도 하지 않았지만 당황스러운 기색이 역력했다. 나는 다시 한 번 레녹스가 자신의 피부이식에만 집착하며 다른 부분에는 전혀 신경 쓰지 않던 것이 생각났다. "외과의들은 피나 오줌검사를 신뢰하지 않나 보죠." 관심 없다는 듯 내뱉었다.

"즉시 검사를 해 보시는 게 좋겠습니다." 그는 전화로 검사를 지시했고 연구소의 위치를 내게 일러주며 결과가 나오면 다시 보는 것이 좋겠다고 했다.

안개가 자욱한 겨울 오후의 거리를 걸으며 몬테그가 특별히 한 것이 없었음에도 불구하고 왠지 모를 안도감을 느낄 수 있었다. 허나 몬테그는 내 허벅지 속에 있는 종양이 아무런 해도 끼치지 않는 양성 종양일 가능성을 없애 버렸고, 현대의학에 근거한 어떤 특별한 치료법도 내게 소개하지 않았다. 하지만 스스로 감추려고 애쓰는 가운데도 나는 몬테그 박사가 자신의 환자들을 불량 기관을 잔뜩 담고 있는 가죽덩어리가 아니라 마음, 영혼, 그리고 육체가 함께하는 존재로서 대하는 것을 보면서 그 자체로 벌써 안심이 되었다.

오후에 상담을 하기로 한 나머지 내과의 앤드루가 있는 곳에 간신히 시간을 맞추어 도착할 수 있었다. 그는 상당히 원기 왕성해 보였고 격식을 차리지 않으며 너무나 아이와도 같은 분위기를 뿜어내어, 처음 그가 나를 안으로 안내했을 때는 이 사람이 분명 의사의 아들쯤 되겠구나 생각했다. 내가 사무실로 들어갔을 때 가장 처음 눈에 띈 것은 책상 위에 놓인 《암의 신진대사 관리》*라는 상당한 두께의 책이었다. 나는 검사를 받으면서 또다시 내 병력을 모두 말해 주어야 했다. 박사는 배, 허벅지의 종양은 의심할 여지없는 재발된 암이기 때문에 조직검사는 무의미하며 수술을 해도 상태만 악화시킨다고 말했다. 대증요법(allopathic)과 동종요법(homeopathic) 둘 다 시술하는 앤드루는 거슨요법에 긍정의 뜻을 내비쳤다. 그가 알기로도 현존하는 자연요법 가운데 성공률이 가

---

* 《The Metabolic Management of Cancer》

장 높다고 했다. 그리고 완벽하게 스트레스로부터 벗어나 안정을 취하기 위해서 명상을 같이 할 수 있다면 좋을 것이라고 했다.

"명상을 함께 못 할 이유는 없어요." 그에게 말했다. "하지만 이상한 건 예전에는 명상을 자주하고는 했는데 3주 정도 전에, 제게 안정과 회상이 가장 필요했던 시기에 명상을 알게 모르게 그만둬 버렸거든요. 아마 제정신을 온전히 유지하려고 모든 에너지를 한 곳에 집중해서 그런 것 같아요. 제 명상 선생님께서는 요가는 오고 가는 것이며 명상도 마찬가지라고 말하셨죠. 제 경우에도 명상이 그냥 가 버린 것 같아요."

"다시 시작하실 수 있잖아요. 안 그래요? 거슨요법을 하실 생각이시라면 내면의 모든 힘을 이끌어 내셔야 될 거예요. 굉장히 오래 걸리고 또 힘드니까요."

그곳을 떠나기 전에 앤드루는 내 얼굴과 망할 오른쪽 다리를 사진으로 찍어 두었다. "기록을 위해서죠." 그가 말했다. "왜 그런 거 있지 않습니까. 거슨요법을 시작하면 나중에 얼굴과 다리의 모습이 너무나 충격적으로 회복이 돼서 치료 전 사진이 없다면 아무도 믿지 않을 테니까요."

너무 낙관적인 말이 아니었나 싶었다. 하지만 떠나면서는 그에게 감사해 했다.

몬테그와 앤드루는 서로 너무나 다른 것 같다고 서런던의 밀집한 주택가를 지나며 생각했다. 한 명은 침착하고 즉각적이고 신사적이며 궁극적으로는 회의적인 중년의 사람인 반면, 다른 한 명은 젊고 활달하고 약간은 건들거리며 굉장히 낙관적인 사람이었다. 마치 자연의학에 열린 마음을 갖는 태도가 동양철학에 대한 관심과 직결되는 것처럼 몬테그는 자신의 책상 맞은편에 매우 아름답고 평온한 부처의 그림을, 앤드루는 벽로 선반에 현대식 모습을 한 힌두교 구루의 사진을 걸어 놓았다. 그들은 서로 매우 다른 사람처럼 보였지만 내 몸 상태와 앞으로 취해야 할 행동에 대해서 동일한 결론에 도달했다. 일단은 그것으로 된 것이었다.

후디가 그날 저녁 늦은 시간에 찾아왔다. 우리는 가벼운 식사를 하고 와인을 마시며 그다지 축하할 것 없는 조용한 12월의 마지막 밤을 보냈다. 하지만 한 가지 좋은 것이 있다면 그에게 두 의사와의 만남에 대해서 얘기했을 때, 내 마음이 한순간에 가벼워졌고 머릿속이 선명해졌으며 더 이상 의심이나 영혼의 탐색 없이 배가 항구로 미끄러지듯 부드럽고 간단하게 결론에 다다르게 되었다. 때는 11시 15분이었다.

"잠깐만," 후디에게 말했다. "지금 이 기분 상태에서 반드시 적어야 할 것이 생겼어."

나는 그대로 침실로 들어가 레녹스에게 보일 메모를 쓰기 시작했다. "심사숙고해 본 결과 수술 외에 다른 방법으로 제 병을 고쳐 보기로 결정했습니다. 당신은 찬성하지 않으실 테지만 행운을 빌어 주실 수는 있겠지요. 지금까지 애써 돌보아 주신 것에 대해 감사드립니다."

메모 아래에 서명을 하고 후디에게 주었다. "이거 읽어 보고 너무 무뚝뚝한 건 아닌지 한 번 말해 줘." 잠시 메모를 응시하더니 후디는 고개를 저었다

"아니, 그렇지 않아. 만약 레녹스가 그렇게 생각한다면, 그건 그 사람한테 문제가 있는 거지. 정말로 그 사람을 다시는 보고 싶지 않아?"

"응, 그래. 더 이상 그 사람을 보는 건 의미가 없어."

"좋아, 그럼 그걸로 끝난 거네. 당신이 뭘 하든지 언제나 당신 곁에 있을게. 그렇지만 다시 정상적으로 되돌아 갈 수 있도록 올바른 치료법을 선택하길 바래."

우리는 그 말에 건배했다. 어쨌든 올해가 가기 전에 한 가지 결정은

내려졌다.

새해 1월 2일 배도 고프고 눈도 침침했던 이른 아침, 연구소로 혈액과 소변 검사를 하러 가는 길에 레녹스의 사무실에 들러 메모를 남겼다. 그는 통상 이른 아침에는 사무실에 없었고 문 바로 건너편에서 어슬렁대지도 않았지만, 문 아래 뚫린 편지 구멍으로 마치 어린 아이가 자신을 물지도 모를 개에게 간식을 주려고 하듯 조심스럽게 메모를 집어넣고서 도망치듯 뛰어나왔다.

이성적으로 레녹스가 예전과 비교해 전혀 무서운 존재가 아니라는 것을 알고 있었지만, 그럼에도 레녹스는 이미 자르고, 썰고, 떼어내는 '외과의'라는 험상궂은 그림자에 덮여 버렸기에 그가 내게 부상을 더 입히기 전에 피해야만 한다고 생각했다.

절대로 그가 나에게 다시 연락을 하지 않을 것이라고 생각했지만 바로 다음 날 내가 쓴 메모의 두 배 정도 되는 내용의 답장을 보내주었다. 그가 보낸 답장의 내용은 무척이나 친절한 어투로 씌어 있었으나 읽다 보니 나의 두 눈에 정면으로 꽂히는 문장이 하나 있었다. 그 문장은 "외과의로서 당신이 가지고 있는 특정한 문제의 치료법에 대해 독점권을 행사할 수 없음을 저 역시 인정합니다. 그렇기에 당신에게 저의 말을 듣도록 강요할 권리도 없으며 당신이 강요에 따를 것이라고 생각하지도 않습니다"라고 말하는 것이었다.

어라, 뭐라구? 놀라움 반, 화가 반이 치밀어 집안을 쿵쾅쿵쾅 걸어다녔다. 지금 장난하는 건가? 고작 닷새 전에 우리가 상담실에서 주고받았던 대화가 아직도 기억 속에서 울리고 있는데 이런 소릴 하다니….

나는 캐서린에게 전화를 걸어서 "회복하시기를 기원하며 나중에 병의 차도에 관해서도 알고 싶습니다"라고 쓰인 친절한 맺음말까지 죄다 읽어 주었다.

"이것 봐라," 캐서린이 말했다. "어쩜 그 사람은 너한테서 손 씻을 수 있게 돼서 기쁜가봐. 하지만 그렇다 해도 참 친절한 답장이네."

"하지만 가운데 부분은 어떻고? 그 사람이 나한테 무슨 소릴 했었는지 기억 안 나? 나 같은 경우에는 수술 말고는 다른 어떤 방법도 효과가 없을 거라고 말했잖아. 그런데 갑자기 이제 와서 하는 말이 외과의는 환자의 치료법을 독점하지 않고 자연의학을 통해서 병이 낫기를 바란다잖아. 한 입으로 이렇게 두말 하는 법이 어디 있니?"

"내가 생각하기에 당시에는 직업상 그렇게 말한 것이고 너에게 보낸 답장에는 한 개인으로서 썼기 때문에 자기에게도 해결책이 없다는 걸 인정할 수 있었던 것 같아."

"해석 한번 좋네. 하지만 난 도저히 그렇게 볼 수가 없어. 내 앞에 보이는 건 새빨간 이중성이고 난 정말 레녹스가 성실하고 정직한 사람이라고 생각했는데 이젠 너무나 화가 나."

"레녹스는 분명 그런 사람일거야. 하지만 그 사람 직업은 네가 생각하는 것보다 훨씬 복잡하고 민감할 거야. 어떤 환자가 얼마나 진실을 받아들일 수 있는지, 언제가 말하기에 적당한 때인지… 언제나 균형을 맞추어야만 하는 일이겠지. 물론 네가 왜 그렇게 화를 내는지 이해할 만해. 나 역시 너와 같은 상황에 처해 있었다면 나도 그를 이해하기 힘들었을 거야."

"그 사람은 나를 바보로 아는 게 아닐까?" 나는 레녹스가 보여 준 두 개의 완전히 상반되는 말을 그냥 넘길 수가 없었다. "분명 네가 증인이 될 수 있다는 걸 알았을 텐데도 네 앞에서는 그렇게 말하더니, 지금 답장에선 그런 모순을 설명하려고 하는 한 치의 노력도 없이 이렇게 말을 바꾸다니."

"외과의로서의 권위라도 깎아내리지 않고서는 스스로를 정당화할 수 없었을 거야. 그렇지 않고서는 다른 방법이 없었을 거야.”

　“나는 그 사람이 어떤 상황에 처해도 정직할 거라고 생각했어. 우린 처음 만날 때부터 그렇게 시작했으니까. 어쨌든 그의 권위가 내 생명과 비교해 보았을 때 얼마나 가치가 있다는 거지? 좋아, 내 생명은 중요한 게 아니라고 쳐. 하지만 그것보다 더 무서운 게 있어. 내가 만약에 외과 의가 신에게서 가장 가까운 존재라고 생각하면서 스스로 결정을 내리지 못하는 그런 소극적인 사람이었다면, 그 사람이 시키는 대로 조직검사를 하고 림프선을 모조리 다 뜯어 낸 뒤에 죽게 되었을 거라는 거지. 자신이 올바른 일을 하고 있는지에 대한 확신조차 없다는 것도 모른 채 말이야! 그런 생각만 하면 소름이 끼쳐.”

　“나도 그래. 아마 그런 일은 지금도 벌어지고 있을 거야. 이젠 수술을 거부하고 그 생소한 치료법을 해 보기로 했지만… 그렇게 되면 네가 많은 사람들에게 실험용 쥐가 될 수 있다는 생각은 해 봤어?”

　“사실은 아니. 요즘에는 다음 단계에 대해서 생각해 볼 겨를이 없었어.”

　“그래, 그랬겠지.” 캐서린이 말했다. “하지만 만약 거슨요법으로 네 병을 고칠 수 있다면 나중에 다른 사람들에게 무엇을 거부했고 선택은 이런 것이었다, 그리고 암이 이미 전이된 상태일지라도 해결책이 있으며 내가 해낸 것처럼 당신들도 해낼 수 있다, 이렇게 말할 수 있는 거야. 그렇게 된다면 굉장히 뜻 깊은 실험용 쥐가 되겠지. 네가 살아 있는 본보기로서 남게 된다면, 자신들의 의사들에 거부하지 못하는 착하고 겁 많은 사람들도 이의를 제기할 용기가 생길 것이고, 옳은 길이 아니라고 생각한다면 그것을 거절할 수 있게 될 거야.”

　“그래, 알았어. 네가 그렇게 얘기한다면… 정직한 유일의 방법이라면 확실히 내가 스스로 실험용 쥐가 되어서 다른 사람들도 알아야 할 것들에 관해 말하는 것이겠지. 하지만 난 도저히 레녹스를 용서할 수 없고 앞으로도 그럴 수 없을 것 같아."

그날 늦은 시각, 몬테그가 내게 전화를 걸어 왔고 비정상적으로 공복 혈당치가 높은 것 외에는 검사 결과가 대체로 좋았으며 당부하검사 (glucose tolerance test)를 받으러 다시 한 번 진료소에 들르라고 말했다. 그 얘긴 또다시 아침을 굶은 뒤 살얼음이 이는 꼭두새벽 피로에 짓눌린 채 진료소로 가야만 한다는 것이었다. 알고 보니 그 검사라는 건 두 시간이나 걸렸다. 내 비어 있는 위장을 뒤집는 비커 속에 담긴 역겨운 노란색 액체를 마시는 것부터 시작했으며 피를 뽑은 뒤에 검은색 양복을 입은 침울해 보이는 남자가 나에게 30분에 한 번씩 물을 마시라고 말해 주었다. 만약 내가 드라큘라 공포증이 있었다면 이 기회에 모조리 다 없어졌을 것이다. 그 다음 날 몬테그는 내게 약간의 당뇨가 있다는 것을 알려 주었다.

그 소식은 나에게 충격으로 다가왔다. 또한 당뇨병에 걸리지 않으려고 단것을 먹지도 않는 사람이 당뇨에 걸린다는 것은 채식주의자가 냉동고기에 뒤통수를 맞는 일만큼이나 불공평해 보였다. 어렸을 적에도 나는 낯선 사람에게서 받은 사탕이나 초콜릿을 다른 아이들에게 나눠주어 친구들 사이에선 착하고 남을 배려할 줄 아는 아이라는 평까지 들었다. 하지만 사실 난 그런 것들에 도저히 적응할 수가 없었고 오히려 치즈 조각을 더 먹고 싶어했다. 그런 나에게 이젠 당뇨가 있다고 하니 경악하지 않을 수 없었다. 하지만 최근에 내가 알 수 있었던 의학 지식은, 지속적인 피해가 가해지지 않고는 암에 걸릴 수 없다는 거슨 박사의 주장이 옳다는 것을 내게 다시 확인해 준 셈이다. 분명 내 쓸개는 손상되어 있었고 다른 기관들, 특히 간이 어떤 상태인지 아무도 알 수 없었다. 하지만 이런 우울 속에서도 나는 멈추지 않았다. 마치 학창 시절

시험을 앞두고 벼락치기를 했던 것처럼 낮과 밤을 가리지 않고 시간이 비거나 잠자는 시간을 쪼개서 거슨 박사의 책을 읽어 나갔다. 그리고 매섭게 차가운 1월 초 어느 날 마거릿 스트라우스를 찾아갔을 때는 책의 상당 부분을 읽고 난 뒤였다.

그녀는 블룸즈버리에 있는 한 아파트의 고층에 살고 있었다. 그녀의 집 문앞에 도달했을 땐 초인종을 누르기 위해 당근이 담긴 큰 봉지 위로 손을 뻗어야만 했다. 초인종을 누르자 마거릿 스트라우스가 문을 열어 주었다. "보시듯이 저희들은 가르치는 대로 행한답니다." 내가 들어갈 수 있게 당근들을 치우며 그녀가 말했다. 그녀는 키가 크고 날씬하며 아름다운 여자였다. 게다가 완벽한 피부와 깨끗하고 맑은 눈은 그녀를 무척이나 건강하게 보이게 했다. 그녀를 보는 것만으로도 내 자신이 얼마나 잿빛의 피곤해 보이고 병들어 보이는 존재인지 알 수 있을 정도였다.

그녀에게 내 사정을 얘기하고 그 외할아버지가 쓴 암에 대한 이론에 수긍하며 더 이상 현대의학적인 치료는 무의미하다는 결론을 내렸다고 말했다. 그러고 나서 이젠 뭘 해야 하고 어느 방향으로 가야하는지 물어보았다.

"글쎄요, 지금 당장에 치료법을 시작하실 수도 있죠." 그녀가 말했다. "아시다시피 그 책에는 거슨요법의 방법이 전부 나와 있어요. 재키 데이비슨뿐만 아니라 다른 많은 환자들이 책에 나오는 지시를 그대로 따라 회복했죠. 저는 의사가 아니기 때문에 검사를 해 본다든가 시술을 하진 않아요. 제가 할 수 있는 건 치료법을 이행하는 데 실질적인 조언뿐이죠. 의학적인 부분에서는 마음이 맞는 의사를 구하셔야 할 거예요. 이미 있다고 하셨죠? 아주 잘됐네요, 그런 사람들은 많이 없거든요. 일단 부엌과 삶의 방식을 재정리 하세요. 거슨요법을 시작하려면 단단히 각오를 하셔야 해요. 매우 힘들고 돈이 많이 듭니다. 또 완전히 회복하려면 18개월에서 24개월까지 지속적으로 해 나가야만 해요.”

“재키의 이야기에서 읽을 수 있었어요. 정말 긴 시간이더군요. 그 동안 직장 생활을 할 수는 있나요?”

“재택근무가 아니라면 안 돼요. 매 시간마다 갓 만들어낸 녹즙을 마셔야 하기 때문에 오랜 시간 동안 집을 비우실 수가 없어요. 그리고 나중엔 직장에 가는 것뿐만 아니라 침대에서 일어나기도 힘들 정도로 약해지고 아프시게 될 거예요.”

“그렇다면 직장을 잃게 되겠네요. 제 수입도요.”

“죄송하지만 그것에 대해선 제가 뭐라 드릴 말씀이 없군요.”

“괜찮아요, 그건 다른 문제니까. 거슨요법의 좀 더 세밀한 부분을 말해 주실 수 있나요? 그 식단에 대해서 연구를 좀 해봤는데 정말 엄격하더군요. 물론 먹어도 된다고 허락된 음식으로 살아갈 수는 있겠지만 식단에 대한 욕구불만으로 사망하는 환자는 없나요? 18개월 동안 달걀이나 소금을 일체 못 먹으니…”

“식단이 식상하다고 해서 사망하는 사람은 아무도 없어요.” 그녀가 말했다. “하지만 거슨요법을 하고 있는 환자 가운데 거의 모두가 그처럼 엄격한 식단이 없이는 오래 살지 못하죠. 제 경우는 할 수 없어서가 아니라 선택에 따라 이런 식단대로 먹지만 꽤 먹을 만해요.”

아, 그렇다면 문앞에 가득한 당근 봉지와 그녀의 아름다움이 설명이 되는구나. 하지만 여전히 어째서 죽도록 아프지도 않은 사람이 이렇게 극단적인 채식을 선택하는지 상상할 수 없었다. 하지만 수술을 거부하고 이제 살날이 6개월밖에 남지 않은 지금 피클(염분이 많아서)이나 아보카도(기름이 많아서)를 포기하는 데 문제될 건 아무것도 없었다. 마거릿이 설명한 것 말고도 걱정해야 할 것이 많았다. 그녀가 더 자세히 거슨요법에 대해서 얘기하기 시작했고 그 얘기를 들을수록 거슨요법이 지금까지 내가 살아온 편안하고 자유로운 삶에 중세시대 수도원의 엄격한 규율과 제재가 가하리라는 걸 깨달았다.

더 이상 친구들과 만나서 간식을 먹거나 레스토랑에 가서 식사를 해서는 안 된다. 오직 집에서만 식사를 해야 했다. 내가 섭취하는 모든 음식은 유기농 식품이어야 했다. 반은 지금까지 농약을 섭취하며 얻은 상당한 양의 독으로부터 몸 안의 기관들을 보호하기 위함이었고, 전통방식으로 재배된 유기농 야채나 과일에서만 찾아볼 수 있는 모든 비타민, 효소, 단백질, 미량원소 그리고 정상적으로 균형이 잡힌 나트륨과 칼륨을 섭취하기 위함이 나머지 이유였다. 하지만 이런 것들은 이미 알고 있었다. 비록 일주일치 식사량이 간신히 나오는 정도지만 이미 내 작은 정원에서 유기농 허브와 야채를 기르고 있었기 때문이다.

"그러세요? 잘 됐네요." 마거릿이 말했다. "하지만 치료법에 필요하신 양을 직접 키우시려면 초대형 정원이 필요하실 거예요." 실로 한 주 동안 마셔야 되는 기본적인 음식과 녹즙의 양은 눈이 휘둥그레질 정도였다. 사과와 당근 각 16킬로그램, 감자는 9킬로그램, 결구된 양상추 10개, 오렌지 30개, 그리고 마늘, 토마토, 셀러리, 비트 뿌리, 회향, 양파, 피망, 애호박, 단옥수수와 무를 일주일 동안 다 먹어야 했다. 또한 나를 간호해 줄 사람과 찾아올 손님들을 위한 음식 역시 필요했다. 마거릿은 내게 런던에 있는 유일한 유기농 식품점으로서 거의 모든 유기농 식품을 갖추고 있으며 대량 공급 또한 가능한 곳을 소개해 주었고 집의 거실이 일주일치 음식을 놓기에 너무 좁지 않을까 걱정했다. 녹즙으로 갈아 먹지 않을 것들은 모두 정수된 물로 요리하거나 오븐에 굽거나 아니면 날로 먹어야 했다. 정말 지루해 보이는 식단이었다.

잘 있거라, 베샤멜소스 속에 녹아 나는 냉동 시금치야. 잘 있거라, 추

운 겨울에 내게 힘을 주던 조그맣고 부드러운 프렌치 콩 통조림아. 아
듀, 아스파라거스 통조림, 그리고 다른 모든 통조림들아, 잘 있거라.

"잠시만요, 아까 말하신 정수된 물은 무슨 얘기죠?"

"수돗물을 마시기엔 너무 위험하거든요." 마거릿이 설명해줬다. "거
기엔 불소나 염소 같은 소독 약품도 있고, 다른 여러 가지 해로운 성분
이 들어서요. 크고 비싸긴 하지만 정수기를 설치하시든가 정수된 물을
따로 사셔야 해요. 하지만 한 주에 45리터에서 52리터 정도 마셔야 하
니 그것도 다 합치면 비싸죠."

그녀는 그것 자체가 나쁜 버릇이라도 되는 듯 내게 수돗물을 끊고 정
리할 수 있는 시간마저 전혀 허락하지 않은 채 하루에 당근즙과 섞어서
3잔을 마셔야 하는 송아지 간*의 까다로움에 관해 설명하기 시작했다.
간은 반드시 어떠한 약품에도 노출되지 않은 매우 어린 송아지에게서
구해야만 했고 냉동이 아닌 신선한 것이어야만 했으며 구하기도 끔찍
하게 어려웠다. 아주 소수의 정육점만이 공급할 수 있는 재료였으며 믿
을 만한 가게를 찾더라도 한 주에 세 번씩 그것을 운반해 와야 하는 값
비싼 작업에 대한 문제가 남았다.

"정말 살인적으로 불편하고 값비싸게 들리네요." 나는 반항했다. "꼭
간즙을 먹어야 하나요? 이거 하나는 빼 버려도 되지 않을까요?"

"죄송하지만 그렇게는 안 돼요. 간즙은 환자의 손상된 간을 회복하는
데 필수적이고 간이 당분간은 스스로 만들어 낼 수 없는 양분들을 제공
해 준답니다. 또 하루에 한 번씩 생 간 주사를 맞는 것 역시 이 치료법
에 반드시 필요한 이유이기도 해요. 부디 이 모두가 하나도 빠짐없이

* 송아지 간즙은 캄필로박터(campylobacter) 바이러스에 감염되지 않은 송아지의
  간을 구하기가 불가능해져 1987년부터 쓰임이 중단되었으며 현재 환자들은 간
  캡슐을 먹고 있다.

꼭 해야만 하는 것들임을 이해해 주셨으면 좋겠어요."

그녀가 설명한 세부사항을 절대 가볍게 생각해서는 안 될 것이었다. 거슨 박사의 책을 읽으면서 내가 얼마나 치료법의 철학과 이론에만 집중하고 실질적인 치료 방법은 건성으로 스쳐 대했는지도 알게 해 주었다. 그도 그럴 것이 나는 항상 이론적인 것에만 치중해 왔다. 하지만 이번엔 원리만을 아는 것으론 부족했다. 다행히도 내 치료법에 관한 서툰 지식은 마거릿을 실망시키지 않았나 보다. 그녀는 분명히 똑같은 질문을 해 오는 많은 사람들을 대해 왔을 것이다. 또한 책에서는 아주 간략하게 설명된 부분도 풀어서 설명했으니 내 스스로 무지를 인정하는 것은 결코 부끄러운 행동이 아니었다. 그런 것들 가운데 하나가 바로 명현현상이었다.

"치료가 되고 있다는 긍정적인 반응이랍니다." 그녀가 말했다. "빠른 해독에 따른 현상이긴 하지만 책에서 읽으신 것보다 훨씬 불쾌한 거예요. 사실 꽤 끔찍하죠. 그 때문이라도 항시 곁에 있으면서 도와줄 수 있는 사람이 필요한 거예요. 명현현상이 생길 때마다 도와줄 수 있는 사람 말이죠. 게다가 명현현상이 없더라도 일어나서 주무실 때까지 계속 요리, 녹즙 만들기, 설거지 모두를 혼자 다 하실 수도 없을 거예요."

"전 꽤 부지런해요. 과도하게 밀려오는 피로만 제외하면 상당히 건강하구요."

그러자 그녀는 이제 내가 건강하게 있을 날도 얼마 안 남았을지도 모른다는 의미심장한 미소를 짓고서 치료법을 행하는 도중 금기들과 상당히 불쾌한 세부사항 등이 적힌 목록을 건네주었다. 화장, 머리염색, 향수, 데오드란트나 목욕용 거품비누도 안 되고 화학세제도 안 됐다. 향기 없는 비누만을 목욕과 세탁에 써야 했다. 집에서 쓰는 어떠한 화학제품도, 압력밥솥도, 알루미늄으로 만든 식기도 사용해서는 안 되며,

버튼으로 작동되는 믹서기 대신에 야채를 통째로 짜내는 녹즙기를 써야 했다.

"만약 제가 열렬한 페미니스트였다면 가공된 음식부터 시작해서 세제까지 삶을 편하게 해 주는 모든 걸 금하는 이 치료법이 반여성적인 것이 아닐까 의심했을 거예요. 게다가 그 많은 녹즙들을 이렇게 힘들게 만들어야 하다니… 약간 두려울 정도네요."

"저도 알아요. 죄송합니다. 하지만 몸속에 더 이상 독소가 들어가지 않도록 확실히 해 두지 않고서는 몸이 해독될 수 없고 거기 금기되어 있는 모든 것들은 다 위험한 성분을 지니고 있는 것이에요. 그리고 원심분리형 녹즙기는 불행하게도 양성 전자와 음성 전자를 뿜어내게 되는데 이것들이 산화 효소를 다 파괴해 버리죠. 그런데 녹즙 요법의 목적 자체가 바로 이 효소들을 가능한 대량으로 몸속에 부어 넣는 것이거든요. 예전에 버튼만 누르면 다 되는 그런 편리한 믹서기로 시간과 에너지를 아끼려고 한 환자들이 계셨는데, 결과가 그다지 좋지 않았답니다."

"어쩔 수 없네요, 아는 게 없으니. 하지만 화장이나 염색을 하지 않으면 머리가 희끗희끗해지고 무지 아파 보이는 늙은 아줌마가 되어버릴 텐데 그렇게 보이지 않으려고 건강해지려는 것 아니겠어요?"

마거릿이 웃으며 말했다. "음, 하지만 병이 나아짐에 따라 무지 아파 보이는 늙은 아주머니가 되기보다는 오히려 좋아진 피부와 건강해 보이는 자연스러운 머리 색깔 때문에 더 건강하고 젊어 보이시게 될 거예요. 화장하실 필요가 없겠죠."

나는 어깨를 들썩였다. 나는 마거릿이 마음에 들었지만 그녀가 지나치게 낙관적이라고 생각했다. 내가 눈에 띄게 회복될 거라고 말해 준 앤드루처럼 마거릿은 중년이라는 세월 때문에 사람들이 잃게 되는 작은 것들, 이 작은 것들이 큰 것들이라는 것을 이해하기엔 너무 어렸다. "어쨌든 눈썹을 그리는 건 절대 포기할 수 없을 것 같네요." 그녀에게 강한 어조로 말했다. "그리지 않으면 눈썹이 너무 엷어서 완전 흐릿해 보일 거예요. 한데 정말 눈썹 같은 것에 대해서 이런 말을 해야 한다는 것 자체가 말도 안 되는 게 아닌가요? 진짜 문제는 제 생존 그 자체인데."

"눈썹 그리는 것 정도는 괜찮을 것 같네요." 약간 즐거워하는 표정으로 마거릿은 말했다.

잠시 후 나는 깊이 낙담하며 나가려고 일어섰다. "거슨요법은 제게 버거울 것 같네요." 그녀에게 말했다. "아프고 피곤한데다가 최근 며칠 동안 충격을 많이 받았고 그만한 양을 집에 들여 놓기엔 공간도 좁은데다가 지나치게 어렵고 비싼 것 같아요. 게다가 너무 복잡하고 이것저것 하라는 것도 많아서 도저히 해낼 자신이 없군요. 잠시 동안 머무를 수 있는 거슨 치료소가 어째서 세상 어느 곳에도 존재하지 않는 거예요?"

"하지만 하나 있는걸요. 멕시코의 티후아나(Tijuana) 근처에 있어요. 미국의 캘리포니아 국경선 바로 밑에요."

"정말요? 왜 지금까지 말해 주지 않은 거죠?"

"물어보지 않으셔서요." 마거릿이 말했다.

"그럼 지금이라도 물어보고 싶네요. 부디 조금 더 얘기를 해 주세요." 내 마음이 희망으로 다시금 부풀어오르기 시작했다. 전문가들의 도움을 받아 치료법을 제대로 시작하기만 한다면 집에서 계속 치료법을 행하는 것이 더 쉬워질 것이라고 생각했다.

"'라 글로리아' 라는 병원인데 매우 좋은 곳이에요." 마거릿이 말했다. "거슨요법을 배운 의사들이 운영하고 있는데 저희 어머니가 상담원 역할을 맡고 계세요. 치료소에 가실 생각이 있으시다면 캘리포니아에 계시는 제 어머니에게 전화를 한번 해 보세요. 비어 있는 방이 있다든가 하는 것에 대해서 물어보시고요."

"그럼 가기로 결정한다면 어느 정도 있어야 하죠?"

"최소한 3주요. 확실히 오래 있을수록 좋긴해요. 그래야 나중에 집에 돌아와 치료법을 지속하는 데 수월해질 테니까요."

"그런데 엄청 비싸겠죠?"

엄청 비쌌다. 영국의 고급 병원에 입원해 있는 것만큼이나 비쌌다. 다른 것이 하나 있었다면 영국의 고급 병원과는 달리 거슨 치료소는 국가 의료제도로부터 혜택을 받을 수 없다는 것이었다.

"음… 정말 억지로 치료를 받게 하실 생각은 아니군요. 정말 비싸네요. 지금까지 저축해 왔던 돈을 쓸 수밖에 없겠어요. 하지만 돈이야 죽으면 필요 없게 되는 거고 살아남는다면 또 벌면 되겠죠. 집에 가서 조금 더 생각을 해 봐야겠네요. 지금 모든 것을 결정하기엔 너무 버거우니까요."

그녀는 고개를 끄덕이며 내게 서류 뭉치를 건네주었다. 그 안에는 치료소를 소개하는 간단한 책자와 자기 어머니인 샬럿 거슨 스트라우스의 전화번호, 그리고 흔히 불치병이라고 불리는 병으로부터 거슨요법을 통해 최근에 치료된 사람들의 수기가 적혀 있는 글들과 특별 요리법, 유용한 주소들과 함께 영국에서 거슨요법을 행하는 방법을 설명하는 굵은 책 한 권이 들어 있었다. 서류뭉치들을 마치 미궁에서 출구로 나를 인도해 줄 마법의 실이라도 되는 양 꼭 붙들었다. 정보, 공포, 의심, 희망, 그리고 감당할 수 없는 피로가 머리를 무겁게 했다. 마거릿에게 감사하다고, 좋은 밤 되라고 인사를 했다. 그리고 결정을 내리는 대로 그녀에게 전화를 해 주기로 약속했다. 그게 어떤 결정이 되었든 말이다.

6 결심

집에 도착했을 때 나는 자동응답기의 코드를 뽑아 버리고 소파에 누워 초점 없이 몽상 속에 몸을 내맡긴 채 떠다니기 시작했다. 두뇌를 담고 있는 머리와 이성적인 의지뿐만이 아니라 전체적인 나라는 존재가 암에 걸려 죽기를 원하는지 아니면 치료법을 통해서 낫길 원하는지를 알아야만 했다. 최근 몇 시간 동안 두 가지의 선택은 내게 너무나도 사실적으로 다가와 두 개의 선택이 어떤 결과를 낳게 될지 생생하게 상상할 수 있었다. 그와 동시에 오랫동안 잃어 버렸던 평화로운 느낌이 다시 내게로 돌아오고 있었다. 이제 더 이상 긴장하거나 불안해 할 것이 없는 것 같았다. 나는 시장조사를 끝냈고 상품을 검사했으며 자유롭게 선택할 권리를 확보했다. 이제 내게 남은 것은 무엇을 구입할지 결정하는 일뿐이었다.

어디까지나 이론상으론 정말 신나는 치료법이었다. 하지만 실제로 치료법을 행하는 것이 어떤 어려움을 수반하게 되는지 알게 된 지금 나는 두려웠다. 18개월 동안의 일관된 실천과 24시간 동안 한눈팔 여유 없음… 나의 급한 성격과 심심한 것을 도저히 참지 못하는 체질은 어떻게 할 것인가? 거슨 박사의 책에는 다음과 같은 불길한 문장이 있었다. "주의—매우 중요함" 그리고 그 밑에 "어떠한 이유에서든 치료법을 충실하게 이행해 낼 수 없다면 시작하지 않을 것을 권함." 나는 살아오면서 어려운 것이라든가 단조로운 것을 충실하게 잘 이행해본 적이 없었고 이제 와서 내가 바뀔 것이라는 희망 또한 가지고 있지 않았다.

하지만 치료법을 충실하게 따랐는데도 병이 낫질 않았다고 가정해 보자. 충분히 생각해 볼 수 있는 가능성이다. 얼마 남지 않은 몇 달을 낭비하고 정말 기뻐할 만한 것들을 할 수 있는 힘조차 남기지 못한 채 화만 내게 될까? 예를 들어 내가 가장 좋아하는 장소들을 다시 찾아가 본다든가 하는 것들 말이다. 먼저 여행을 하고, 죽는 건 나중으로 미루는 것이다. 샤르트르, 링컨, 랑, 베젤레 성당들을 다시 한 번 찾아가 보고 싶었다. 바스, 루카, 트로기르, 톨레도 마을에도 가고 싶었다. 겨울의 에이브베리, 이른 봄의 페인스윅, 그리고 무더운 여름날 곱고 아름다운 소리를 내는 개울가에 시냇물이 흘러가는 게 창밖으로 보이는 프랑스 피레네에 있는 호텔도 생각이 났다.

안 돼, 집중해야 돼. 그래. 치료법. 만약 치료법을 행해도 효과가 없다면 난 죽게 될 것이다. 그게 뭐 잘못됐다는 것은 아니다. 나는 "죽음은 한 방에서 다른 방으로 건너가는 것과 별다를 바 없다"고 한 시인 블레이크의 말에 동의하는 사람이었다. 이미 오래전에 죽는다는 것은 태어난다는 것만큼이나 당연한 일로 받아들였고 최소한 죽음을 두려워하지는 않았다. 죽음을 통해 다른 존재 상태로 넘어가는 그 과정을 왜 무서워해야 할까? 내가 얼마 안 가 암으로 죽게 될 것이라면 중요한 것은 삶에 달라붙어 떨어지지 않으려고 바둥거리는 것이 아니라 몸에 대한 집착을 없앤 채 다른 차원으로든 뭐로든 조용히 흘러가게 두어야 할 것이다. 흠, 정말로 그렇게 생각해? 내 머릿속에서 나를 비웃는 듯한 조롱의 목소리가 들렸다. 말은 쉽지. 몇 년 전 스스로를 티벳의 라마승이라고 칭한 롭상 람파(T. Lobsang Rampa)의 책들이 바쁘게 팔리던 시절, 당시 가족들 사이에서 슬픈 일이 일어나 어디로든 떠나 버리고 싶었을 때 책에 나온 유체이탈의 방법을 열심히 시도해 본 적이 있었다. 하지만 결국 실패했다. 내 영혼은 몸에 굳건히 자리를 잡은 채 꿈쩍도 하지 않았고 이런 시도는 주변 사람들에게 우스갯거리로 남게 되었다. 생각해 보면 나는 너무나 지상에 미련이 많아서 아마 내 의지만으로는 육체를 떠날 수가 없었던 것 같다. 아… 하지만 말기 암이라면 얘기가 달라질지도 모르겠다.

아, 이럴 수가. 또 샛길로 흘러가고 있었다. 죽음으로써 얻어지는 이점에 대해 생각하는 것이 삶에 대한 집착에 허우적대는 것보다 마음이 편할 수 있다는 사실은 변함이 없었다. 이제 항상 나와 같이하며 걸어다닐 때보다 침대 위에서 잠을 청할 때 더욱 강해지는 이 짓눌리는 듯한 피로가 나를 이렇게 만드는 것 같았다. 특히 요 며칠 사이에 겪었던 급박한 상황의 전개와 감정적 긴장 때문에 이제 죽는 것 밖에는 이 피로를 풀 방법이 없을 것 같았다.

나는 예전에 봤던 낡디낡은 차가 한 대 생각났다. 차창에는 "헨리에 왔다감", "카디프에 다녀감" 하는 식으로 전국의 모든 마을 이름이 적힌 스티커로 도배가 되어 있었고 그 가운데는 "우리는 모든 곳을 가 봤습니다"라고 쓰인 큰 스티커가 자랑스럽게 붙어 있었다. 그러니 그렇게 치즈윅의 버드나무 아래 박살이 난 채 버려져 있을 수밖에… 그리고 그 차와 내 상태가 얼마나 자연스럽게 비교되던지… 어쩌면 나 역시 자신도 모르는 사이에 모든 곳을 다녀봤으며 이제 더 이상 갈 곳이 없는지도 모르겠다.

죽음은 이 피로를 거두어 갈 수 있을 것이다. 노화라는 병마와 함께 말이다. 신이 사랑하는 자들은 단명하기보다 어느 정도 부를 즐기며 중년의 나이에 죽는다던데… 아, 또 허영을 부린다. 주변 사람들이 자신의 하얗게 센 머리를 보며 영원하지 않은 삶에 대해 한탄하고 걱정할까 봐 머리를 검게 물들이는 과거 늙은 일본인들을 예로 들며 젊게 보이고 싶어 하는 나의 마음을 변호했었지만, 이젠 그런 변명도 더 이상 통하지 않았다. 우울하고 싶지 않은 건 내 주변 사람들이 아니라 바로 내 자신이라는 것을 알게 됐으니까. 난 늙고 추하게 나이 먹는 것을 끔찍하게 싫어했다. 삶의 재미가 없어지고 긴장감이 사라지는 게 싫었다. 좋은 경험이든 나쁜 경험이든 미지근하거나 흐릿흐릿하게 되지 않도록 내가 중요하다고 생각하는 일들에 언제나 정열적으로 그것만을 바라보며 달라붙었다. 하지만 자연의 섭리에 따라 다가오는 것은 중년의 세월이 가져다주는 평정심, 식어버린 불꽃, 지루함과 노후들이었고 그런 식으로는 절대 살고 싶지 않았다.

이 얼마나 로맨틱한가. 아니면 철없는 생각일까?

하지만 이런 생각은 밑도 끝도 없었기에 결론을 내리려는 노력을 그만두었다. "그녀는 삶을 사랑했고 죽음을 환영했다." 먼저 저세상으로 간 친구가 직접 쓴 이 비문이 지금 나의 상황을 정확하게 표현하고 있었다. 마치 그녀가 나를 대신해서 말해준 듯 더할 게 없었다. 이제 나는 의미를 찾아 헤매기보다는 의미 있는 삶의 모습을 보이는 단계로 접어들고 있었고, 삶과 죽음이 둘이 아님을 깨닫는 경지에 이르렀다.

지금 죽음은 너무나 편안하게 다가왔다. 푸른 소파에 가만히 누워서 깨끗하고 차분한 바다로 빠르게 수영해 들어가 자유와 행복, 완성과 만족을 만끽하며 전혀 힘들이지 않고 육지로부터 점점 멀리 수영해 나가는 느낌이 들었다. 아, 죽음이여. 그대의 어디가 고통스러운가? 대체 어디란 말인가. 자유라고 읽히는 죽음이여.

시간조차 느낄 수 없는 황홀한 순간이었다. 그런데 갑자기 이상한 일이 벌어졌다. 최면 같이 나를 빨아들이던 평화가 순식간에 산산조각 나 버렸다. 몸을 이탈하는 느낌 또한 부서졌다. 마치 누군가가 저 멀리서 나에게 고무줄을 '틱' 하고 쏴 맞혀 현실세계로 다시 추방한 것 같았다. 아마 내가 가서는 안 될 금지된 영역에 침입하고 있었고, 보이지 않는 문지기가 나를 왔던 곳으로 다시 내쫓은 것 같았다. 하지만 그런 충격 속에서도 내가 느꼈던 죽음과 자유에 대한 기분은 진실이며 참된 것이라는 걸 알 수 있었고 아직 내가 떠나야 할 시간이 아니기에 내 삶을 계속 지속시켜야만 할 것 같았다.

떠날 때도 아닌데 떠나려 하더니 꼴좋다고 속으로 생각했다. 저 끝에서 다시 이쪽으로 던져 지는 듯한 경험은 나를 뼈 속까지 깜짝 놀라게 했지만 이상하리만큼 상쾌하기도 했다. 좋아, 한번 살아 보는 거야. 그렇게 결심했다.

그리고 젊었던 시절, 또는 그다지 젊지 않았던 시절의 감정적 구속이나 노이로제들로부터 드디어 자유롭게 벗어나 보는 거다. 게다가 최근에 들어서야 내 기반을 찾고 목적을 세우며 삶의 방식을 바꿔 오기 시작하지 않았는가. 그리고 내가 사랑하는 사람들. 내 소중한 정의이자 사랑과 우정의 연결고리들… 갑자기 나는 그들 개개인이 가지고 있는 그 무엇과도 바꿀 수 없는 특별함, 그들의 따뜻하고 바보 같고 착한 심성에 대한 맹렬한 사랑에 사로잡혔고 그들을 떠나보낼 생각을 도저히 할 수 없었다. 내가 그 사람들의 삶에 속해 있듯 그들 역시도 내 삶의 일부였다. 우리는 모두 같이 여행을 하고 있었고 이제 와서 혼자 일방적으로 빠져나오고 싶지 않았다.

나에게 달린 것이다. 마음을 굳게 먹었다. 살고 죽는 것은 모두 내게 달렸으니 빨리 마음을 바로잡고 무언가를 해야만 한다. 만약 지금 죽어 버린다면 내 인생은 지금껏 아무 열매도 수확하지 못한 채 끝나 버린 하찮은 인생이 되어 버릴 것이다. 정말 나는 지금까지 아무것도 하지 않은 채 이런저런 계획들만 잔뜩 늘어놓았고 그런 것으론 불충분했다. 뿐만 아니라 한 번에 스스로 목숨을 끊는 것은 거부하면서, 천천히 아무 힘도 들이지 않고 자살하길 원한다는 것은 얼마나 위선적인가.

그리고 무엇보다 한 멍청한 의사가 내 암을 제대로 치료하지 못했다고 해서 죽어 버리는 건 또 얼마나 바보 같은 짓이란 말인가.

나를 사로잡았던 충격이 사라졌다. 이제 나는 화가 났고 싸울 채비가 단단히 되어 있었다. 지금까지 억압되어 있던 레녹스와 암 협회(cancer establishment)에 대한 분노가 의식 속에서 맹렬히 솟아 나오고 있었다. 나는 분노에 차 온 집안을 돌아다니며 집안의 모든 불을 켰다. 또한 창문과 현관문을 열어 살을 에는 1월의 밤바람이 들어오게 했다. 폐를 공기로 채우기 위해 들이쉬는 큰 숨. 기지개를 켜고, 발을 구르고, 가볍게 체조를 했다. 좋아, 이제 됐어. 시작하자.

후디에게 전화로 내 결정에 대해 말했다. "거슨요법을 해 보기로 결정했어." 그에게 말했다. "그리고 멕시코에 있는 거슨 치료소로 가서 어떻게 해야 치료법을 제대로 하는 건지 배워 올 거야."

"좋아! 정말 기쁜걸. 저녁 내내 여기 앉아 걱정하면서 전화오기만을 기다리고 있었어. 언제 떠나고 싶은데?"

"되도록 빨리. 어쩌면 다음 주 초쯤에나… 꾸물대면서 암이 몸속에 더 퍼져 가는 걸 기다릴 이유는 없으니까. 아, 당신을 떠나는 건 정말 싫지만 이게 최선의 방법이야. 그리고 돈이 허락하는 대로 가능하면 오래 그 치료소에 있고 싶어. 굉장히 비싸거든."

"신경 쓰지 마, 내가 도와줄게. 어떻게든 돈을 마련할 수 있을 거야. 당신이 건강해져야지. 그리고 당신은 분명 건강해질 거야. 난 알아."

사랑하는, 나의 사랑하는 후디… 그리고 그의 버릇인 앞뒤 안 가리는 낙관적인 성격… 하지만 이번만큼은 '그걸 당신이 어떻게 알아?' 라며 질문하는 대신 "당신 말대로 이뤄졌으면 해. 내가 죽더라도 최소한 노력이 부족해서라는 말은 듣고 싶지 않아"라고 말했다.

좋은 밤을 보내라고 서로 인사했다. 불쌍한 사람. 또다시 그가 가장 두려워하는 공포가 현실이 되어서 다가왔고, 그 현실이 나에게 묶여 있는 이상 그는 뒤돌아 도망칠 수도 없었다. 일 년 전 내 병을 간호해 주는 것도 간신히 버텼던 사람이 앞으로 올 몇 달—내가 죽지나 않는다면—동안은 어떻게 버텨 낼까?

밤이 깊었지만 캐서린에게 전화로 내 결정에 대해 알려 주었고, 거슨 박사 책을 들고 침대로 올라갔다. 하지만 이번엔 '퇴행성 질병의 미네랄 대사' 도 내가 잠에 빠져드는 걸 오래 막진 못했다.

아침에 정신이 들어 일어났을 땐 지난 밤 꿈들이 혼란스러워 한 조각의 꿈만이 의식 속에 남아 있었다. 꿈속에선 내 별자리인 전갈과 암을 상징하는 게(Cancer)가 우울한 바닷가에 있는 바위 양쪽 끝에 서서 서로를 노리고 있었다. 두 마리의 갑각류는 모두 매섭고 무자비하게 보였다. 삶과 죽음이 걸린 긴장된 대결 속에 둘은 독침과 집게발로 공격할 채비를 하고 상대방의 조그마한 움직임이라도 포착하려 노려보고 있었다.

그 꿈이 정확히 어떻게 끝났는지는 기억나지 않는다. 어쩌면 승부가 나지 않았는지도 모르겠다. 그 싸움은 다른 꿈에서 계속 지속될 테고 그 둘 가운데 하나가 승리할 때쯤이면 난 죽었든 살았든 둘 가운데 하나일 것이다. 그래, 말이 된다. 최근 몇 년 동안 나는 전갈의 특징인 결단, 끈기, 그리고 인내를 소홀히 하고 있었다. 어쩌면 이제 다시 그것들을 되찾을 때가 된 것이다.

7 작별인사

　런던과 캘리포니아의 시간차 때문에 다음 날 오후까지 기다려서야 샬럿 거슨에게 전화할 수 있었다. 전화번호를 꾹꾹 누르며 몸이 조금씩 떨리는 것을 멈출 수가 없었다. 지구 반대편에 사는 알지도 못하는 사람과 사느냐 죽느냐 하는 문제에 대해 논하려고 한다는 생각에 왠지 두려워졌다. 그녀가 집을 떠나 다른 곳에 있지 않을까, 내년까지 예약이 꽉 차 있지는 않을까 하는 생각들이 나를 더욱 두렵게 했다.

　전화를 걸자 샬럿이 즉시 받았다. 내 소개를 했고 그녀의 딸 마거릿과 나눈 대화를 얘기한 뒤 치료소에 자리가 있는지를 물어보았다.

　"당장은 모르겠군요. 한번 확인해 보겠습니다." 깨끗하고 또렷한 목소리였다. "하지만 먼저 왜 이곳에 오시려는지 얘기해 주세요."

　"악성 멜라노마에 걸렸어요. 두 번째 종양이 허벅지에 있고요."

　"흠, 그러시다면 치료소에서 크게 성공한 사례 가운데 멜라노마 환자가 있다는 사실을 아시면 기쁘시겠군요. 27년 전에 제 아버지가 치료한

한 환자분은 아직도 정정하게 살아계신답니다. 그 후로도 완치된 사례가 많이 있고요. 지금까지 수술을 몇 번 받으셨죠?"

"절제술을 한 번 받은 다음에 피부이식을 했습니다."

"방사선치료나 화학요법은요?"

"전혀요."

"좋아요. 그걸로 회복하실 가능성이 더 높아지신 겁니다. 여기 오시는 분들 가운데는 현대의학으로 몸을 너무 망쳐 놔서 저희들도 손 쓸 수 없는 분들도 있거든요. 혹시 자신의 혈중 림프구 수를 알고 계시나요?"

"네, 저한테 검사결과가 있어요. 여기 있네요. 혈중 림프구 수 32."

그 숫자가 좋은 것인지 나쁜 것인지 궁금해 하며 알려 주었다.

"괜찮네요." 샬럿이 말했다. "림프구 숫자가 '10' 이하로 떨어지면 거슨 치료법도 보통 소용이 없게 돼서요. 두 번째 종양을 발견하신 게 언제죠?"

"아직 한 달도 안 됐어요. 받기 싫은 수술을 더 해야 한다는 말만 들었죠."

"물론 싫으시겠죠. 수술해도 소용없어요. 이곳에 빈 방이 있다면 언제쯤 오실 수 있나요?"

"열흘 정도 뒤에요. 대략 1월 19일쯤."

"좋아요, 어떻게 해서든 방을 분명히 마련할 수 있을 겁니다." 샬럿이 기분 좋게 말했다. "내일 이 시간에 다시 전화를 걸어 주시면 확실히 말씀 드릴 수 있을 것 같군요. 그 동안엔 비행기 표를 예매해 놓으세요. 먼저 로스앤젤레스에 내리셨다가 거기서 샌디에이고로 오시면 그곳으로 저희들이 데리러 가겠습니다."

1만 킬로미터나 떨어진 곳에서 들려온 명쾌한 설명이었다. 내 집에 처음 오는 손님에게 가장 가까운 버스 정거장에서부터 집으로 오는 길을 설명하듯이 하다니 왠지 재미있었다. 이렇게 짧은 시간 안에 어떻게 그 모든 걸 해야 할지 앞이 캄캄했다. 하지만 그 순간부터 앞으로 나아가 겠다는 내 결정이 장애물을 걷어내 버린 듯, 모든 일이 순조롭게 진행되었다. 아일랜드의 속담처럼 산이 스스로 깎여 계곡을 이루었고 나로 하여금 빠른 속도로 밑으로 내려갈 수 있게 해 주는 것 같았다. 여권의 만기일이 다가오고 있다는 사실조차 내 계획을 바꾸게 하지 못했다. 여권 사무실에 가서 왜 서둘러 미국으로 가야 하는지 설명해 주었더니 직원이 알겠다며 고개를 끄덕이곤 이틀 뒤에 새 여권을 가지러 오라고 했다.

"저희들에게 전혀 시간을 주시지 않는군요?" 직원이 부드럽게 말했다.

"죄송해요." 그런 그에게 말했다. "제게 남은 시간도 많지 않아서요."

그때는 더 이상 아무것도 나를 놀라게 할 수 없을 것이라고 생각했지만 여권에 나온 내 사진을 보니 눈이 휘둥그레졌다. 사진 속에는 생명이 다 타버려 이제 곧 죽을 것 같은, 누군지 모를 여자의 모습이 있었다. 그렇지만 사진을 새로 찍지는 않았다. 시간이 가면 갈수록 힘들어 짐을 느끼는 이 시점에 새로 찍는다고 해봤자 더 끔찍하기만 할 것 같았다. 허벅지 안쪽에 자리 잡은 종양은 만질 때마다 점점 더 커지는 듯했다. 내 왼쪽 어깨 뼈와 겨드랑이에도 뭔가 묵직한 불편함이 자리 잡아 가고 있었다.

다음 날 샬럿은 20일에 빈 방이 하나 날 것임을 알려 주었고, 내가 도착하는 날은 너무 늦어 치료소로 갈 수 없을 테니 샌디에이고에 있는 모텔에서 자야 할 것이라고도 했다. 그 순간만은 모든 걸 잠시 멈추고 좋은 소식에 기뻐했지만 감히 마음을 놓거나 해이해 질 수는 없었다. 나는 이 모든 것을 빠른 속도로 밑바닥을 보이고 있는 내면의 힘으로 해내고 있었고 그 힘이 소진돼 버린다면 엔진에 다시 시동을 걸 자신이 없었다. 제발 이것만 어떻게든 헤치고 나가자. 내 몸에 간절히 부탁했다. 지금까지 내가 너한테 잘못했던 거, 정말 미안해. 지금 피고 있는 담배도 그렇고 조금 있다가 필 담배에 대해서도 너무 미안해. 내 불쌍한 몸뚱이야, 버텨만 준다면 치료소에서는 오직 너만 생각할거야. 치료소에서 다 끝난 뒤에도 그렇고. 정말이야, 약속해.

몸이 나에게 답을 줄 때까지 기다리지 않았지만 힘없이 쓰러지지 않은 걸 보니 그 자체가 대답이었나 보다. 비행기 표 예약, 사무실 비우기, 여권과 비자 받기, 치과와 미용실에 다녀오기, 친구들에게 전화나 편지로 작별인사 하기 등등, 해야 할 모든 일들을 마침내 끝마쳤다. 마지막으로 은행에서 달러 수표를 받으면서 걱정스러운 눈치를 보이는 은행장에게 반드시 멕시코에서 돌아오겠다는 말을 했다(그 말에 그는 무척이나 놀란 듯했다). 그러고는 일단 가능한 대로 거슨요법을 집에서 시작했고 많은 시간을 야채와 과일을 자르는 데 소비해야 했다. 식단 때문인지 병 때문인지 일주일 동안 4킬로그램이나 살이 빠졌다. 그 덕에 평소에 바라던 몸무게로 돌아갔기에 걱정 따위는 하지 않았다.

내 삶에 의미를 부여하는 사람들을 대하는 것이 가장 어려운 일이었다. 수화기를 들고 엉엉 우는 엄마에게 우리 가족 가운데 멕시코에 가본 사람도 전혀 없었고 거슨요법도 그다지 유명한 것은 아니지만 거기에서 모든 게 다 잘 풀릴 것이라고 다독였다. 끝없이 배려해 주는 직장 상사인 빅터와 모니카에게도 왜 거슨요법이 해결책이 될 것인지도 설명해야 했다(정말 내가 그 사람들을 설득하려 했는지 아니면 오히려 나 자신을 설득하려 했는지 분간할 수 없었다). 불안해하는 친구들에게도 '그래, 난 올바른 일을 하는 거야, 그래, 확신해, 아니, 이제 다른 사람과 더 이상 상담하고 싶지 않다고 말해 줘야 했다.

다행히도 캐서린과 채식 레스토랑에서 작별의 만찬을 가졌을 때는 그녀에게 내 다짐을 다시 확신이 들게 하거나 설득할 필요 없이 오히려 서로 모든 것이 정상인 듯 말하고 행동했다. 캐서린을 졸라 식사를 완성하는 차원에서 근처의 시끌벅적한 술집에서 브랜디를 한 잔 마셨다. 술집에서 나온 후 평생 처음으로 캐서린이 이상할 정도로 나를 과잉보호하려 했고 택시로 집에 갈 것을 권했다. 나는 거절했지만 회색빛 얼굴과 노랗게 변한 눈에 대중교통은 고사하고 문 밖으로도 못 나갈 정도로 아파 보이는 술집의 거울에 비친 내 모습은 캐서린이 왜 나에 대해 그렇게 걱정하는지 깨닫게 해 주었다.

내가 안절부절 못하던 사이, 나는 후디가 얼마나 변했는지 갑자기 깨닫게 되었다. 그는 침착하고 자신감이 있어 보였으며 자신에게 무슨 일이 닥치든 준비가 되어 있는 강한 남자의 모습을 하고 있었다. 아주 오래전 내가 잠깐 아팠을 때 자신이 마주한 현실에서 도망치던 겁먹은 꼬마의 모습은 어디에도 없었다. 그는 내가 돌아와서도 거슨요법을 계속할 수 있도록 집을 꾸미고 도와줄 사람을 구하는 일도 자청했다. 그를 향한 깊은 감사의 마음과 더불어 이곳에 지진이 나거나 역병이 돌지 않는 한 모든 것이 제자리를 지키고 있으리란 걸 확신할 수 있었다. 하지만 그가 이 여행에 대해서 정말로 어떻게 생각하는지는 알 수 없었다. 나도 마찬가지였다. 멕시코에 있는 알지도 못하는 사람들에게 내 재산 대부분과 인생 전체를 맡겨 버리는 게 완전히 미친 짓이 아닐까 하는 불안이 이따금 뒤에서 내 등을 찔러 오고 있었다.

멕시코로 떠나기 며칠 전 앤 프록터에게 전화를 해서 거슨요법을 소개해 줘 고맙다는 인사를 했다. 2년 기간의 상담원 교육이 끝난 뒤에는 자주 만날 기회가 없었지만 그녀가 명상을 가르치며 치유사(healer)로서 활동하고 있고 수강생 가운데에는 암환자도 있음을 알고 있었다. 또한 예전에 같이 교육을 받을 때 빵집이 단체로 파업에 들어가 빵조각 하나 구해 먹을 수 없었던 우리들에게 집에서 직접 구운 빵을 가져와 나눠 주던 그녀의 따뜻함과 인자함이 기억났다. 지금도 그녀는 내게 특별한 것을 주고

자 했다. 만약 내가 런던 교외에 있는 자신의 집에 온다면 암 환자들에게 큰 도움이 되는 사이먼턴 명상법에 대해 가르쳐 주겠다고 했다.

"멕시코에 가서 도움이 될지도 몰라." 그녀는 말했다. "불행히도 거슨요법은 정신적인 차원의 치유는 다루지 않으니까 말이지. 물론 스스로도 명상을 할 수 있겠지만 사이먼턴 기법이 유용하게 쓰일 거야."

좋은 생각처럼 들렸다. 바쁜 스케줄 속에 시간을 쪼개어 후디와 함께 서레이(Surrey)에 있는 앤의 집을 찾아갔다. 너무나 시간이 없어서 그녀가 직접 재배하고 키우는 벌집, 채소밭, 그리고 닭들을 구경해 볼 시간조차 없었다. 대신에 그녀가 하는 연구의 내용들과 사이먼턴 명상법에 대해 단도직입적으로 물어보았다.

명상법은 의외로 간단했다. 환자는 하루에 두 번씩 깊은 이완을 취한 뒤 머릿속에 자신의 암을 상징하는 어떤 물체를 상상한다. 철 덩어리, 상어, 공상과학소설에 나오는 괴물 등 아무거나 가능했다. 다음에는 자신의 몸속 정의로운 용사들인 백혈구를 다른 모습으로 그린 뒤 그 백혈구가 암을 상징하는 물체를 부수는 것을 상상한다. 처음에 취하는 깊은 이완은 자유로운 상상을 돕는다. 어떤 연구자들의 말에 따르면, 모든 사람들이 가지고 있는 버릇인 스트레스와 긴장이 암을 생기게 하는 요소 가운데 하나라고들 하는데 이완은 이것을 증발시켜 버린다. 마지막으로 사이먼턴 기법은 환자로 하여금 목표를 세우고 자신감을 되찾게 한다. 그리고 명상법에 집중함과 동시에 완쾌에 대한 절대적 믿음을 갖게 해 환자가 자신을 강하고 건강한 사람으로 보게 되고 좀 더 능률적인 활동에 참여할 수 있게 한다고 했다.

사이먼턴 명상법은 미국의 암 전문가인 사이먼턴과 정신상담치료사인 그의 아내가 함께 창조해 낸 것으로서 마음과 몸 사이를, 그리고 병마와 삶의 의지 사이를 강하게 묶어 주는 기법이었다. 자신들을 찾는 환자들이 이미 현대의학에 의해 실패를 겪은 사람들이었지만 사이먼턴 부부는 텍사스에 있는 그들의 연구소에서 놀라운 성공을 이루어냈다. 암뿐만이 아니라 현대의학이 저질러 놓은 파괴까지 치료해 주는 명상 법은 분명 크나큰 힘을 발휘하는 것 같았다.

이전부터 훈련했던 상상요법 덕분에 앤과 나는 더 이상 기초적인 것 에 대해 얘기하지 않고 그대로 명상법을 시도해 볼 수 있었다.

내 머릿속에 떠오른 종양의 모습은 찬란하고 반짝이는 배경 한가운데 꼴 보기 싫게 박혀 있는 검고 딱딱한 물체였다. 백혈구는 작고 착해 보 이며 동그란 모습을 하고 있는 병사로서 동으로 만든 투구와 갑옷을 입 은 채, 코미디 오페라의 코러스 같은 모양새로 나타났다. 그들은 질서 정연하게 다가와 동으로 만든 작은 칼로 검은 덩어리를 자르고 찍어 댔 지만 그다지 소용없어 보였다.

"걱정하지 마." 내 상상 속에서 치른 너무나도 무력한 싸움 얘기를 들 은 앤이 토닥거리며 말했다. "이제 시작일 뿐이니까. 중요한 건 이런 상 상의 게임을 통해서 몸의 면역체계를 집결시키고 강력하게 만들 수 있 다는 거지. 지금 너는 완전히 지쳐 힘이 없으니까… 처음부터 강력한 반응을 기대할 수는 없겠지!"

"그럼 시간이 지날수록 반응이 커갈까?"

"물론 그렇지. 상상 속의 형상은 언제나 변해 가고, 그 모습을 통해서 네게 얼마나 진전이 있었는지 알 수 있어. 예를 들어 처음에는 조그만 청어의 모습을 했던 백혈구들이 나중에는 황새치나 피라니아의 모습으 로 바뀐다면 호전되고 있다는 거고, 이 기법을 통해 면역체계가 강해지 고 있다는 걸 알 수 있는 거지."

"그렇구나. 그리고 만약 피라니아들이 이빨 하나 없는 금붕어로 바뀌 어 버린다면 잠깐 멈추고 뭐가 잘못되었는지를 생각해 봐야겠지. 이제 알겠어. 하지만 내가 걱정하는 건 지루함 그 자체야. 매일매일 똑같은 상상을 두 번씩 하고, 거기에다가 끝이 안 보이는 녹즙이랑 관장… 너무 단조로울 것 같아."

앤은 웃었다. "정말로 단조로운 거지. 상상속의 모습에 변화가 조금 나타난다고 해도 말이야. 그리고 넌 성격 자체가 급하니까. 그럴 만도 해. 하지만 약점을 콕콕 찌르기 시작하며 나타난 애꿎은 상황들이 우리가 그 약점을 고치기 전까지 가시지 않는 걸 느껴 본 적이 있지 않아? 꽤 괜찮은 교육이지."

"세상에, 네 말대로야. 한데 문제는 난 이제 와서 교육이나 받고 싶지 않다는 거야. 카를 융이 한 말 중에 이럴 때 힘이 되는 게 있지. '자유의지란 반드시 해야 하는 것을 즐겁게 할 수 있는 것이다.' 이 말 때문에 그다지 맘 편한 적은 없었지만 이젠 다시 생각해 봐야겠어."

하지만 명상법이 대개 그러하듯 익숙해지려면 아직은 조금 더 시간이 필요했다. 집에 오는 길에 명상법에 대해 생각해 보았다. 그것은 매우 차분하고 논리적인 기법이었지만 왠지 나를 차갑게 바꾸어 놓았다. 명상법의 효능을 의심하진 않았지만 이것이 정말 내게 필요한 것인지 확신이 서지 않았다. 내 몸에는 심각한 문제가 있고 육체적인 치료가 시급하기에 정신적인 치유나 그런 모든 것들은 일단 미뤄야 함을 알고 있었다. 한 가지만 하는 것도 빠듯했기에, 두 가지를 한꺼번에 하겠다는 생각은 들지 않았다.

결국 짐을 싸서 떠나야 할 시간이 왔다. 눅눅하고 어두운 월요일에 나를 도저히 떠나보낼 수 없다는 후디를 대신해 친구 팻이 공항까지 배웅해 주었다. 그녀가 동행해 준다는 것이 너무나도 고마웠다. 외로움이 순식간에 나를 사로잡았기에 내가 아는 사람들, 특히 절친한 친구들과 같이 있고 싶었다. 심지어는 생전 알지도 못하는 사람이라도 좋으니 되도록 많은 사람과 함께 있고 싶었다. 내가 조금만 더 용기가 있다면 큰 소리로 다른 사람들에게 외쳤을 테다. '나 좀 보세요. 난 당신들이 모두 무서워하는 질병에 걸렸어요. 암이죠. 하지만 난 아직도 평범한 인간이고 몸속에 세포가 다른 방식으로 번식하고 있다는 것 외에 당신들과 다를 게 전혀 없어요. 제발 나와 얘기해 보고 내가 아직 평범한 사람이 아니라고 부정할 필요가 없다는 걸 확인해 주지 않을래요?'

그렇다고 팻에게 이런 심정을 드러내지 않았다. 내 감정을 그대로 표출할 필요는 없었다. 팻과 나는 서로의 내면에 대해 잘 알고 있었고 수많은 시간들과 경험을 같이 공유해 왔다. 개트웍 공항에 가는 길에 팻과 나는 보통 때보다 더 많은 얘기를 나눴고, 보통 때보다 적게 웃었으며 25년 동안 갈고 닦아온 우정을 통해 예술의 경지에 다다른 우리들만의 의식적인 말싸움을 작게 벌였다. 그녀가 프로이트를 신봉하는 불가지론자로서 바흐의 음악을 연주하길 좋아하는 사람이라면, 나는 모차르트의 음악을 듣기 좋아하는, 다종교적 융의 신봉자였다. 때때로 이런 근본적인 차이점들은 폭소를 자아내는 수많은 대화를 이끌어 내고 둘 다 한 발짝씩 물러나 서로의 관점을 존중하게 했다.

하지만 개트웍 공항으로 가는 기차 안에서 우리들의 논쟁은 평소보다 약했다. 그녀는 분명 그날 아침의 끔찍하고 무거운 의미를 공유하고 있었지만 투박한 스코틀랜드 성격 때문에 얘기하지 못했으리라. 어떻게 하면 값어치를 따질 수 없는 친구인 팻에게 나의 고마움을 표현할 수 있을까? 이 모든 것이 끝나고 나면 같이 축배라도 하자고 할까? "다 끝나면 파티를 여는 거야." 작별인사로 그녀를 안으며 중얼거렸다. 파티에 살아서 갈는지, 죽어서 갈는지 아직 알 필요가 없었다.

이륙 후 한 시간 정도 지나자 좌석이 절반밖에 차지 않은 비행기의 여유와 고요함이 좋아지기 시작했다. 공간과 고요함은 진정제와도 같았다. 지난 3주 동안 나는 거의 혼자였던 적이 없었고 프라이버시에 대한 갈구가 나를 좀먹기 시작하고 있었다. 아쉬람(Ashram)*으로 가는 거다. 뭐, 아쉬람 같은 곳이지만… 비행기를 타기에 앞서 미리 주문한 기내의 채식은 그야 말로 쓰레기였고 영화도 별로였다. 하지만 그런 건 중요하지 않았다. 아무것도 중요하지 않았다. 저 아래 끝없이 펼쳐진 세상 위엔 아무것도 보이지 않았다. 처음에는 아무것도 없는 바다가 보였고 그 다음에는 거대하고 황량한, 그리고 역시 아무것도 없는 캐나다의 평원이 보였다. 아직도 지구에 이렇게 아무것도 없는 땅이 많았다는 게 이상했다.

구역질나는 로스앤젤레스의 공항을 떠나 샌디에이고에 도착했을 때 현지 시각은 오후 8시를 가리켰고 내 몸의 시계는 새벽 3시를 가리켰다. 내가 예약한 모텔은 깔끔하고 값쌌지만 서비스는 눈 씻고 찾아봐도 없는 곳이었다. 먹을 것도, 마실 것도 없었고 내 짐 가방을 위층으로 들어 줄 사람도 없었다. 예전에는 꽤 무거운 짐들도 혼자 들고 다녔는데 그런 내가 가방 하나를 위층으로 들고 올라갈 힘조차 없다는 사실을 깨달았을 때 왠지 모르게 두려워졌다. 결국엔 역시 모텔의 손님인 어느 착한 사람이 내 짐을 들어 주었다. 나의 뱃속은 텅 비었지만 감히 음식을 구하러 나갈 수 없었다. 예전에 본 여행가 윌프레드 세시저(Wilfred Thesiger)의 말에 따르면, "그럴 때 내가 해야 할 일은 배고픔이 사라질 때까지 납작하게 누워 있는 것"이었다.

하지만 그 전에 먼저 거슨 병원에 전화를 했다. 한 남자가 받았다. 내 도착을 알렸고 그 남자는 내일 10시에 누군가가 데리러 올 것이라고 말해 주었다. 그게 전부였다. 그리곤 잠속으로 빠져들었다.

---

* 진리나 깨달음을 추구하는 이들이 만든 공동체.

8 거슨 병원의 첫 날

아침 식사도, 세면대의 고무마개도, 서랍에 달렸어야 할 손잡이도 없지만 농담 같은 경고문만은 붙어 있는 이상한 모텔에서 잠에서 제대로 깨는 데는 시간이 걸렸다. 그곳은 내 존재만큼이나 비현실적으로 보였다. 나와 가까운 사람들 가운데 내가 정확히 어디에 있는지 아는 사람은 아무도 없었고 나만 홀로 동떨어져 있었다. 어쩌면 대양과 대륙을 건너는 사이에 종양이 사라졌을까? 허벅지를 꾹 눌러 보았다. 하지만 천만에. 종양은 그곳에 아직도 떡하니 자리 잡고 있었다. 매일매일 조금씩 커지고 있는 걸까? 만약 계속 커지고 있다면 언제쯤에나 멈출까? 아 그렇지, 거슨요법. 그게 종양의 전이를 멈춰야 하는 거였지, 그리고 그게 내가 여기 온 이유잖아. 시차로 인해 내 머릿속의 초점이 느린 속도로 잡혀 갔다. 침대에서 일어나 창가로 가서 저기 멀리 있는 푸른 안개가 낀 샌디에이고 항구를 바라보았다. 태평양이었다. 하지만 태평양과의 첫 만남을 음미하기엔 너무나 배가 고팠다.

옷을 입고 음식을 찾아 밖으로 나갔다. 가까운 호텔은 어느 집회에 참석하기 위해 온 귀빈들로 북적이고 있었고, 나는 곧 카페로 들어가 가장 양이 많은 메뉴로 아침 식사를 주문했다. 웨이터는 신선한 과일이 가득 든 그릇을 가지고 왔는데 그 안에는 파인애플, 멜론, 수박 조각, 포도, 오렌지, 사과, 바나나, 여지 열매, 그리고 복숭아 등 캘리포니아의 과수원에서 얻을 수 있는 온갖 과일이 담겨 있었다. 나는 풍성한 메뉴에 만족하며 모조리 다 먹어 치웠다. 마지막으로 커피 두 잔과 함께 버터와 마멀레이드, 그리고 꿀이 발린 부드러운 토스트가 나왔고, 사형수가 마지막 식사를 즐기듯 기쁜 마음으로 한 입, 한 입 베어 먹었다. 도저히 배가 불러 더 이상 먹지 못하게 됐을 때 담배에 불을 붙였다. 건너편 테이블에 있는 여자가 얼굴을 찡그리더니 자신에게 오는 연기가 날아가도록 손을 흔들어 댔다. 그녀는 내가 마치 반사회적인 고약한 대기오염자라도 되는 것처럼 행동하고 있었지만 난 무심히 고개를 돌렸다.

'안됐네요, 아줌마. 화나게 해서 미안하지만 난 지금 평생이 아니라면 아주 오랜 세월 동안 끊어야 할 담배를 마지막으로 피우고 있어요.'

19살 때 처음 피우기 시작한 담배는 끊으려고 노력했던 기간을 제외하고는 언제나 입에 물려 있었다. 내가 유일하게 중독된 이 담배 없이 앞으로 어떻게 살아가야 할지 눈앞이 캄캄했다. 이제껏 내가 이 담배를 끊을 수 없다는 걸 깨달은 매 순간마다 또다시 느껴야 했던 깨어진 다짐에 대한 절망과 부끄러움은, 담배를 입에 물고 불을 켜는 순간에 느끼는 만족감과 위로감 때문에 흐지부지 되어 버리곤 했다. 결국은 나의 생명을 앗아갈 사람이라도 쉽게 버릴 수 없는 애인과도 같은 것이었다. 그래서 나는 지금 피우고 있는 이 담배를 필터 끝까지 피우기로 결심했다. 치료를 받는 동안에 내가 겪는 답답함과 스트레스를 담배 없이 어떻게 버틸 수 있을는지 이제 하느님만이 아는 문제였다. 그래도 레녹스는 담배를 끊으란 소리는 하지 않았는데(그래서 결국 이 꼴이 난 거잖아. 내면의 목소리가 나의 투정을 단칼에 잘라 버렸다).

　들고 있던 성냥과 담배를 쓰레기통에 버리고 아쉽긴 했지만 큰일이라도 해낸 것처럼 뒤돌아서 모텔로 돌아가기 시작했다. 하지만 모텔 방으로 들어서니 내 자신이 바보가 된 느낌이었다. 나를 데려갈 사람들을 기다리는 동안 그 부드러운 담배를 한 대 더 필 수 있었을 텐데. 늦은 밤 가지고 있던 마지막 담배를 피우면서 다음 날 아침까지는 더 구할 수 없다는 생각에 공황상태에 빠져 버렸던 과거의 수많은 경험들이 기억에 떠올랐다. 하지만 지금이 바로 그 아침이었고 이제 더 이상 담배는 없을지니, 아멘. 아, 하느님. 이 얼마나 연약하고 애처롭고 소심한데다 욕심까지 가득한 미물입니까. 아멘, 아멘.

　나를 데리러 온 치료소의 젊은 봉고차 기사가 아래층까지 짐을 들어다 주었다. 차 안에는 이미 손님 셋이 타고 있었다. 키가 크고 얼굴이 창백하며 각진 얼굴을 한 마이크라는 덴마크인은 자신이 멜라노마 환자라고 스스럼없이 소개했다. 볼티모어에서 온 벡키라는 중년의 온화해 보이는 여성은 그녀의 딸인 샐리와 함께 앉아 있었다. 나는 벡키 옆에 앉았다. 그녀의 얼굴엔 지성과 유머감각이 엿보였고, 눈은 포근한 갈색이었다. 벡키는 두 번의 유방절제수술을 받고도 암이 폐로 전이되었다고 했다. 그 말에서 묻어나는 약간 미안해하는 듯한 목소리가 이야기를 더욱 가슴 아프게 했다. 그녀가 겪고 있는 것에 비하면 난도질당한 내 다리와 고작 하나뿐인 종양은 대수롭지도 않은 것 같았다. 나를 소개하며 방금 든 생각을 그대로 말했는데, 마이크는 동의하지 않았다.

　"멜라노마를 과소평가 하지 마세요." 그가 말했다. "정말 악마 같죠. 별거 아닌 것 같아도 한번 전이되기 시작하면 멈출 수가 없어요. 의사가 제 암을 어떻게 할 수 없다는 것을 깨달았을 때 여러 가지 자연의학을 시도해 봤어요. 이미 거슨요법도 해 봤고요. 회복이 꽤 되고 있었지만 제가 사는 캐나다에서는 거슨요법을 지속하기가 어려웠죠. 유기농 야채들을 구할 수 없었고 제대로 된 송아지 간도 구할 수가 없었어요. 그래서 이렇게 다시 돌아왔죠. 이번엔 완전히 회복하기를 원해요. 제겐 더 이상 갈 곳이 없으니까요."

듣기 거북한 얘기였다. 그리고 나는 마이크가 별로 맘에 들지 않았다. 색깔이 바랜 금발, 끊어지는 목소리, 그리고 젊은 나이에 버릇대로 인상을 쓰다 생긴 잔주름들은 그를 무척이나 비관적인 사람으로 보이게 했다. 하지만 미운 감정과 동시에 그의 병이 나아 완전히 회복되기를 기원했다. 그는 앞으로 내게 이런 상반되는 감정을 갖게 하는 여러 멜라노마 환자 가운데 한 명이었다. 멜라노마를 가지고 있다는 것은 우리를 이어주는 끈이었고 누군가 치료법으로 회복된다면 나머지 사람들에게도 모두 희망이 있다는 의미였다.

우리는 잘 가꾸어진 남쪽 캘리포니아의 풍성한 나무들과 꽃 핀 관목들이 가득하고, 무척이나 예쁜 집들이 줄지어 선 교외를 지나가고 있었다. 미국 번호판이 붙어 있는 우리 차량에 관심조차 갖지 않던 멕시코 국경 경비대와 국경선을 통과하고 얼마 안 가 쏜살같이 지나가던 푸른 전경이 어느새 사라지고 대신 먼지와 황폐함이 그 자리를 메꾸었다. 우리는 거대한 개발지역과 완공되면 슈퍼마켓과 사무실 따위가 들어설 거대한 콘크리트 구조물을 지났다.

"치료소 생활은 즐거우실 겁니다." 기사가 말했다. "평범하지 않은 곳이죠. 경이롭다고나 할까요. 다들 정말 착한 사람들이고요. 스페인어를 못하시면 대화하는데 조금 불편 하실 거예요. 치료소에서 고용할 수 있는 건 멕시코인뿐이죠. 법이 그래요. 일하시는 아주머니들이나 간호원들은 영어를 아주 조금 할 줄 알거나 전혀 못해요. 물론 의사들은 영어를 잘해요. 대부분의 직원들에겐 손짓으로 얘길 하도록 하세요. 사교성 좋고 친절한 사람들이니까 존중해 주시고 너무 재촉하거나 하지 않으시면 다 괜찮을 거예요."

흙먼지로 뒤덮인 넓은 도로를 따라 '매물' 이라는 글자가 붙어 있는 미국산 중고차들로 가득한 주차장과 창고, 그리고 전시실들이 줄 지어 서 있었고, 계속 가도 창고와 자동차 정비소들만 나올 뿐 다른 건 아무것도 없었다. "멕시코산 경유 때문이죠." 기사가 설명해 주었다. "차 엔진에 굉장히 안 좋아요. 그래서 중고차 매물이 이렇게 많은 겁니다." 어디를 봐도 흉한 광경이었다. 가슴이 철렁하고 가라앉았다. 도로 저편엔 빨랫줄로 장식된 임의로 만든 허름한 집들의 집합체가 언덕을 따라 서 있었다. 좋아, 여기에 관광하러 온 건 아니잖아. 그렇다 해도 이런 것이 내가 멕시코에서 보게 될 전부란 말인가? 내겐 부유함과 가난함이 만나는 이 평범한 국경지대의 흉함이 낯설지 않게 다가왔다. 자동차광, 콘크리트 사막, 그리고 소비주의 같은 최악의 삶의 방식을 지닌 미국의 국경을 넘어 남쪽으로 흘러 내려가고 있을 동안, 판자와 플라스틱 등으로 만들어진 곳에 사는 저 가난한 멕시코인들은 불법 이민자라는 딱지를 붙이고 미국으로 애써 올라가려고 할 것이다. 참으로 슬펐다. 히비스커스 꽃과 하얀 페인트로 칠해진 벽돌집, 당나귀, 그리고 높은 산봉우리들에 대한 환상을 포함한 다른 모든 기대를 즉시 멈추기로 했다.

오른쪽으로 싱싱한 푸른 수풀이 보이기 시작했다. 기사는 도로 밖으로 차를 몰았고 거슨요법의 고향인 라 글로리아 병원의 입구를 통과했다. 차는 기다랗게 늘어져 조그만 길로 연결이 된 두 개의 일층짜리 건물들 앞에 멈춰 섰다. 그 건물 너머에는 동산 위쪽으로 더 큰 이층짜리 건물이 있었다. 두 개의 건물을 잇는 길 왼편 끝에는 발코니가 달린 갈색의 작고 아담한 집이 보였다. 그리고 여기저기에 야자수, 선인장, 아게이브 나무와 영롱한 색깔의 사철나무들이 좋은 보살핌과 충분한 수분을 공급받으며 자라고 있는 것 같았다. 이곳에 들어오기 전에 본 심각한 삭막함 때문이었는지 두 눈으로 살아 있는 생명체를 볼 수 있다는 사실이 기뻤다. 이곳은 내가 지금까지 봐 온 어느 병원보다도 더 쾌적한 환경을 지닌 것 같았다.

벡키와 그녀의 딸인 샐리, 그리고 마이크와 내가 낯선 곳에 와서 어색해 하자 금니가 드러나 보이는 한 통통한 간호사가 1월의 포근한 햇볕을 쬘 수 있는 자리로 안내해 주었다. 그곳은 우리 각자가 떠나온 어떤 도시보다도 한 계절이나 앞선 봄을 맞이하고 있었다. 그땐 따스하고 포근한 햇볕이 내리쬐는 날이었다. 자신의 어린 자식들에게 주려고 샐리가 산, 알록달록한 멕시코 장난감을 바라보며 눈부신 햇빛 아래 몸을 녹이기 시작했다. 벡키 몸에서 폐암이 발견되었다는 사실을 들은 뒤 그녀를 멕시코로 데려오기로 결정한 건 샐리였다. 벡키의 얼굴이 온화하고 순종적인 것만큼이나 상대적으로 강하고 거친 얼굴을 한 샐리는 현대의학을 고집하는 오빠를 뿌리치고 벡키를 국경의 남쪽으로 데려온 것이다. 그리고 과학자인 벡키의 남편은 너무나 충격을 받은 나머지 이 문제에 대해선 관여하지 못한 듯했다.

"티후아나 근처에는 자연의학 암 치료소가 여러 군데 있어요." 벡키가 말했다. "그 가운데 몇 군데를 같이 가봤죠. 콘트레라스 박사라는 정말 좋은 분이 있었는데 라에트릴로 어느 정도 성공적인 치료 사례를 거두기도 했죠. 처음에는 그쪽으로 가고 싶었어요. 하지만 그곳에 우리가 찾아갔을 때 박사는 없었고, 라 글로리아의 분위기가 너무나 마음에 들었던 나머지 결정을 바꾸었죠." 그녀는 이상한 자세로 의자 등받이를 팔로 감싸며 발을 의자다리에 꼰 채 앉아 있었다. 그녀의 자세는 누군가가 오면 당장이라도 일어날 채비를 했다. 마치 다른 사람들의 뒤치다

꺼리를 맡아서 하는 이들에게서 흔히 볼 수 있는 전형적인 불안한 자세였다.

완벽한 잉카인의 모습을 한 빅이라는 젊은 의사 한 명이 나타나 자기 소개를 하고 우리들을 환영한 뒤에 사라졌다. 간호사들이 오갔으며 의심할 여지없는 미국식 여가복을 입고 돌아다니는 사람들은 아마 환자를 면회하러 온 친척이나 친구들 같았다. 이틀 정도 지나고 나서야 그들이 사실 환자들이며 언제든지 가능할 때마다 여기저기 돌아다니면서 뭔가를 하고 식당에서 밥을 먹는 것이 이곳의 규칙이라는 사실을 알 수 있었다. 그중 정말 아파 보이는 사람은 한 명밖에 보이지 않았는데 지저분한 턱에 심하게 말랐으며 그가 탄 휠체어를 예쁘장하지만 터질 것 같이 뚱뚱한 여자애가 뒤에서 밀고 있었다.

우리는 사무실로 들어가 등록절차를 밟았고 여러 가지 정보가 들어 있는 서류철과 함께, 우리에게 정보를 제공해 주는 유일한 매개이자 그것에 적힌 여러 가지 임상결과에 따르면 유일한 희망을 주는 책을 한 권 받았다. 그 후 마르코스 아우렐리오스라는 잘생긴 멕시코 남자아이가 내 짐을 숙소까지 들어다 주었다. 내가 묵을 곳은 두 칸으로 나뉜 갈색 별장이었고 그중 내 방은 바닥 전체가 푸른 플라스틱 잔디 카펫이 깔린 곳이었다. 마르코스 아우렐리오스는 약간의 영어를 할 줄 알았는데, 자신의 능력과 배려에 대한 믿음을 주려는 듯―나중에는 그런 아이가 아니라는 것을 깨달았지만―얼굴을 자주 찡그렸다.

아이가 나가고 문이 닫힌 뒤 나는 침대에 앉아 주위를 둘러보았다. 방에는 단조로운 호텔처럼 무난한 가구들이 놓여 있었는데 놀라울 정도로 병원답지 않은 모습이었다. 침대 위에 걸린 지나치게 귀여운 두 마리 고양이 그림을 제외하고는 특별히 눈에 띄는 게 없었다. 침대 맞은편에는 갈색의 플라스틱으로 된 딱딱한 소파가 있었고 소파의 한쪽 끝엔 양쪽에 갈고리가 달린 쇠막대가 솟아나 있었다. 이건 분명 관장용 소파일 것이라는 결론을 내렸다. 우리가 마치 가뭄에 시달리는 지역에 사는 것처럼 화장실에는 물을 아껴 써 달라는 안내문이 붙어 있었다. 그 뜻은 최소한의 샤워와 세면만을 부탁하는 것이었다. 모든 다른 용도를 위해 구석에는 정수된 물이 가득 담겨 있는 커다란 병이 하나 보였다.

런던에 있는 편안한 집과 후디가 생각났고 마침내 문에 노크소리가 들렸을 때는 의기소침해지기 직전이었다. "주수!" 누군가의 목소리가 밖에서 들려왔다. 그러고는 카키색의 액체가 가득 담긴 기다란 유리컵을 쟁반에 든 육중한 몸의 가정부가 한 명 들어오더니 내게 한 잔 주는 것이었다. 아, 주스(녹즙)라는 말이었구나! 그 순간 다음 두 달 동안 하루에 13번을 듣게 될 이 단어를 되뇌었다. 이 단어는 가끔씩 "주수 더!"라는 식으로 자신의 영어를 뽐내려는 여자아이들에 의해 길어지기도 했다. 그때는 정오였기 때문에 이 음료수는 이런 베이지올리브 색깔이 아니라 초록 색깔이어야 했다. 한 모금 들이켰다. 그 순간 강하고 싱싱하며 달고 시큼한 맛이 복잡하게 얽혀 혀를 자극했다. 무엇보다도 그 신선함에서 내가 지금까지 먹어 본 어떤 녹즙과는 비교할 수 없는 맛이었다.

등록을 하면서 받은 안내서에는 지금 내가 마신 녹즙에 양상추, 파란 피망, 빨간 배추, 싹눈이 튼 씨앗*, 양갓냉이 그리고 보리싹이 섞여 있다는 사실을 설명하고 있었다. 그렇게 어려울 것 같진 않았다. 다른 녹즙들이 이것보다 더 나쁘지만 않을 거라면 말이다.

안내서를 유심히 보았다. 시간 별로 나뉜 환자의 스케줄은 끔찍했다. 아침 8시에 시작해서 저녁 7시에 끝나는 하루 일과 사이에 해야 할 일

---

* 싹눈이 튼 씨앗은 일부 환자들에게 역효과를 일으켜 더 이상 쓰지 않음.

들이 나열되어 있었다. 처음으로 매 시간마다 마셔야 할 녹즙의 올바른 순서가 나와 있었다. 오렌지, 푸른 야채, 사과와 당근, 간, 푸른 야채, 사과와 당근, 푸른 야채, 간, 간, 사과와 당근, 사과와 당근, 푸른 야채, 사과와 당근, 이렇게 쭉 읽어 내려갔다. 하나당 500밀리리터 정도로 다 합하면 하루당 3500밀리리터. 무지막지하게 많은 양의 녹즙이었다. 그리고 하루 동안에 먹어야 하는 일곱 가지의 약들이 적혀 있었다. 악시돌 펩신 캡슐, 칼륨 제제, 루골액, 티로이드, 나아신, 췌장효소 정제, 간 주사, 비타민 B12. 이것들은 가공된 약이 아니라 자연적인 것들이었다. 그리고 다음은 커피관장이었다. "4시간마다 또는 필요한 만큼 더." 읽고 있으니 절로 몸서리가 쳐졌다. 그리고 캐스터(피마자) 오일 요법은 "이틀에 한 번씩" 더욱 강하게 몸서리쳤다. 하긴, 이런 것들이 내가 이곳에 온 목적들이었지.

그 다음에 본 것은 생 간인지 뭣인지를 주입하는 방법이었다. 그림에서는 누군가의 벌거벗은 엉덩이에 한 사람이 손을 올려놓고 있었고 그림은 해부학 교과서처럼 엉덩이뼈가 반투명으로 그려져 있었다. 그런 건 어찌됐든 괜찮았다. 주사를 정확히 어디에다가 놔야 하는지 일러 주는 그림이니까. 또한 다른 그림에선 경험이 부족한 사람이 좌골 신경에 주사를 잘못 놓아 환자에게 지독한 고통을 줄 수 있음을 보여주고 있었다. 혹시나 좌골신경을 건드릴 가능성에 대해서는 상상조차 하기 싫어 조리법에 관한 책자를 읽기 시작했다. 하지만 거기에도 마찬가지로 그다지 기분이 좋아질 만한 내용은 없었다. 야채는 반드시 최소한의 물로 긴 시간 동안 천천히 요리하거나 아니면 수분을 공급하기 위해 토마토나 사과 썬 것을 밑에 깔아 놓고 요리해야 했다. 우웩. 하긴 내게 궁중 요리를 약속한 사람은 없었지. 앉아서 한 번에 조리법을 너무 많이 읽는 것도 좋은 생각이 아닌 것 같았다.

1시가 되기 직전, 나는 행정실 쪽에 있는 식당으로 갔다. 식당은 포근한 분위기를 갖추고 있었고 진짜가 아닌 벽난로와 더 이상 쓰이지 않는 칵테일 바가 있었다. 벽난로 위에는 거슨 박사의 사진이 걸려 있었다. 먼 곳에서 그 사진을 관찰하다가 지금껏 거슨 박사가 어떻게 생긴 사람일까 하고 한 번도 궁금해 해 본 적이 없었다는 사실을 깨달았다. 사진 속에 보이는 사람은 넓은 이마와 예리한 눈을 가진 똑똑해 보이는 사람이었으며 내가 어렸을 적부터 그려 왔던 전형적인 의사의 모습이었다. 다정하고 현명하며 이해심이 많고 이야기를 들어 주는 것만으로도 다른 사람들의 기분을 좋게 만들 것 같은 의사의 모습 말이다.

"거슨 박사가 살아 계셨다면 얼마나 좋았을까요?" 한 남자의 목소리가 뒤에서 들렸다. "저도 그랬으면 좋겠다고 생각했죠. 물론 살아 있다고 해도 백 살쯤 연세를 드셨을 테고 은퇴한 지 오래였을 거라는 생각이 들기 전까지지만 말입니다. 제 이름은 칼(Carl)이에요. 애틀랜타의 조지아에서 왔죠. 당신은 누구세요?"

그의 진한 남부 억양에 나는 잠시 당황했다. 처음에는 그가 자신의 이름을 '코랄(Coral, 산호)'이라고 한 줄 알았고 입고 있는 옷 색깔 때문에 붙여진 별명이 아니었나 생각했다. 그의 머리카락은 빨간 곱슬머리였고 어울리지 않는 빨간 모자를 쓰고 있었다. 역시나 빨간 곱슬인 턱수염 밑으로 반짝이는 글씨로 "나는 원숭이랑 샴페인이랑 캐딜락을 좋아해요"라고 씌어 있는 검은 티셔츠가 보였다. 좋은 사람처럼 보이긴 하지만 코랄이라니. 아, 분명 칼이라고 말한 것이겠구나. 그렇게 생각하고는 내 자신을 소개했다.

칼은 나를 훑어보았다. "'비(Bee, 꿀벌)'라고 부를게요." 그는 그렇게 결정해버렸다. "더 간단하잖아요. 어디가 아프세요?"

이런 질문이 치료소에서 환자들끼리 인사를 트고자 할 때 자주 쓰이는 걸 얼마 지나지 않아 알게 됐다. 사람들 대부분이 암 환자여서 자신들의 질병을 돌려서 말하거나 조용히 속삭일 필요가 없었다. 중증환자들의 이런 떳떳한 태도는 치료소 분위기를 매우 가볍고 자신감 넘치도록 만들어 다발 경화증이나 류마티스 관절염 환자들은 오히려 자신들에게는 암이 없음을 미안해할 정도였다. 하지만 자신들이 가지고 있는 '문제'에 대해서 밝히고 싶어 하지 않는 사람들도 배려해 주었다. 나는 병에 대해 스스럼없이 밝히기로 자연스럽게 결정했다.

"내가 가지고 있는 문제는" 그에게 말했다. "멜라노마예요. 오른쪽 허벅지 안쪽에 2차 종양이 있어요. 당신은요?"

칼은 미소를 지었다. "나랑 똑같네요! 이럴 수가. 우린 꼭 같이 다녀야겠어요. 전 이곳을 잘 아니까 어느 정도 적응이 될 때까지 얼마든지 도와드릴게요. 처음에는 꽤나 당혹스럽게 하는 곳이죠."

식당에 사람들이 어느 정도 차기 시작했다. 얼굴에 뾰루지 같은 것이 크게 나 있는 매우 아름다운 할머니가 우아하게 들어섰다. 그 밖엔 눈에 띌 만큼 큰 상처가 있는 사람은 없었다. 나이 들어 보이는 마른 남자가 크게 웃으면서 들어왔다. "저 사람은 애드라고 해요." 칼이 소개해 주었다. "자기가 하는 농담을 너무나 재밌어 해서 우리도 같이 웃어야 해요. 절반 정도는 그가 무슨 말을 하고 있는지도 모르지만요." 아름다운 할머니는 에밀리라며 칼이 낮은 목소리로 덧붙였다. 그녀는 여든 살이 넘었는데 얼굴에 있는 뾰루지는 암이고 열심히 투병 중이라고 했다. 그때 벡키와 샐리가 들어왔고 넷이서 한 테이블에 둘러앉아 정통 거슨식 점심식사를 할 준비를 했다.

테이블에는 레몬과 물로 만든 샐러드드레싱과 아마씨유(linseed oil)가 담긴 병, 그리고 껍질을 깐 마늘과 함께 마늘을 으깨는 도구가 옆에 놓여 있었다. 항암물질이 있는 마늘의 섭취량이 많은 남부 유럽에서는 암 발병률이 낮다는 얘기가 떠올랐다. 나는 내 앞에 놓인 음식들이 벌써부터 좋아졌다. 물론 소금이나 후추는 테이블 위에 있지 않았다.

직원이 첫 메뉴로서 여러 가지 야채를 섞은 샐러드가 담긴 거대한 그릇을 가져다주었다. 배추, 꼬불꼬불한 상추, 토마토, 파와 무가 모두 싱싱하고 아삭아삭한 상태로 들어 있었다. 또 다른 여자 직원은 최고급 노란색 당근과 사과로 만든 녹즙을 가져다주었다. 한 모금 마시니 녹즙의 맛이 뜻밖에도 걸쭉하고 맛있었다(영국, 프랑스, 독일 어디에서도 캘리포니아산 당근만큼 향기 좋고 매끄러운 당근을 찾아 볼 수 없었다. 거슨 요법은 사람을 진정한 당근 미식가로 만든다).

다음엔 여섯 개의 칸으로 나뉘었고 칸마다 이름이 적힌 스티커가 붙여진 핑크색 플라스틱 약상자가 도착했다. "1시라고 적힌 약을 드세요." 약상자를 전달해 준 간호사가 말했다. "먼저 캡슐 두 개를 드신 뒤에 줄이 쳐 있는 알약은 식사를 다 하시고 드세요. 그쪽도 그렇게 해 주시고요." 그녀는 벡키에게 비슷하게 생긴 파란색 약상자를 건네며 말했다.

"분명히 순서가 뒤죽박죽이 될 것 같은데." 모두 합쳐 두 개의 캡슐과 다섯 개의 알약이 들어 있는 '1시'라고 적힌 약상자의 칸을 응시하며 벡키가 말했다. "이런 단도직입적인 지시는 제 두뇌를 완전 멈추게 하거든요."

"걱정 마요, 왜 그렇게 순서가 중요한지 아신다면 꽤 간단할 거예요." 칼이 말했다. "캡슐이 먼저 오는 이유는 소화를 돕기 때문이죠. 평범하게 생긴 하얀 알약은 갑상선효소와 췌장효소라는 건데 그건 식사를 하면서 같이 먹는 거죠. 하지만 가운데 줄이 가 있는 니아신(niacin)이랑 니코틴산(nicotine acid)은 식사가 끝나고 먹는 거구요. 만약 다른 음식이나 물이랑 그걸 같이 먹게 되면 체온이 갑자기 상승하기라도 한 것처럼 엄청 더워지고 얼굴이 검붉게 변하는 따위의 강한 반응을 일으키죠.

그다지 해로운 건 아니고 오래 가지도 않지만 될 수 있으면 피하는 게 좋으니까요."

벡키와 나는 진지하게 고개를 끄덕였다. 그건 마치 새로 입학한 엄격한 학교의 규칙을 배워가는 것과 같았다. 우리들을 격려하기 위해 칼은 초기 거슨 박사의 멜라노마 환자에 대한 얘기 가운데 교훈으로 삼고 있는 얘기를 해 주었다. 1954년에 한 남자가 거슨요법의 도움으로 빨리 나아 가던 차에 어느 날 처음으로 뜨겁고 빨갛게 몸이 달아오르는 니아신 반응을 보였다. 정신적인 준비가 전혀 되어 있지 않은데다가 열렬한 종교인이기도 했던 그는 그걸 자신의 기적적인 치유에 대한 신의 계시라고 여겨 버렸다. 더 정확하게 말하자면 그는 자신의 살갗에 돋는 빨간 반점들과 치솟는 열기가 치유의 과정에서 필수적 요소인 알레르기성 발열이라고 본 것이었다. 그래서 그는 엄격한 식단을 등졌고 결국 얼마 안 가 상태가 악화되었다. 거슨 박사는 그를 즉시 다시 치료소로 불러 들였고 그 환자는 14개월 동안 치료법을 강행하고 나서야 완쾌될 수 있었다.

"아직도 가끔씩 와요." 칼이 결말을 지었다. "몸집이 크고 힘이 센 사람이에요. 원기가 왕성하죠. 언제 보게 될지도 몰라요. 여기 있는 환자들을 격려하기 위해 가끔 오니까요."

우리는 아마씨유는 넣지 않고 신맛의 드레싱과 함께 샐러드의 대부분을 먹었다. 우리가 하루에 먹을 수 있는 기름의 양은 테이블스푼으로 두 스푼밖에 되지 않았으므로 아마씨유는 나중에 소금 없이 구운 감자를 먹을 때 반드시 필요했다. 내가 봤을 땐 거슨요법에서 식단만큼은 어떠한 자비도 찾아볼 수가 없었다.

샐러드 다음엔 기원전 550년경 히포크라테스가 암 환자들의 해독제로 발명했다가 1928년 거슨 박사가 재발견한 특별한 수프가 나왔다. 수프는 포크로 찍어 먹어도 될 만큼 걸쭉했으며 양파, 부추, 셀러리, 감자, 파슬리 뿌리, 그리고 토마토 뿌리를 요리해서 핑크 베이지 색의 퓨레가 된 것이었다. 소금이나 다른 어떤 향신료도 필요 없을 정도로 자연적인 맛이었다(히포크라테스의 시대가 1000년이나 지난 뒤에야 토마토와 감자가 유럽에 소개되었다는 사실엔 신경도 쓰지 않았다). 나는 칼을 따라서 생마늘을 으깨 수프 안에 집어넣었다. 결과는 엄청났다.

"전 이 수프가 좋네요." 잠시 후 벡키가 말했다. "편안한 맛이에요."

"많이 좋아해야 할걸요." 칼이 경고했다. "오랫동안 하루에 두 그릇씩 먹어야 되니까요. 먹을 때마다 맛이 조금씩 다르긴 하지만."

주식은 큰 감자에 차가운 아마씨유, 생마늘, 그리고 브로콜리를 곁들인 음식이었다. 드디어 마지막엔 신선한 과일을 먹을 수 있었다. 불신이 다시 내게 속삭이기 시작했다. 이건 분명 지방도 조미료도 넣지 않은 좋은 채식이자 영양가 많은 식사이긴 하지만 너무나도 평범한 음식들이다. 정말로 이렇게 기초적인 식단이 암에 효과가 있을까? 다른 테이블에서 나누는 대화들이 들려왔다. 미국 여러 지역의 억양을 익힐 수 있는 좋은 기회였다. 나는 이미 강한 남부 억양인 칼의 말을 거의 다 알아들을 수 있었다.

내 방에 들어와 침대에 누워 쉬려고 하기도 전에 또 큰 잔의 초록색 녹즙이 도착했고 많은 양의 점심을 먹었지만 어떻게든 이 녹즙을 또다시 몸속으로 부어 넣어야 했다. 한 시간에 한 번씩 먹는 그 반짝이는 500밀리리터 액체 영양소는 처음엔 상당한 충격으로 다가왔다. 시간이 지난 뒤에야 숨겨진 이론을 다시 한 번 정리해 보았다. 영양분이 고갈된 몸에는 녹즙 속에 있는 비타민, 미네랄, 그리고 산화효소를 짧은 시간 안에 정기적으로 퍼부어 주어야 하는데 녹즙의 형태로서만 그렇게 거대한 양을 마실 수 있으며 몸이 흡수할 수 있는 것이다. 그렇게 정리해 놓고 보니 선명했다. 하지만 이곳에 와서 처음 맞는 오후가 끝나갈 때쯤 당근과 간 녹즙 두 잔, 야채녹즙 한 잔, 사과와 당근 녹즙을 세 잔이나 더 마시고 나니 내 뱃속에서는 전쟁이 일어나고 있는 것 같았다. 내가 지금 영양분을 부어 넣고 있는 건지 아니면 그 속에서 익사 당하고 있는 건지 알 수가 없었다. 결국 내 배가 터지지 않을까?

3시에 간과 당근즙을 마시고 4시에 또 마시기 전 침대에 누워서 최악의 치료법 가운데 하나가 도착하길 기다리고 있었다. 그리고 곧 마르코스 아우렐리오스가 봉지에 싸인 플라스틱 관장 양동이와 커피가 담긴 항아리를 들고 왔다.

"관장을 어떻게 하는지 보여 줄게요." 마르코스가 말했다.

"아니, 괜찮아. 간호사한테 배웠으면 좋겠어."

"내가 간호산데요." 그는 마치 자존심에 상처라도 받은 것처럼 얘기했다.

"그렇겠지, 하지만 난 여자 간호사였으면 좋겠어. 여자 말이야." 내 의사를 정확하게 전달하기 위해 마지막 부분을 강조했다. 마르코스는 얼굴을 찡그리더니 고개를 저어댔다. 분명 17살이라는 위치에 있는 그로서는 나같이 늙은 아줌마가 첫 관장을 배우는 데 남녀를 따지려고 하는 것이 이상하게 보였을 테다. 결국 그는 뾰로통해져 나가 버리고 조금 뒤에 하얀 여름옷을 입은 너무나도 예쁜 멕시코 여자아이가 들어왔다. 그녀의 모습은 눈부신 신부처럼 보였다. 이 간호사가 마르코스 대신이었다. 나는 그녀의 옷을 가리키며 말했다. "그거 정말 예쁘네!"

"아, 아카풀코(Acapulco)!" 그녀는 영어를 하지 못했기에 나의 제스처를 보고는 그렇게 대답했다. 그녀는 내게 자신의 옷을 뽐내려 제 자리에서 빙그르 돌고는 해맑은 미소를 선사해 보였다. 그리고 그녀는 몸짓을 통해 어떻게 커피 관장 준비를 하는지 천천히, 조심스럽게 보여 주었고 얼마만큼의 커피를 써야 하는지와 적당한 물의 온도를 가르쳐 주었다. 그녀는 또한 내가 첫 관장을 하는 것을 도와주었다. 관장은 어색했고 조금 비위가 상하는 동시에 괴상했으며 어렸을 적 기억을 떠올리게 했다. 왜냐하면 어릴 적 주기적으로 신진대사가 제대로 작동하지 않을 때면 어머니는 나를 화장실로 데리고 가서 관장을 통해 그것을 바로잡아 주었기 때문이다. 물론 그땐 커피와 물을 일 대 삼의 비율로 섞은 게 아니라 따뜻한 비눗물이었지만 말이다. 어렸을 때에 견주어 관장의 짜릿함은 전혀 유쾌해지지 않았지만 그때와 같이 지금도 별다른 방도가 없었다.

내가 처한 어두운 상황 가운데 밝고 뚜렷한 윤곽을 보이는 하얀 천사가 나를 갈색 소파로 인도하는 동안 이런 모든 것들이 머릿속을 스쳐 지나갔다. 확실히 그녀는 이 모든 것을 지극히 정상적인 것으로 인식하고 있는 듯했고 작별의 뜻으로 내 어깨를 다독여 주었다. 그리고 그녀는 스페인어로 "걱정 말아요, 곧 익숙해 질 거예요"라고 말했다.

그렇겠지, 그렇겠지. 하지만 한 번 할 때마다 30분이 걸리는 관장을 하루에 대여섯 번씩이나 해야 된다는 점은 그저 놀라울 따름이었다. 나는 전에 받았던 책을 펴 정말 이것이 아니면 다른 방법이 없다는 것을 자각하기 위해 관장과 관련된 부분들을 읽기 시작했다. 한 구절을 읽었을 때 지금 내가 처한 상황이 훨씬 더 나빠질 수 있다는 사실을 발견했다. "초기에는… 밤과 낮 동안 네 시간에 한 번씩 커피 관장을 하며 극심한 고통, 메스꺼움, 신경질환과 우울증에 시달리는 환자에게는 그것보다 더 자주 관장을 하게 한다." 그 구절을 읽고는 생각했다. 잠깐, 난 여기에 나와 있는 어떤 질병에도 시달리고 있지 않은데다가 내게 영적인 문제가 있다면 대장에다가 물과 커피를 붓는 건 그다지 도움이 안 될 것 같은데. 그러자 "해독"이라는 단어가 종이에서 튀어나와 내 의식

속을 비집고 들어오자 나는 불평을 멈추었다. 학생이 낯설고 새로운 것들을 외우려고 노력하듯 내게 어째서 커피 관장이 필수적인 것인지에 대해 알고 있는지를 자문해 보았다. 어디 보자. 카페인은 대장에서 창자정맥과 문맥을 거쳐 간으로 흡수되고 쓸개즙의 생산을 활성화시켜 쓸개즙을 더욱 자유롭게 흐르게 해, 간에 있는 독을 빨리 해독해 준다. 제대로 맞췄나? 《암 식사요법》 191쪽에 따르면 제대로 알아맞혔다.

계속해서 또 다른 단락을 읽어 내려갔다. "상태가 상당히 악화된 경우에는 독소가 심각하게 퍼져 있으며 종양 덩어리나 림프관 등의 흡수는 독소를 더욱 퍼지게 한다. 수년 전 나는 간성혼수가 온 몇 명의 환자들을 잃었는데 이것은 내가 녹즙과 관장을 통한 잦은 독소성분 제거의 중대함을 잘 몰라서 이를 게을리 했기 때문이었다."

훌륭한 분이군, 거슨 박사는. 이렇게 책에다 자신의 무지로 말미암아 환자를 잃었다는 것을 인정하다니! 의사들이란 자고로 자신들의 실수를 교묘히 덮어 두고 대중에게 알리지 않는 법이지만 그는 달랐다. 또한 그는 치료법에 내재해 있는 원리를 설명하지 않고서 자신의 방법을 설명하는 법이 없었다. "환자들은 알아야 한다. 커피 관장이 장의 기능을 위한 것이 아니라 간의 활성화를 위한 것임을 말이다"라고 같은 페이지에 적혀 있었다. 그래요, 박사님, 이 환자는 이제 안답니다.

하지만 그렇게 모든 것을 이해함에도 불구하고 미지의 세계인 내 뱃속과, 상상조차 해 보지 못한 소화기능 속에서 벌어지는 일에 집중하는 건 마냥 불편하기만 했다. 도대체 이게 뭐람! 내 간 속에 저장되어 있는 독소들, 그리고 몇 센티 아니면 몇 미터의 길이로 꼬불꼬불 말려 있는 것들이 몸속의 소화 기관이라는 지하세계에 있다고 상상하는 게 얼마나 기이한 일인가. 마치 그리스 신화의 지하세계를 다스리는 하데스만큼이나 멀리 떨어져 있는 존재처럼 느껴졌다. 그리고 실제로 지하세계이기도 했다. 내 감정이 존재하지 않았으며, 알아들을 수 없는 작은 목소리가 나를 파괴할 계획들을 소곤대는 곳이니까. 게다가 지하세계는 사람의 몸처럼 복수를 위해 반란을 일으킬 때까지 모습이 드러나지 않으며 버릇처럼 거부당하고 무의식 속에만 존재한다. 내 머릿속에 있는 쓸모없는 지식들의 무리 속에서 '복명(borborygmus)'이라는 단어가 튀어나왔다. 복명은 '부글부글 거리는 배'라는 뜻의 의학용어이자 고대 그리스어로는 '하데스의 진흙과 더러움'을 뜻했다. 신화와 생리학, 그리고 몸과 정신에 놀랄 만한 공통점들이 존재한다는 사실을 깨우치자 캐서린과 대화를 하고 싶은 생각이 간절해 졌다. 하지만 내가 지금 어디에 있고 그녀뿐만 아니라 런던에 있는 모든 사람들과 오랜 시간 동안 대화가 불가능하다는 사실을 기억해 내자 내 충동은 시들어 버렸다.

그래서 나는 이런저런 딴 생각들을 하기로 했다. 예를 들어 오늘날 사회에서 뭔가를 섭취하는 것은 합당하고 칭찬받을 만한 것이나 배설은 그와 반대로 화장지와 공기 청정제가 있는 깨끗한 화장실에서 몰래 행해져야 한다. 배설도 그 자체가 섭취의 또 다른 형태이다(거름을 주는 모든 정원사들은 이것을 이해한다). 일반적으로 입력과 출력의 순환에 대한 존중이 없이, 치명적인 불균형의 모습을 띤다는 생각이 들었다. 어째서 우리들은 모든 곳에서 독소를 받아들이면서 그것을 없앨 궁리는 하지 않는, 독소의 사회가 되었는지 자명한 일이었다.

이 모든 생각들은 또 한 잔의 녹즙을 들고 내 상태를 살피러 온 크고 젊은 멕시코 여성인 엘사가 내 방에 들어오면서 중단되었다. 그녀는 내가 지금까지 받은 검사 가운데에서도 가장 정밀한 검사를 했다. 검사가 중간쯤에 이르렀을까. 난 이쯤 됐으면 엘사가 내 모든 세포를 한 번쯤 검사했으리라 생각했지만, 그녀의 질문은 그칠 줄 몰랐다. 다만 그녀가 빼먹은 한 가지는, 그 어떤 것보다도 레녹스가 궁금해 했던, 내가 혹시 열대 지방에서 살았었는지 하는 것이었다. 이곳에선 내 멜라노마가 너무 많은 햇빛이나 다른 외적인 원인에 따른 것이라고 보지 않았기에 질문조차 하지 않았다.

검사가 거의 끝나갈 때쯤 나는 엘사에게 새롭게 발견된 당뇨를 어떻게 치료할 것인지에 대해 물어보았다.

"아무것도요." 그녀가 대답했다. "특별한 치료는 필요 없습니다. 당뇨는 사라질 거예요."

"당뇨가 자연히 사라질 거라고요?"

"그럼요. 지금 하시는 치료법이 해결해 줄 거랍니다. 지금 하고 계신 치료법은 특정 부분에 대한 것이 아니라 모든 장기를 위한 것이라는 걸 잊지 말아 주세요. 그러니 당연히 당뇨에 대해서도 특별히 다른 치료가 필요 없는 것이죠."

아참, 그랬죠. 나는 그녀가 옳기만을 바랐다.

"부디 관장을 한 번이라도 빼먹지 않도록 노력해 주세요." 엘사가 말했다. "그건 전적으로 자신의 책임입니다. 하루에 몇 번이나 하시는지 아무도 확인하지 않을 거예요. 그렇다고 제발 빼먹거나 하지는 말아 주세요. 특히 명현현상이 일어날 때는 말이죠. 그때는 해독이 특히 필요할 때랍니다."

"환자들은 보통 언제쯤 명현현상을 보이죠?"

"사람마다 달라요. 어떤 사람들은 즉각 반응을 보이기도 하지만 어떤 사람들에겐 조금 시간이 지난 뒤에 반응이 나타나죠. 꼭 이렇다는 법은 없어요."

그녀가 떠났을 때 나는 좀 쉬고 싶었지만 또 한 잔의 녹즙이 도착했고 저녁을 먹기 전에 딱 관장을 한 번 할 시간만이 남아 있다는 것을 깨달았다. 이 모든 것들이 나를 너무 당황하게 만들었다. 스케줄을 따르려면 상당히 부지런해야 했다. 하루가 벌써 거의 다 지나가고 있었지만 짐을 풀 여유조차 없었고 쉬거나 자거나 라 글로리아를 구경하거나, 특히 명상할 시간 같은 건 두말 할 나위가 없었다. 그리고 명상이야 말로 내가 해야 되는 것들 가운데 우선순위에 있는 것이었는데 말이다.

내 입속에 느껴지는 맛이 이상했다. 화장실 거울에 혀를 비춰보니 짙은 갈색으로 뒤덮여 있었다. 상당히 빠르다고 생각했다. 이 괴상한 치료법을 시작한 지 6시간밖에 지나지 않았는데 내 몸은 벌써 독소를 뱉어 내고 있었다.

"정말 바쁘게 움직이게 하죠?" 테이블에 앉아 벅찬 스케줄에 대해 얘기를 했더니 칼이 말했다. "아직 반밖에 못 보신 거예요. 아침마다 나중을 대비해서 알아야 할 치료법에 대한 것들을 강의하는 시간이 있어요. 그래서 집에서 녹음기를 가져오게 한 거예요. 그리고 부엌에서 시간을 보내면서 녹즙을 어떻게 만드는지도 배워야 하고요. 그러고 나서는 토요일 오후마다 샬럿 거슨 여사의 강의가 있어요. 이 치료소에서 나갈 때쯤이면 치료법을 어떻게 해야 하는지 정말 잘 알게 될 거예요."

그렇지만 칼 자신은 떠날 생각이 없다고 했다. 그가 개인적으로 가입한 보험 덕분에 장기간 머물 수 있었고 라 글로리아에서 사는 것이 단조롭고 세상으로부터 격리된 삶이라는 것을 자신도 인정하지만 안정적인 분위기에서 살고 싶다고 했다. "처음 이곳에 올 땐 두 달 동안 머무른 뒤에 부모님 댁에 가서 치료법을 계속 하려고 했어요." 그가 말했다. "하지만 치료법이 무지막지하게 힘들었을 뿐만 아니라 몸속의 종양이 다시 자라기 시작했죠. 그래서 이렇게 다시 돌아왔고, 전 18개월이 끝날 때까지 떠나지 않을 거예요. 물론 제 보험회사가 망하지만 않는다면 말이죠."

"18개월씩이나!" 벡키가 놀라며 말했다. "전 여기서 2주 만 머무를 건데도 굉장히 길게 느껴지는데요."

"하지만 2주는 짧고 최소한 3주 동안 계셔야 돼요." 칼이 말했다.

"제 남편을 돌봐 줘야 해서요." 살짝 경직된 미소를 입가에 희미하게 띠며 벡키가 설명했다. "제 어머니도 있고요. 제 집 근처에 사시는데 제가 해 주지 않으면 시장도 혼자 보시질 못해요. 그러니 되도록이면 빨리 돌아가서…"

"그래요?" 칼이 말을 잘랐다. "그리고 만약 당신의 병이 낫지 않으면 그땐 그 사람들을 누가 돌보죠? 집에 가면 당신은 누가 돌봐 줄 거예요? 네?"

"그건 나중에 해결할 거예요. 방법은 언제나 있는 거니까." 벡키가 말했다. 그녀의 태도는 방어적이었고 칼을 화나게 하기 싫었는지 입가에 엷은 미소를 띠었다. 그녀는 누굴 화나게 해 본 적이 있었을까? 그보다 그녀는 혹시 자신의 존재를 낮추고 어떠한 값을 치르게 되더라도 평화를 고집하며 결국엔 항상 피해자가 되어 버리는 착해 빠진 여자가 아닐까? 하지만 그땐 그녀에 대해 탐구하기엔 부적합한 시간이었다. 식사가 끝날 때쯤 나와 벡키가 누구인지 궁금해 하는 사람들이 우리 테이블에 합석했다. 사람들의 질문 공세에 벡키는 가볍게 넘어갔다. 볼티모어는 그다지 궁금할 게 많은 곳이 아니었으니까. 그렇지만 나는 런던으로 여행을 가본 적이 있다던가 아니면 치료가 다 끝나고 난 뒤 축하를 위해 런던으로 놀러갈 계획들이 있는 사람들에게 둘러싸여 질문세례를 받아야만 했다.

그 첫날 저녁에 앞으로 멕시코에 두 달 동안 있으면서 계속 느끼게 될 투쟁심을 얻었다. 희망과 조심스러운 낙관, 그리고 꼭 낫고야 말겠다는 의지에 찬 마음이었다. 가끔 환자 서로가 우울해지거나 겁에 질리게 되더라도 다른 환자들을 통해 어떤 문제가 일어나고 있는지 알려졌고 또

한 금방 위로를 받았다. 서로들 의기소침해지는 것을 경계하고 한 명이 그렇게 되지 않도록 주위에서 도와주며 마치 여기 있는 모든 이들이 하나의 큰 의식을 형성해 한 사람의 공포와 절망이 다른 사람들에게 모두 알려져 빨리 극복될 수 있었다.

눈과 코 사이에 암이 튀어나와 달려 있는 에밀리라는 아름다운 할머니가 내 옆에 앉았다. "난 100살까지 살고 싶어요." 그녀가 말했다. "난 지금 81살이지만 아직도 살아 있는 동안 하고 싶은 게 많아요."

"그렇게 간절히 원하신다면 뭐든 다 하실 수 있을 거예요." 칼이 말했다. "하지만 죽을 때까지 이 식단으로 사셔야 될걸요."

"물론 알고 있어요." 에밀리는 내 쪽을 바라보았다. "난 예전에 프랑스에서 살았어요. 이제 와서 40년 동안 먹어 온 화려한 프랑스 음식의 대가를 치르게 된 거죠. 정말 맛있는 음식들이었지만 내 소화기관을 완전히 망쳐 버리고 말았어요. 그러니 이제 와서 이 식단에 반발을 하고 싶은 생각 따윈 없어요." 그녀의 눈은 투명하고 맑은 갈색이었고 코는 마치 누군가가 조심스럽게 조각해 놓은 것처럼 섬세하고 우아했다.

똑같은 얼굴을 한 쌍둥이 여자아이들이 우리 테이블을 지나 자신들의 엄마를 찾아갔다. "우리 내일 집에 간다!" 쌍둥이 여자애 가운데 하나가 말했다. "내일 아침에 봐요!" 칼이 설명하길, 그 아이들은 우리들처럼 암에 걸린 게 아니라 악성 동맥질환에 걸렸는데 빠른 속도로 회복하고 있다고 했다.

"여기 있는 사람들은 모두 빠른 속도로 회복되나 보죠?" 내가 물어보았다. "거짓말처럼 좋은 것 같네요."

"아뇨, 어떤 사람들은 현상유지만 하고 있어요." 그때까지 그 자리에 있었는지조차 느끼지 못했던 키가 큰 흑인 여자가 조용히 말했다. "하지만 그 정도도 다른 곳에 비하면 비교할 수 없이 좋은 거죠." 그녀의 이름은 도리스였다. 그녀는 상당한 교육을 받은 간호사였고 현대의학에 경험이 많았지만 자신의 몸에 유방암이 발견되자 현대의학을 거부하고 대신에 이곳으로 왔다고 한다. 그녀의 목소리는 위엄이 실린 깊은 목소리였다.

"실례하겠습니다. 이제 커피 마실 시간이네요." 그녀는 그렇게 말하고 식당을 나갔다. 관장할 시간이 됐다는 것이다. 그 밖에도 커피를 "거꾸로 마신다"라든가 아니면 "바쁜 일이 있다"고 돌려 말하기도 했다. 환자들은 치료법에서 필수적인 이 작업을 할 때, 문을 잠그고 커튼을 쳐 방해 받아서는 안 된다는 의사를 사람들에게 전달한다. 관장 시간이 늦어져 한 시간마다 녹즙을 들고 오는 사람들이 들어올 수 없을 때, 잠긴 방문을 사이에 두고 "주수! 주수!"와 "커피 마시고 있는 중이에요!" 하는 공방이 미안함과 절망감이 섞인 목소리 사이에 벌어지곤 했다. 그럴 경우 은박지로 덮인 녹즙 잔은 환자의 방 창가에 놓이게 되는데 매우 중요한 효소가 금세 죽어 버리기 때문에 최대한 빨리 마셔야 했다.

9시에 번거로운 마지막 관장을 끝마치고 차분한 마음으로 평화롭게 침대로 들어갔다. 뭔가를 읽는 것도 쓰는 것도 아예 생각하는 것조차도 하고 싶지 않았다. 천장을 바라보는 것만으로도 상당한 만족감이 밀려왔다. 물론 벽에는 페인트칠을 좀 해야 되고 뭔가 색깔이 필요하며 이불도 너무 얇았고 집에서 몇 백만 마일이나 떨어져 있었지만, 이 모든 것에도 불구하고 내 자신이 제대로 된 사람들에게 맡겨져 있으며 몸이 놀라울 정도로 긴장이 풀려 지금은 너무나도 편안하다는 것을 알고 있었다. 모든 것이 잘 되고 있다는 생각에 접어들었을 땐 이미 반쯤 잠에 취한 상태였다.

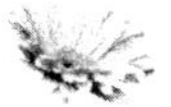

9 샬럿 거슨

나는 평생 동안 바다 같은 깊은 잠 속에서 깨어나는 고통을 이겨내기 위해 아침마다 고요함과 프라이버시를 가장 먼저 필요로 해왔다. 그러나 라 글로리아에서는 내 이런 나약함이 한 번에 고쳐졌다. 잿더미 속에서 바깥으로 파헤쳐 나오는 듯한 고통을 느낄 시간도 없었을 뿐더러 명상이나 요가를 하거나 새벽 아침을 바라보며 신체리듬이 낮에 적응할 때까지 기다릴 수 있는 시간 또한 전혀 없었다. 대신 자명종이 울림과 동시에 그대로 잠에서 깨야 했다. 제시간에 잠에서 깨는 것은 환자의 책임 가운데 하나였고 깨고 나면 곧바로 관장 소파로 가야 했으며 그곳은 이미 더 이상 명상과 생각의 영역이 아니었다.

사실 이론적으로 그 지하세계로 침입하는 일은 아침 6시에 시작되어야 했고 그렇게 함으로써 4시간마다 관장을 해야 하는 환자는 밤 10시에 마지막 관장을 마칠 수 있었다. 물론 매우 아픈 사람의 경우에는 새벽 2시에 한 번 더 해야 했지만 말이다. 그러나 난 실제로는 아침 7시가 될 때까지 시작하지 않았다. 그 시간마저도 터무니없이 이른 시간 같았다. 기분이 상쾌해 지도록 끌어올리는 대신에—아니면 아예 혼자 상쾌해 지도록 내버려 두는 대신에—불평과 억지를 이기고 정신을 아래쪽 내면의 세계로 집중시켜야 했다. 참으로 이상한 방법으로 아침을 시작하는 것이었다.

간신히 다시 침대로 돌아가 눕자마자 젊은 멕시코 간호사가 도착했다. 키가 작고 마른 그녀는 진지해 보였고 태엽으로 돌아가는 소녀처럼 뻣뻣한 걸음걸이를 하고 있었다. 그녀는 자신의 이름이 알베르타라고 속삭였다. 그녀는 작고 보드라운 손을 가지고 있었으며 그녀의 서투른 영어가 내 온도, 맥박 그리고 혈압을 잰 뒤 생 간 주사를 놓는 데 아무런 지장을 주지 않았다. 내 옆구리에 주사를 놓고서야 그녀는 작은 목소리로 "아바?"라는 단어를 속삭였고 목소리 끝이 올라간다는 것에 그것이 질문이란 걸 알 수 있었지만, 그녀가 내게 아프냐고 묻고 있었다(pain)는 것을 알기까지는 세 번이나 반복해서 들은 뒤였다. 나중에는 아침마다 그녀에게 "주사가 아프세요?"라고 묻는 법을 가르쳐 주었는데 그녀는 잘 배우는 듯 했지만 결국 "아바(penn)"로 돌아갔고 그땐 나도 그냥 내버려 두었다.

아침식사는 8시에 도착했고 큰 컵에 담긴 갓 짜낸 오렌지 주스, 소금과 우유가 들어가지 않은 죽, 그리고 마른 과일을 스튜로 만든 것과 바나나 한 개가 고작이었다. 아침과 함께 딸려온 약통은 하루 동안에 6개씩 먹어야 할 약들로 총 30개가 가득 들어 있었다. 다른 많은 것들과 마찬가지로 알맞은 시간에 올바른 약을 먹는 것 또한 환자의 책임이었다. 거슨요법의 스케줄을 따르는 것은 마치 멈추지 않는 급행열차에 타 기관사도 되어 보고 승객도 되어 보는 것 같았다.

뭐 어쨌든 좋아, 한번 이 여행을 즐겨보도록 하자고. 나는 옷을 입고 베란다의 달콤한 햇빛과 부드러운 아침 바람 속으로 걸어갔다. 원래는 비가 많이 내리는 철이라고 했지만 주위에 존재하는 수분이라곤 정원사의 호스에서 나오는 것이 전부였다. 밖으로 보이는 길 가장 자리에는 노란색과 보라색의 꽃들이 어우러져 피어 있었는데 잎을 제외하고는 데이지와 많이 닮은 꽃들이었다. 의자에 앉아 아침 햇볕 아래 몸을 쬐었다. 드디어 휴식이구나.

하지만 휴식은 길지 않았다. 9시엔 녹즙이 도착했고 10시엔 당근즙, 그리고 관장, 곧이어 10시 15분에 캐스터 오일, 앞으로는 여기에다 11시 강좌까지… 어떻게 다 해낼 수 있을지 얘기하고 싶다며 벡키가 찾아왔다. "도저히 안 돼요." 우리는 동시에 입을 열었고 이내 폭소가 터져 나왔다. 그러자 벡키는 기침을 하며 숨을 깊게 들이 마시고는 사과를 하려고 했다. "그러지 말아요, 미안해 해야 될 건 아무것도 없잖아요." 나는 그녀에게 사정했고 동시에 그녀의 폐 속 깊은 곳에서 나오는 마른 기침 소리가 걱정이 됐다. "당신이 기침을 해서 미안해야 할 사람은 오히려 저죠. 너무 예의 바르게 그러면 건강을 해치게 되잖아요. 자신도 알고 있죠? 분명 당신은 의자에 부딪히면 의자한테도 사과할 거예요."

"사실은 정말 그래요." 그녀는 고백했다. "그리고 다른 사람이 저한테 부딪힐 때도 말이죠. 당신 말이 옳은 것 같아요. 딸아이는 내가 자아개발 프로그램에 참여하길 원했지만 그곳에 갈 용기가 없었죠. 적어도 내 딸은 자기주장을 할 줄 알아서 천만다행이에요. 나는 이제 시작하기엔 너무 늦은 것 같네요."

"아니에요, 그렇지 않아요." 나는 벡키가 스스로를 억제하고 있는 것이 느껴졌다. 그녀의 연약한 세상에 충격이 필요했다. 혼자서는 도저히 빠져나올 수 없을 것 같았다. "들어보세요. 만약 낫고 싶다면 자신의 공간을 확보하고 주장할 줄 알아야 해요. 이젠 살아 있는 것만으로 사과

하는 건 그만두지 않겠어요?”

“내가 그러고 있나요?” 그녀는 미소를 짓고 고개를 흔들더니 이내 머리를 숙였다. “그럴지도 모르죠. 나중에 더 얘기해 보도록 해요. 물론 원하실 때 말이에요. 제 문제 말고도 신경 쓰셔야 할 게 많을 테니까. 아… 또 시작이네요. 강의 시간에 봐요.”

그녀가 길을 따라 천천히 걸어가는 것을 지켜보았다. 그녀의 뒷모습은 바람이라도 불면 날아갈 것 같았고 나는 마음이 몹시 불편했다. 하지만 시계를 보고 방에 있는 갈색 소파로 서둘러 돌아갔다. 멈추지 않는 거슨요법의 기차는 결코 오랜 시간 정차하는 법이 없었다.

하루의 첫 빨간 주스와 두 번째 관장을 마치고 나니 너무나도 빨리 캐스터 오일이 도착했고 그것을 가지고 온 여자 아이는 활짝 웃어 보이며 자기보다는 내가 하는 게 나을 거라는 표정의 미소를 지었다. 나는 온몸을 떨었고 그녀는 더욱 크게 미소를 지었다. 무색의 끈적이는 액체는 조그만 종이 그릇에 담겨 있었고 그 옆에는 위장까지 기름을 따라간다는 검은 색의 커피가 담긴 컵이 놓여 있었다. 아마 카페인을 원하는 사람들을 위해서였는지는 모르겠지만 환자가 마실 수 있는 유일한 커피였으며 미지근하며 너무 단 끔찍한 맛의 커피는 결코 중독이 될 만한 것이 아니었다.

좋아. 힘내자. 나는 캐스터 오일을 목구멍으로 넘기고 커피를 마셨다. 둘 다 최악이었다. 난 열 살 무렵 이후에는 캐스터 오일을 삼켜 본 일이 없었는데 어머니의 강요로 마시게 될 때는 항상 과일 맛이 나는 시럽이 함께 섞여 있었다. 하지만 지금 이 순간 시럽은 상황을 더 악화시킬 것 같았다. 치료소에 있으면서 배우게 된 것 가운데 또 하나는 바로 캐스터 오일을 먹는 날은 그날 하루의 기분이 거의 결정된 날이나 다름이 없다는 것이었다. 캐스터 오일을 먹는 날은 좋은 날이 아니었고 잠깐의 산책 정도도 할 수 없었으며 강의를 들으러 가는 일조차 힘들었다. 그날은 절대적으로 온 몸이 위장의 자비심에 내맡겨진 날이었고 어떤 나이 든 아주머니는 이것 때문에 성격이 나빠졌다고 말할 정도였다. 그리고 가끔은 나도 그녀의 말에 동의했다. 어떨 땐 소크라테스가 독이 가득 든 잔을 마셨을 때보다 테이블스푼으로 캐스터 오일을 두 번 먹는 내가 더 많은 불평을 하는 것 같았다. 그렇다고 해도 소크라테스는 독이 든 잔을 며칠에 걸쳐 한 모금씩 먹은 건 아니었으니까.

녹음기를 들고 강의실로 찾아갔을 때 그곳에는 칼이 여전히 자신의 빨간 모자를 쓴 채 검은색 머리칼을 한 여자와 얘기를 하고 있었다. "와서 사라를 만나 봐요." 그가 내게 손을 흔들며 말했다. "사라는 스페인어를 할 줄 알아요. 우리의 손짓 몸짓이 통하지 않을 때 직원들과 대화하는 걸 도와줄 거예요." 나는 사라 옆에 앉았다. 그녀는 미국의 뉴멕시코 주에서 왔고 연한 초록색 눈동자를 제외하고는 분명한 스페인 사람의 모습을 하고 있었으며 백혈병으로 고생하고 있는 어머니와 함께 왔다고 했다. 그녀는 너무나도 맥이 빠져 있었고 나는 그런 그녀를 격려해 주기로 했다. 내게 이 치료법이 정말 효과가 있냐고요? 물론 그녀에게 그렇다고 말했으며 내 자신도 그렇게 생각하지 않았다면 이곳에 오지도 않았을 것이다. 사라는 강하게 고개를 끄덕였다. 힘이 빠진 듯한 그녀였으나 아직도 믿음과 희망으로 가득 찬 걱정하는 딸이자 세 아들의 어머니였고 가족에 대한 대화에서 그녀의 훌륭한 사랑과 용기를 엿보았다. "우리 어머니가 낫기만 한다면," 그녀가 말했다. "제가 사는 곳에 조그만 거슨요법 안내 센터를 만들 거예요. 제가 사는 곳엔 암으로 고생하는 사람이 넘쳐 나."

강의실이 거의 다 찼다. 벡키가 안절부절못하며 들어왔고 내 옆에 앉았다. 처음 보는 사람들이 참 많았고 서로의 긴장감이나 스트레스에 대한 얘기를 하고 있었다. 그 가운데에는 쳐다보는 것만으로도 싫어지는 사람들이 있었다. 못생기고 불만이 많게 생긴 한 중년의 커플이 자신들의 나이에 도저히 맞지 않는 옷들을 걸치고 있어 마치 어른의 몸집을 한 갓난아기들 같았다. 또 한 여자는 미국의 기념품 가게에서 파는 고무머리처럼 주름진 얼굴에 붉은 머리칼이었다.

그날의 아침 강의는 헤세라는 의사가 맡았다. 그는 치료소의 의학 책임자였고 키가 크고 턱수염을 기르고 있었으며 비만이 심했지만 날렵한 사람이었다. 주제는 우리 모두 재키 데이비슨의 책에서 읽어 알고 있는—그리고 상당히 불쾌해질 수 있는—명현현상이라는 회복 반응에 대한 것이었다. 이날 강의에서 헤세는 명현현상에 대한 의학적 관점과 우리가 어떻게 대응해야 하는지에 대해 설명하려고 했다. 헤세는 모두를 한 번 둘러보고 두 명의 직원이 11시 생 간 주사를 나눠 주는 것을 기다렸다가 사람들이 녹음기를 준비하는 동안 조금 더 기다리고 나서 강의를 시작했다.

"거슨요법이 모두를 위한 것만은 아닙니다." 그가 말했다. "치료법에 의해서 환자들이 의학적으로 치유될 수는 있겠죠. 하지만 어떤 사람들은 이 치료법이 요구하는 대로 자신들의 생활 패턴을 바꿔야 하는 희생을 감수하려고 하지 않습니다. 이 치료법은 대단히 힘들고 엄격하며 복잡한 프로그램입니다. 여러분들이 스스로 몸을 보살피도록 요구합니다. 라 글로리아를 떠나시면 모든 걸 혼자 하셔야 합니다. 게다가 여러분에게 충고를 하고 보살펴 줄 흔한 의사조차도 없는 상황이 되죠."

사람들 가운데서 유감과 낙담이 섞인 한숨 소리가 작게 들려왔다. 내게는 몬테그가 있다는 걸 신에게 감사했다. 날 보살펴 주겠다고 한 그의 마음이 변하지 않으면 좋을 텐데.

"스스로 제 건강을 보살펴야만 하죠." 헤세가 모두를 심각하게 바라보며 말했다. "여러분은 이 치료법에 대한 완벽한 이해와 몰입, 의지력, 그리고 가족들의 도움이 필요할 겁니다. 강력한 종교적 경험, 그리고 신에 대한 믿음과 신앙심은 중요한 역할을 할 수 있습니다. 그러니 무엇이 중요한지를 결정하고 실행할 수 있어야 하며 여러분에게 이것을 해낼 수 있는 힘이 없다면 우리가 대모험이라고 부르는 이 여행을 출발하지 않는 게 좋을지도 모릅니다. 그리고 실로 대모험이라고 할 수 있습니다. 여러분의 잃어버린 건강을 되찾는 것이니까요."

벡키와 나는 서로 긴장한 채 마주보며 '이제 와서 말하기엔 조금 늦은 것 같네요'라는 식의 유머 섞인 표정을 지어 보였다. 하지만 그 긴장감을 초월해서 내게 들리는 것들이 맘에 들었다. 분명 환자를 물건으로 취급하기보다는 적극적으로 뭔가를 할 수 있도록 해 그 환자가 지니고 있는 내면의 힘과 의지력을 이끌어 내는 것이야 말로 최선의 방법일 것이다. 게다가 환자의 믿음과 의지를 이끌어 낸다고 하는 것은 오로지 육체적인 치료에만 전념해 왔던 것과는 달리 육체와 정신 모두를 치료하는 것이다. 라 글로리아는 내가 그토록 바라던 현대판 그리스 치유신전의 모습이 아닐까?

헤세는 이제 명현현상의 원리에 대해 설명하고 있었다. 명현현상이란 몸이 스스로 독소를 빼내려고 하는 강한 노력임을 강조했다. 명현현상이 일어날 때에 생길 수 있는 증상에 대한 목록은 오금을 저리게 했다. 진통·두통·무력함·어지러움·입가의 발진·단순 포진에다 혀가 뭔가로 덮이게 되거나 10~20킬로그램의 체중감량 등이 일어난다. 대장이 발작현상을 일으킬 수도 있고 심한 짜증과 무기력, 그리고 의욕상실을 경험한다고도 했다. 종양 부위의 진통이나 타는 듯한 고통을 느낄 수도 있다. 오래된 상처나 수술자국이 빨갛게 변하고 관절염이 있는 곳이 더 아파질 수도 있다. 발륨이나 리브륨, 또는 LSD나 다른 약을 사용했던 사람들은 몸속에 쌓여 있는 약의 잔해가 혈관으로 다시 쏟아져 들어가기 때문에 처음에 약을 먹었던 때와 똑같은 현상이 나타나게 될 것이고, 더욱 심각한 증상도 각오해야 한다고 했다.

"이런, 세상에." 청중들 가운데 한 명이 불평했다. "정말 그런가요?"

헤세는 마치 '여러분이 어떤 기분인지 다 압니다'라고 말하려는 듯 입 꼬리를 치켜세웠고 강의를 계속했다. 가장 중요한 것은 그런 심각한 일들이 벌어졌을 때 겁을 먹고 병원으로 뛰어가거나 집에서 현대의학으로 치료받겠다고 하지 않는 것임을 강조했다. 몸은 자신이 뭘 하고 있는지 알고 있으니 자체적 치유와 해독이 방해받아선 안 된다고 했다. 이 치료법을 통해 이루려고 하는 주된 목적이 몸을 제대로 된 상태로 되돌리는 것이니 만큼 그렇게만 된다면 몸은 스스로 놀라울 정도로 잘 회복할 것이라고 했다.

헤세가 명현현상이 일어날 때 생기는 증상에 어떻게 대처해야 하는지 설명하는 동안 우리는 꼼짝않고 앉아 귀를 기울였다. 그가 말하는 대처 방법들이란 굉장히 어렵고 복잡한 것들이어서 나는 지금 이 자리에 앉아 있는 사람 가운데 누가 과연 명현현상이 일어났을 때 적절한 대처 방법을 실행에 옮기거나 기억조차 할 수 있을지 좀 궁금해졌다. 모든 녹음기가 화음을 내며 돌아가고 있었다. 어떤 사람들은 필기하면서 이따금 자신들이 가지고 있던 녹음기 상태를 점검했는데 아마 순전히 불안감 때문에 그랬을 것 같다는 생각이 들었다. "약이," 잠깐 동안의 정적을 빌어 사라가 내 귀에 속삭였다. "병 자체만큼이나 끔찍한 것 같네요!" 뭐, 물론 그 많은 양의 녹즙과 페퍼민트 차, 그리고 2시간마다 한 번씩 해야 하는 관장이 썩 기분 내키는 것들은 아니었다. 더욱이 그 모든 육체적 고문도 모자라 명현현상이 생기면 그걸 환영하고 아플수록 기뻐하며, 열이 나면 몸의 항체 조직이 되돌릴 수 없을 정도로 손상을 입은 게 아니며 몸이 스스로 방어 시스템을 재가동 하려고 하는 것이니 즐거워해야 한다는 거였다.

레녹스가 이런 걸 들었다면 어떤 반응을 보였을까 상상해 보았지만 허사였다.

강의가 끝날 때쯤엔 사람들 대부분이 지치고 주눅 들어 보였다. 헤세는 우리가 처한 상황의 심각성에 대한 어떠한 오해도 다 없애기 위해 우리를 모아다가 강력한 믹서에 넣고 갈아 버린 것 같았다. 여기 모인 암환자 누구라도 거슨요법으로 암을 고친다는 게 쉬운 일일 거라고 생각했다면 이젠 다시 생각해 볼 때였다.

강의가 끝난 뒤 우리가 받은 녹즙을 붙들고서 위쪽 건물까지 나 있는 길을 따라갔다. 이미 명현현상을 겪어 본 칼 자신은 그것에 대해 다 알고 있었지만, 두렵긴 하나 필수적인 그 반응이 언제쯤에나 일어나게 될지 벡키와 나는 너무도 궁금했다. 그가 말하길 원래 명현현상은 치료를 시작하고 3일에서 6일이 되는 날 사이에 일어나야 하지만 몇 주 동안 변화가 없는 경우도 많았다고 했다. 그리고 첫 명현현상은 3일 이상 지속될 수 있으며 상당히 고통스럽지만 시간이 지날수록 고통은 완화되고 기간이 짧아진다고 했다.

"개인적으로 생각하기엔" 칼이 말했다. "어떤 종류의 명현현상이 일어나는지는 과거의 식습관에 따라 달라지는 것 같아요."

"그게 무슨 소리예요?" 사라가 물었다.

"저도 확실한 건 아니지만 정크 푸드를 많이 먹어온 사람이라면 명현현상이 더 빨리 일어나는 것 같아요. 제대로 된 유기농 음식을 몸에 좀 넣어 주기만 하면 곧바로 쓰레기를 뱉어 내죠. 여기에 한 젊은이가 있었는데 방문자로 온 터라 치료법 근처에는 안 갔었죠. 그 사람이 먹은 거라곤 여기서 먹으라고 한 음식들과 하루에 당근즙 두 잔뿐이었어요.

그런데 3일이 지나더니 엄청난 명현현상이 일어나 이틀 동안 상당히 아팠죠. 나중에 그 사람이 하는 말이 자신은 스테이크랑 프렌치프라이하고 도넛만 먹어 왔다고 했어요.”

“그럼 과일이나 야채는 전혀 안 먹고요?” 벡키가 물어봤다.

“네… 알래스카에 사는 사람이었는데 거긴 과일과 야채가 귀하거든요. 그래도 그런 명현현상에 걸려봤으니 자기 식습관에 대해서 한 번쯤 다시 생각해 봤을 거예요.”

“우리 어머니는 헤세가 말한 증상들을 다 보이고 있어요.” 사라가 말했다. “어제 아침부터 먹지도 마시지도 못하고 있어요. 처음엔 굉장히 겁먹었는데 어머니가 아마도 명현현상을 일으키고 있는 것 같아요. 꼭 명현현상이었으면 좋겠어요. 여기 있는 것도 몇 주 안 남았으니…”

“더 계실 순 없어요?” 벡키가 물었다.

“아쉽게도 돈이 없어서요. 우리는 대가족이에요. 남매가 열 명인데 집안 살림이 힘들어요. 일주일 치밖에 돈을 낼 수가 없었죠. 가서 어머니가 어떻게 하고 계신가 봐야겠네요.”

벡키와 나는 사라와 아래쪽 건물까지 같이 갔다. 다정한 얼굴을 한 그녀의 어머니는 환자의 체념이 섞인 분위기 속에 침대에 누워 있었다. 그녀는 매우 아파 보였다. 눈으로는 우리를 알아봤지만 아무 말도 하지 않았다. 나중에 안 것이지만 그녀는 스페인어밖에 이해하지 못한다고 했다. 방은 짐 가방들과 과일 쟁반, 병, 종이들이 널려 있어 너저분했다. 그 모든 혼돈 속에는 질서와 희망을 상징하는 듯한 성모 마리아와 예수님의 작은 조각상이 놓여 있었다. 분명 사라와 그녀의 어머니는 헤세가 권장하던 강한 종교적 삶을 살고 있는 사람들 같았다.

우리는 잠시 머무른 뒤 방을 나왔다. 그다지 돌아다녀 볼 곳도 많지 않았기에 우리가 할 수 있는 거라곤 주위를 한 번 빙 둘러 본 뒤에 벡키가 입원해 있는 동산 꼭대기 건물로 가는 것이 전부였다. 건물은 아래쪽보다 훨씬 깔끔했다. 더 세련되었으며 큰 방들이 있었고 천정에 칠해져 있는 무늬에는 금색으로 도금이 되어 있어 조금씩 반짝였다. 넓은 복도를 따라 걷는 동안 안이 들여다보이는 방에서 휴식을 취하거나 얘기를 하거나 책을 읽고 있는 환자들을 보았다. 그중 가장 놀라웠던 건 검은색 옷을 입은 창백한 여자들에게 둘러싸인 노란색 피부에 진한 검은색 눈동자를 한 노인네였는데 바깥에는 역시 검은색의 눈을 한 젊은 이가 있었다. 노인네의 젊었을 때 모습 같아 보였다. 방으로 들어가면서 그 사람들은 아르메니아 사람들이라고 벡키가 속삭였다. 그들은 항상 같이 다녔고 다른 사람과 얘기하지 않았으며 식당에서 밥을 먹지도 않고 할아버지를 살리는 데만 온 정성을 쏟고 있는 것 같다고 했다. "불쌍한 노인네." 벡키에게 속삭였다. "자기가 살고 싶은지 죽고 싶은지 누가 물어보기라도 했을까?" 벡키는 미소를 지은 채 어깨를 들썩이며 자신의 방으로 들어갔다.

나는 휴식이 절실히 필요했다. 아침 7시부터 지금까지 여유로운 순간이라곤 전혀 없었다. 이런 식이라면 관장하는 시간에야 어느 정도 평화와 고요 그리고 프라이버시를 보장받을 수 있을 것 같았다. 헤세의 강의대로라면 나는 이제 얼마 안 가 명현현상으로 쓰러지게 된다(여기서 '내면의 어린아이(inner child)*'가 환호성을 질렀다). 그러면 나를 혼자 있게 내버려 둘 수밖에 없을 것이다. 여하튼 여기가 치료소인가 아니면 훈련소란 말인가? 내가 묵는 작은 건물에 가까워졌을 때 맞은 편에서 서둘러 걸어오던 예쁘고 키가 큰 여자와 부딪혔다. 그녀는 중년이었으

---

* 프로이트(S. Freud)는 "한때 우리 자신이었던 어린아이는 일생동안 우리 내면에서 살고 있다"고 말했다.

나 어린 소녀 같은 피부를 가지고 있었고, 그녀의 눈도 어린 아이에게서나 볼 수 있는 눈처럼 순수한 하얀색 바탕에 청결한 푸른색 눈동자였다.

"어머, 안녕하세요. 전 샬럿 거슨이라고 해요." 그녀가 말했다. "성함이 어떻게 되세요? 혹시 이 편지들이 당신 것이 아닌가요?" 나는 내 눈을 믿을 수가 없었다. 나는 고작해야 어제 도착했을 뿐인데 그녀가 들고 있던 편지는 모두 내게로 온 것들이었다. "제가 찾던 분이 맞으시군요. 잘됐어요." 샬럿이 말했고 나는 내 소개를 했다. "라 글로리아에 오신 걸 환영합니다. 오시게 되어서 정말 다행이에요. 전화에선 조금 못 미더워 하시는 것 같았는데… 지금은 조금 바빠서 가 봐야 하는데 나중에 2시쯤에 찾아뵐게요. 괜찮겠죠?"

저 사람이 샬럿 거슨이었구나. 그녀와의 짧은 만남 후에 기억에 흐릿하게 남아 있던 것은 그녀와 그녀의 딸 마거릿의 닮은 얼굴 생김새였지만 그 밖에도 힘과 용기가 서로 섞인 어떤 강력한 품성이 직감적으로 느껴졌다. 나는 그녀야 말로 바리케이드 위에서 같이 설 만한 사람이라고 생각했다. 그 위에 함께 선다는 것은 내가 사춘기의 상상 속에서부터 사용하던 사람을 재는 잣대였다. 전제군주에 대항하는 그 상상 속에서 바리케이드란 곧 전쟁터였기 때문에 동맹을 선택하는 문제는 매우 중요했다. 그리고 샬럿은 그 전쟁터에서 무엇을 해야 할지 아는 사람 같았고 내 이런 직감이 옳았는지 아니었는지를 알 수 있는 시간은 앞으로 충분했다.

하지만 당장은 그녀가 내게 준 편지들이 내 손을 뜨겁게 달구고 있었다. 나는 기뻐서 편지들을 하나씩 열어 보았고 대여섯 명이나 되는 친구들이 모두 내가 이 편지를 미국에 도착하고 얼마 지나지 않아 받을 수 있도록 런던에서 떠나오기 며칠 전에 이곳으로 보냈다는 사실을 알았을 때 내 심장이 마구 뛰었다. 날 그렇게까지 생각하다니 목이 메어

왔다. 그 짧은 순간 나는 더 이상 혼자 떨어져 있지 않고 다시 내가 속한 세상 속으로 들어간 것 같은 기분이 들었다.

그때가 바로 나의 건강을 친구들의 편지에 기대기 시작한 때였다. 멕시코에 있는 두 달 동안 영국에서 오는 편지들은 행복을 주는 약이며 산소 마스크였고 위안이 되어 주는 동시에 나의 영혼을 따스하게 해 주는 개체였다. 멕시코의 느릿느릿한 우체국을 피하기 위해 이곳으로 오는 모든 우편물은 남 캘리포니아의 주소로 보내졌고 그곳을 매일 왕복하는 기사가 우편물을 실어 왔다. 하지만 그가 편지를 가져올 여유가 전혀 없었다던가 아니면 그냥 내게로 오는 편지가 없을 때면 나는 유치하게도 크나큰 실망감에 휩싸였고 방으로 들어가 홀로 외로움을 씹어야 했다. 이런 일이 있을 때마다 '내면의 어린아이'가 수면에서 생각보다 얕은 곳에 있으면서 성숙하고 쾌활한 나의 겉모습 바로 뒤에서 나를 끝이 없는 슬픔 속으로 잠식해 버릴 수 있다고 생각했다. 그렇지만 내게 온 소중한 편지들을 읽을 때면 '내면의 어린아이' 때문에 생길 문제들은 신경 쓰이지 않았다.

점심을 먹은 뒤 샬럿이 내 방으로 들어오자마자 왜 내가 오른쪽 다리에 붕대를 감고 있는지 알고 싶어 했다. 의사의 지시라고 대답하고는 이집트 미라의 붕대를 풀듯 조심스럽게 다리의 붕대를 풀었다. 샬럿은 내 난도질당한 다리를 보더니 화가 치미는 듯 숨을 들이쉬었다. "안됐군요." 그녀가 말했다. "그리고 이제 이런… 대단하다는 수술을 하고 난 뒤 오른쪽 허벅지에 두 번째 종양이 생긴 것이군요. 붕대는 감지 말도록 하세요. 다리가 제대로 회복되려면 산소가 필요해요. 피부이식을 한 부분이 어디에 부딪히지 않도록 각별히 주의만 하세요. 그럼 지금까지의 상황에 대해서 다시 한 번 들어 볼까요?"

내가 질문에 모두 대답하고 몇 가지 물어 본 뒤에 그녀의 허락 아래

대화를 녹음했다. "제가 완쾌되면 경험담을 책으로 쓰고 싶어서요." 그 녀에게 설명했다. "지금부터 자료를 모아 놓는 게 좋겠죠."

샬럿은 어리둥절한 표정을 지었다. "물론 그렇게 하셔도 뭐라 할 사 람은 없지만 그런 걸 생각하기엔 너무 이른 게 아닐까요? 회복되시기 전까진 유쾌하지 못한 시간도 많을 거예요. 당장은 치료에 집중하셔야 될 거예요. 여기 오신 지 겨우 하루밖에 지나지 않았잖아요?"

그렇지만 어제는 이미 오래전 일이었으며 내가 갈구하는 것과 내 한 계와 내 지루함에 대한 낮디낮은 내성에 대해 알고 있었다. 나는 녹음 기를 끄고 그 동안 나를 가장 괴롭혀 왔던 질문을 던졌다. 그것은 치료 법을 위해 꼭 이렇게 과도한 기간이 필요하냐는 것이었다.

"과도하다고요? 18개월에서 2년이 어째서 과도한 거죠? 몸이 20년 이나 30년 동안 천천히 독소를 쌓아 온 것에 견주면 아무것도 아니죠!" 그녀의 차분한 모습과는 반대로 얘기하는 방식은 매서웠다. 현대판 무 적의 발키리* 같았다. "제 아버지 시대보다 요즘 사람들은 치료에 반응 하는 데 시간이 더 걸려요. 옛날 사람들보다 몸에 독소가 많기 때문이 죠. 30년 전에 비해 지금은 훨씬 많은 독소와 오염요소가 생겨났기 때 문에 환자를 치료하는 데 더 오랜 시간과 더 많은 노력이 필요하죠. 우 린 제자리에 서 있기 위해서 날이 가면 갈수록 더 빨리 뛰어야만 하는 거예요."

"그래요, 인정해요. 이해는 하겠는데 사람들이 그로 인해 용기를 잃 게 되지 않을까요?" 그러자 그녀는 더 많은 어려움도 나중에 얻을 수 있는 놀라운 결과 때문에 전혀 그렇지 않다고 대답했다. 사람들은 모두 회복하며 그 중에는 정말 병이 심각한데도 책에 적힌 지시만을 따르며

* Valkyrie. 북유럽 신화에 나오는 전쟁의 여신.

치료소에 오지 않고도 스스로 노력으로 회복하는 사람들도 있었다고 했다. 그런 사례는 재키 데이비슨뿐만이 아니었다.

"얼 테일러라는 사람에 대해서 얘기해드리죠." 샬럿이 말했다. "얼은 일리노이 주에 살아요. 15년 전에는 거슨 치료소도 거슨요법을 배운 의사들도 없던 시절이었는데 그는 병원에서 방출돼 죽기만을 기다리고 있었죠. 그는 70세였고 전립선암이 뼈까지 침투해 들어가 의사들은 유감이지만 그를 위해 더 이상 해 줄 수 있는 게 없다고 말했죠. 뒷일을 정리하는 게 좋겠다고요." 이 시점에서 샬럿은 손을 회전시키며 위에서 아래로 내렸는데 이는 마치 자신에게 묻어 있는 구정물을 털어내려는 듯한 제스처였다. 이것이 현대의학이 다시 한 번 실패했다는 말을 표현하기 위한 그녀만의 손짓이었음을 나중에서야 알았다. 그 제스처는 간단하게 '나한테 연락하지 말아요. 나도 당신들한테 연락하지 않을 게요'라고 말하고 있었다.

얼은 가방 끈이 짧은 사람이었으며 아내를 잃고 혼자 사는 사람이었다. 하지만 어떤 건강 잡지를 통해서 거슨 박사의 책을 구했으나 자신은 도저히 이해할 수 없다고 판단하였다. 그래서 그는 샬럿의 언니에게 전화를 걸었고 그녀는 얼에게 다른 건 다 무시하고 그곳에 씌어 있는 지시만을 따르라고 조언을 해 주었다. 그는 그녀의 말을 충실히 이행했고 마침내 회복해 올해로 85살이 되었다.

"그리고 4개월 전에 재밌는 일이 벌어졌어요." 샬럿이 더했다. "얼이 집에서 무슨 작업을 하다가 넘어져서 갈비뼈가 부러졌데요. 그가 고통 때문에 병원에 찾아갔을 때 의사들은 뼈로 전이됐던 암이 재발되어 갈비뼈를 약하게 만들어 부러지게 했다고 생각했죠. 그래서 그들은 얼에게 전체적인 뼈 스캔을 시행했지만 암은 어디에서도 찾을 수 없었어요. 그는 그냥 갈비뼈가 부러졌을 뿐이었죠. 아직도 살아 계시고 건강하답니다."

네, 그건 분명히 놀라운 일이군요. 그리고 치료소가 자신감과 높은 기대로 가득 차 있는 점도 좋긴 해요. 하지만, 하지만… "조금 더 현실적으로요… 반대의 경우는 없나요?" 패배에 대한 생각을 하지 못하게 하려는 듯한 샬럿에게 이렇게 부정적인 톤으로 물어보는 게 너무 무례한 건 아닌가 싶었다.

"물론 실패한 경우도 있죠. 저희들에게로 오는 거의 모든 환자들이 당신처럼 더 이상 현대의학으로 손댈 수 없을 정도의 암에 걸려 있죠. 살 수 있는 날이 2주에서 8주밖에 남지 않은 시한부 환자들도 많이 오고요. 병이 너무나도 심각해서 들것에 실려 오는 분들도 계세요. 몇 달 전엔 두 명의 환자가 이곳으로 이송되는 도중 사망했죠. 저흰 얼굴도 볼 수 없었어요. 이 정도면 저희들이 어떤 상황에 부딪히는지 대충 이해가 가시겠죠. 몸상태의 악화가 한계를 넘어 버린 경우엔 거슨요법으로도 그 환자들을 도울 수가 없어요."

"그러면 다른 건 또 어떤 게 있나요? 신체의 악화가 그 선을 넘지 않는 환자들 말이에요. 분명 시한부 환자가 아닌 사람들 가운데에도 실패한 경우는 있겠죠?"

"네, 그래요." 그녀는 얼굴을 찡그렸다. "많은 사람들이 이곳에 있다 집으로 돌아갔을 때 치료법을 제대로 따르지 않아요. 어렵다거나 해야 할 게 너무 많다거나 어떤 경우엔 너무 비싸기 때문에 그럴 수도 있겠죠. 아니면 가족이 제대로 협조하지 않는다던가. 그러면 환자들은 결국 포기하게 되죠. 중요한 사실은 현실적인 문제 때문에 도중에 포기하는 사람들의 수가 굉장히 많다는 거예요. 치료법이 문제가 아니죠. 모든 걸 제대로 이행하기만 한다면 사람들은 나을 수 있어요. 하지만 어떤 사람들은 이 치료법이 너무나 많은 것을 요구하고 그럴 바엔 차라리 죽는 게 낫다고 생각하기도 해요. 그런 사람들은 우리가 도울 수가 없죠."

"어쩌면 그 사람들의 동기가 그다지 강하지 않기 때문일 수도 있죠." 나는 낮게 말했다. "아니면 육체적이지 않은 근본적인 문제와 싸울 수 없다든가요. 치료법에서 정신적이나 영적인 차원은 어떤가요? 환자들에게 이런 면으로 어떤 도움을 주시나요? 제 직업적인 이유 탓에 관심이 가네요."

샬럿은 고개를 저었다. "정신적인 면은 과대평가되고 있어요." 그녀는 단호하게 말했다. "암의 원인이 스트레스에 있다고 하는 건 말도 안 되는 거예요. 스트레스는 질병의 원인이 될 수는 없습니다. 몸에 독소가 너무 많고 제대로 작동하고 있지 않다면 질병을 촉진하는 요인이 될 수는 있겠죠. 스트레스는 이런저런 결과 가운데 가장 마지막에 올 수 있지만 원인은 될 수 없어요. 한번 보세요." 그녀는 열정을 가지고 얘기를 했다. "이 세상에 스트레스에서 벗어나 살아가는 사람은 없어요. 하지만 모든 사람들이 난치병에 걸리는 건 아니죠. 왜 그럴까요? 왜냐하면 건강한 몸에는 스트레스를 다룰 힘이 있기 때문이죠."

"그렇군요." 나는 그녀의 말을 어렵사리 삼켰다. "그러면 암에 걸리기 쉬운 성격이라는 것도 믿지 않으시겠군요?"

"네, 믿지 않아요. 흔히들 말하는 식이라면 말이죠. 제가 믿는 건 이런 거예요. 암에 걸렸다는 걸 알게 될 때면 그 암이 오랜 시간 동안 자라 왔다는 거예요. 그러는 과정에서 몸속에 독소가 늘어나고 영양분이 고갈되며 몸속의 기관들이 고장 나게 되는 거죠. 물론 그런 상태에선 중추신경계가 나쁜 영향을 받게 되고 뇌가 반응을 일으켜 부정적이며 절망적이 되고 우울해지는 동시에 감정적으로 격해지게 되기도 하죠. 이런 모든 것들은 몸의 상태에 따른 결과이지 원인은 아니에요!"

나는 몸과 마음의 관계에 대한 그녀의 해석을 받아들일 수 없었다. 그것은 획일적이어서 끝없이 미묘한 내면과 외면, 몸과 정신의 상호 작용을 수용하기엔 너무 편협했다. 하지만 난 이곳에 배우기 위해 온 것이지 논쟁하러 온 것이 아니었다. 게다가 몇 년 동안 해 온 내면의 수양과 정신적 탐구는 내 몸을 암이라고 불리는 완전한 파멸로부터 막아 주었기에 일단 반론은 하지 않기로 마음먹었다. 그저 샬럿에게 거슨요법을 실행하는 데 상담이나 다른 정신적 도움이 필요하냐고 물어보았다.

"전혀 필요 없어요." 그녀가 대답했다. "간단하게 말하자면 환자의 간이 원상태로 돌아갔다면 그때 정신이나 영적인 문제에 대해 신경 쓰라고 말하고 싶어요." 그녀는 일어나 문으로 걸어갔다. "이제 가봐야겠네요. 또 얘기할 기회가 있을 거예요. 하지만 일단 지금은 일과에 익숙해지려고 노력하세요. 지금 하셔야 할 가장 중요한 일입니다."

"네, 그럴게요. 그런데," 나는 별다른 생각 없이 "의사가 되지 않으신 게 참 안타깝군요."

"어머나, 절대 그렇지 않아요." 샬럿이 밝게 말했다. "의사 자격증이 있었다고 해도 오래전에 없애 버렸을 거예요. 그래야만 제 일을 좀 더 자유롭게 할 수 있고요. 그렇지 않았더라도 자격증 같은 건 따지 않았을 거예요." 그리고 그녀는 떠났다.

샬럿이 방을 나갔지만 가지고 있던 에너지의 여운이 방안을 떠나지 않았다. 나는 방금 전 샬럿과의 만남에서 뭔가 알 수 없는 힘을 얻었다. 샬럿은 사람에게 자신감과 하고야 말겠다는 의지를 불어 넣어 주는 진정한 치유사로서의 능력을 지니고 있었다. 나는 그녀 스스로도 강한 의지를 지녔으며 전투에서는 믿을 수 있는 동지라는 걸 알 수 있었다. 하지만 그녀는 질병의 정신적인 면을 무시했고 그로 인해 라 글로리아가 더 이상 고대 그리스의 성스러운 치유의 장소처럼 될 수 없다는 게 안타까웠다. 하지만 자신이 원하는 걸 모두 얻을 수는 없는 법. 스스로가 부족한 걸 메우고 내 환상속의 아스클레피온을 직접 만들면 되는 것이다. 평소에도 육체보다는 정신세계가 더 편안했으니 그다지 힘들지는 않을 것이다.

그 뒤 나머지 오후는 손님과 녹즙과 관장의 연속이었고 전에 잠깐 봤던 빅이라는 의사보다 더욱 강한 잉카 인디언의 모습을 한 아르투로라는 의사와 짧은 전화 통화를 했다. 그리고 캐스터 오일이 주는 땅이 뒤집어 질 것 같은 고통도 참아 냈고, 또 다른 손님이 찾아오기 전까지 20분씩이나 쉴 수 있었다. 사람들이 자주 방문하는 필요성을 이해했지만 점점 싫어졌다. 그리고 짜증이 쌓여 강해지기 시작했을 때 놀라운 사실이 갑작스레 생각났다.

난 하루가 넘게, 정확히 하자면 33시간 동안 담배를 한 개비도 피지 않았다.

내 삶속에 존재해 왔던 강한 중독을 끊었다는 사실을 그 순간까지 알아채지도 못했다는 것이 더욱 놀라웠다. 과거에도 담배를 끊으려 시도를 많이 했지만, 결국 8시간 후엔 가만히 앉아 있지도 못하고 3분 이상은 집중도 하지 못해 실패하곤 했었다. 도대체 무슨 일이 벌어지고 있는 것일까?

담배 생각을 하니 약간의 흡연욕구가 밀려왔지만 물론 담배 따위는 가지고 있지 않았다. 그리고 이런 현상은 당장에 담배 한 개비를 입에 물지 않으면 몸이 터져 버릴 것 같은, 살면서 항시 느껴 왔던 당황스러운 욕구를 다시 몰고 왔다. 그렇지만 흡연이야 말로 거슨요법의 첫 번째 금기이며 담배를 피거나 술을 마시다—하지만 술은 전혀 그립지 않았다—적발되는 환자는 그대로 집으로 돌려보낸다는 사실도 알고 있었다. 담배를 피우고 싶은 강한 욕구와 퇴출에 대한 공포라는 상반되는 감정들이 내 마음속을 어지럽히며 돌아다녔고 스스로를 달래려 산책을 하기로 했다. 담배에 대한 생각을 하기 조금 전까지만 해도 욕구나 당혹감이 전혀 없었지만 이젠 내 몸의 모든 세포들이 담배를 달라며 소리치는 것 같아 이를 억누르려고 서둘러 밖으로 나갔다.

아래쪽 건물 왼편의 작은 나무숲에는 일본식 다리가 놓여 있었고 그 한가운데 온순한 사슴 한 마리가 허공을 응시하며 서 있었다. 그곳을 향해 걸어가는데 한 환자의 남편인 듯한 나이든 남자가 나무 사이에서 담배를 피우고 있었다. 중독된 자의 교활함이 '아, 좋은 기회가 왔다'고 생각게 했다. 이 남자에게 부탁해 담배 한 개비를 얻어서 나중에 안전한 곳에서 마지막으로 한 대 피우면 되는 거였다. 그래, 그래봤자 담배 한 개비일 뿐이고 그 다음엔 피우고 싶지도 않을 거야. 이제는 내 머리카락 끝에서부터 부드럽고 달콤한 니코틴을 달라고 외치고 있었다.

평범하게 친근한 모습으로 그 사람을 향해 걸었다. 불쌍한 사람 같으니라고. 저렇게 외롭고 가련해 보이다니. 아마 잠시 동안 얘기할 수 있는 기회가 온 것을 환영할 테고 그러고는 담배를 권하겠지. 내가 아는 건 저 사람만이 유일하게 이곳에서 담배를 피우고 있다는 것이며 운이 좋게도 근처에는 아무도 보이지 않았다는 것이다.

그와 거리가 좁혀졌을 때 실바람이 담배 연기를 실어 와 내 얼굴 정면에 뿌려 버렸다. 윽. 역겨운 냄새였다. 역하고 더럽고 간지러운 그 냄새는 정나미가 뚝 떨어질 정도였다. 아우성을 치던 내 몸의 세포와 머리카락 뿌리들은 충격을 받고 잠잠해졌다.

멍했다. 그 남자를 지나쳐 숲속으로 걸어 들어갔다. 내 머릿속은 뒤죽박죽이 됐다. 무슨 이유에서인지 과거 수십 년 동안 나와 시간을 함께했던 담배 연기가 어느새 기분 나쁜 냄새로 변해 있었고, 욕구라는 것은 내 몸과는 상관없이 정신세계에서 만든 허상에 불과하다는 생각이 들었다. 담배를 피우고 싶다는 느낌밖에는 다른 어떤 중독증상도 나타나지 않았다. 이렇게 쉽게 담배를 끊을 수 있다니.

  왔던 길을 되돌아갔다. 다시 담배 냄새를 맡았고 변함없이 역했다. 나는 의기양양함과 동시에 어안이 벙벙해져 방으로 돌아왔다. 치료법을 시작한 지 33시간밖에 되지 않았는데 평생 동안의 중독이 사라졌다면—담배 냄새에 대한 내 반응을 달리 설명할 방법이 없었으므로—18개월 동안엔 못 고칠 병이 없을 것 같았다.

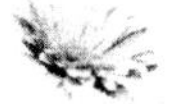

10 현대의학에 대항하는 공동체

내가 어째서 더 이상 담배를 원하지 않게 됐는지 여러 가지 정보와 격려를 주는 샬럿과 나눈 대화에서 그에 대한 설명을 찾을 수 있었다. 그녀는 대부분의 중독이 필수 영양소가 부족해서 생기게 되는 것이며 그 문제가 해결된다면, 예를 들어 거슨식 식단으로 바꾼다면 욕구는 순식간에 줄어들거나 한꺼번에 없어진다고 했다. 샬럿은 담배로 말미암아 암이 생겼지만 하루도 담배 없이 살지 못할 것 같다는 생각에 최대한 늦게 치료소에 온 여자를 예로 들었는데, 치료소에서 며칠을 보내고 나자 여자는 담배 중독을 별 어려움 없이 쫓아 버릴 수 있었다고 했다. 나와 비슷한 경우였다. 만약 샬럿의 말이 옳고 이곳 흡연자들의 경험이 그녀의 말을 뒷받침해 준다면, 이 세상의 모든 의사·정신상담치료사·최면술사·금연 운동가들은 엉뚱한 곳을 향해 짖어 대고 있는 꼴이었고 그와 동시에 담배를 끊으려고 발버둥을 치는 이 세상 모든 골초들은 원인을 제대로 몰라 매번 실패하고 있는 것이었다. 샬럿에게 거슨식 식단을 토대로 하여 대규모로 실험한 적이 있느냐고 물어보았다. 자기가 알기론 없다며 어깨를 들썩였다. 가공되지 않은 건강한 음식을 치료의 도구로 쓰면 돈이 되지 않기 때문에 영양소를 기본으로 한 치료에 연구 자금을 대어 줄 사람이 없다고 했다. "유기농 식품을 재배하거나 판매하는 사람들이나 그럴까. 거슨요법에 누가 관심이 있겠어요?"

미국 의료계가 자연의학, 특히 거슨요법을 꾸준히 반대한 데 대해 말할 때면 그녀의 목소리엔 아픔이 배어 나왔다. 그녀의 아픔은 종종 현대의학에 매년 20억 달러의 돈이 소비되는 거대한 미국 의료시장에 대한 사람들의 무관심에 관해 얘기하는 대목에 이르러서는 증오로 바뀌었다. "거슨요법은 수술이나 방사능이나 화학치료를 쓰지 않죠." 그녀는 지적했다. "거슨요법을 활성화한다는 것은 전문가, 기술자, 제조자와 그 시장에 관련된 모든 종사자들에 대한 심각한 실업 사태를 가져올 것이고, 거슨요법의 성공 사례들은 비싼 연구 프로그램들을 오히려 바보같이 보이게 할 거예요. 그러니 우리들이 부각되어서는 안 되는 거죠."

또한 캘리포니아 주에선 현대의학에서 암을 치료하는 삼위일체, '절단(slash), 태움(burn), 중독(poison)'이 아닌 다른 방법으로 치료하는 것을 불법으로 정해 놓았다고 한다. 그럼에도 불구하고 캘리포니아는 따뜻한 기후와 유기농 식품들의 생산 덕분에 자연의학의 이상적인 장소가 되어 왔다. 그런 이유에서 거슨 치료소와 여타 자연의학 암 센터가 캘리포니아에서 가까우면서도 안전하고 합법적으로 운영할 수 있는 멕시코 티후아나 근처에 건설되었던 것이다.

그러나 미국 의료계는 정기적으로 무독성의 암 치료를 엉터리라 일축하며 공격을 멈추지 않는다고 샬럿은 얘기했다. "하지만 제 책에는" 샬럿이 또다시 화를 내비치며 말했다. "엉터리라는 단어는 효과가 없는 것을 알면서도 비싼 치료법을 권한다는 것으로 정의했죠. 화학치료나 방사능, 그리고 수술 같은 치료 말예요. 사망자의 숫자만 봐도 누가 엉터리인지 금방 알 수 있어요."

처음엔 샬럿이 의학계가 자기 아버지의 업적에 대해 보인 적대적 반응을 과장하는 게 아닌가 싶었다. 그녀가 과장하고 있는 게 아니라는 건 나중에야 알게 됐다. 하지만 내게는 하루 일과 외에 다른 것을 생각할 여유가 거의 없었다. 의식하지도 못하는 사이에 나는 거슨요법을 중심으로 다른 모든 것은 잊어버리는 일과에 빠져들어 갔으며 치료법을 따라가기보다는 치료법 자체로 생활하고 있는 것 같았다. 녹즙, 관장, 의사 회진, 약, 주사, 강의, 캐스터 오일, 식사, 운동, 샬럿과의 토론, 다른 환자들과의 대화, 독서와 공부—하루 종일, 모든 순간순간이 몸을 낫게 하기 위한 목적 하나만을 바라보며 흘러갔다. 내 주변 세상과의 연락을 끊지 않기 위해서 중요한 일이었던 편지 쓰기도 간신히 할 수 있었다. 타자기가 없었기 때문에 편지의 수령인이 다른 친구들과 내 소식을 공유할 수 있도록 다목적의 짧은 편지만 썼다. 내 치료법에 대한 몰입은 이제 젊었을 적 숭고한 목적을 위해 일할 때처럼 성숙한 열정을 띠고 있었고 나와 같이 열심히 치료에 임하는 환자들에 둘러싸인 내 이런 모습은 전혀 이상할 것이 없었다.

게다가 나는 이제 한 작은 공동체의 일원이었다. 영국의 자연의학계에서 체험한 경험과는 물론 달랐지만 그래도 상당히 비슷했다. 이곳은 런던에서처럼 감기에 대한 치료나 침술의 좋은 점에 대한 것을 얘기하는 게 아니라 생존 자체를 다루기 때문에 좀 더 전문적인 내용을 담고 있었다. 라 글로리아에 왔다는 것은 잘 알려지지 않은 특정한 매거진 또는 교회에서 발간하는 잡지 따위를 읽어 보았거나 잘 알려지지 않은 의사 또는 건강식품을 파는 가게 점원이 하는 말에 귀 기울여 봤거나 샬럿이 강의하는 자연건강 집회에 참석해 본 적이 있다는 것이기에, 이곳에 있다는 것만으로 작은 공동체의 일원임을 모두 느낄 수 있었다. 앞에 나열된 경로를 통해 들어온 사람 외에도 나처럼 소문을 듣고 온 사람도 있었다. 자연의학 세계에 대한 어떠한 지식도 없었다가 라 글로리아에 들어온 사람들 가운데엔 현대의학으로 실패한 뒤 병원의 간호사들 얘기를 듣고 온 사람도 있었다. 현대의학이 암 환자들에게 어떤 영향을 주었는지 많은 경험을 통해 잘 알고 있는 간호사들은 말기의 암 환자들에게 자주 자연의학을 권한다고 한다. 의사들은 자신이 거슨요법에 의해 치료될지라도 자기 환자들에게 거슨요법을 권하는 것은 불법이므로 할 수 없지만 적어도 간호사에게만 불법이 아니었다.

거슨의 작은 공동체에 소속되면서 초기 기독교인들의 심정이 어땠는지 느낄 수 있었다. 그들처럼 우리도 주류로부터 잘려나간 조그만 지하운동 조직의 일원으로써 모든 것을 내걸고 남들이 보지 못하고 지지하지 않는 진실을 주장하고 있는 것이다. 하지만 초기 기독교인들과는 달리 거슨요법의 가담자들은 회복 아니면 죽음만을 약속하는 실질적이며 이성 중심인 교의를 따른다는 것이다.

내 이런 열정에도 불구하고 번갈아 나를 찾아오는 아르투로 박사나 로저스에게 내 현황에 대해 보고해야 할 내용은 많지 않았다. 나는 여전히 피곤했지만 떠나오기 전 런던에서 보낸 그 어두운 날들처럼 죽을 듯이 병적으로 피곤한 것은 아니었다. 피로를 제외한다면 그럭저럭 괜찮았고 몸무게도 더 이상 줄어들지 않았다. 내 얼굴에 머무르던 누런 빛은 줄어들고 퀭하던 눈 주위의 먹구름 같은 색깔들도 사라졌다. 볼에 분홍색 기운이 감돌았는데 로저스는 그것이 건강해지고 있다는 표시이며 약간의 염증이 있는 것이지만 괜찮다고 했다. 그리고 그는 내 피부 이식 부분의 아래쪽이 붉게 변했다는 얘기를 들었을 때 더욱 흡족해 하였다. 물론 그것도 괜찮긴 했지만 나는 내 몸이 확실히 반응을 보이고 있다는 좀 더 드라마 같은 증거를 원했다. 예를 들어 왜 내 허벅지 안에 있는 종양은 아직도 작아지거나 사라지지 않을까? 그 질문은 나를 상당히 괴롭혔다. 종양은 며칠 사이에 더욱 견고하고 분명해 져 내가 그곳에 나쁜 생각을 한 때문이 아닌가 걱정됐다. 더 이상 내 손끝으로 찾을 필요도 없이 처음에는 아몬드 크기 만하던 종양이 이제 호두만큼 커져 허벅지에 자그마한 동산을 만들었다. 아프지는 않았지만 돌덩이처럼 딱딱한 그것이 내 육체의 표면 밑에서 살고 있는 악마 같이 서서히 뚫고 올라오고 있는 것을 보며 나는 겁을 먹었다. 나는 당황했지만 의사들은 나의 공포를 일축해 버렸다. 그들은 내게 종양은 그저 위로 올라오고 있을 뿐이며 특히 더 커지고 있는 것은 아니라고 안심시켰다. 뿐만 아니라 멜라노마는 원래 몸의 다른 부분에도 종양을 만드는데 새로운 종양이 생기고 있는 것도 아니니 걱정하지 말라고 했다. 걱정하지 않는다는 건 상당히 어려운 일이었지만 그들의 말을 믿기로 했다.

　내가 가장 원하던 것은 명현현상이었지만 그것은 아직까지도 찾아오지 않았다. 사라의 어머니는 아직도 명현현상 때문에 몸져누워 있었고 그녀의 가족은 돈이 어떻게 되더라도 그녀를 일주일 더 치료소에 머물게 하기로 결정했다. 벡키도 그녀의 첫 치유반응이 나타났고 활발하던 환자들이 갑자기 식당에서 없어졌다. 그 뜻은 그 사람들 또한 자기 할 일을 하며 명현현상을 겪고 있다는 것으로 오직 나만 뒤쳐져 있는 것 같았다. 내게는 뭔가가 잘못된 것일까? 왜 나는 명현현상이 나타나지 않을까? 내 신체 기관들은 이제 치유가 가능한 범위를 벗어나 반응조차 하지 못하는 상태인걸까? 나를 덮치기 시작한 우울의 파도가 익숙하게 다가왔다. 스스로를 고심하며 면밀히 관찰해본 결과, 나는 내가 어렸을 적 전통적인 가족의 아이로서 길들여 지지 못해 친구들 사이에서 언제나 남과는 다른 존재로 인식되었고 들어와서는 안 될 곳을 침범한 양

항상 양심의 가책 따위를 느끼곤 했으며 그때의 당혹스러움과 우울한 감정을 지금 또다시 겪고 있다는 걸 이해하게 됐다. 이번엔 뭐가 잘못된 걸까? 왜 나는 다른 사람처럼 명현현상을 보이지 않는 걸까?

그리고 라 글로리아에 들어온 지 열흘째 되는 날 아침에 드디어 기분이 이상해 졌다. 피로가 내 몸을 짓누르는 동시에 어지러웠고 솜으로 가득한 것 같았던 내 머리는 목에 불안정하게 붙어 있었으며 뱃속 또한 거북했다. 알베르타가 재어 본 내 체온은 정상보다 높았고 온도계를 들어 보이며 내게 미소 짓는 그녀에게 나도 미소로 보답해 주었다. 내 입 안은 마치 오염된 술로 절여진 더러운 종이 맛이 났지만 그동안 내 몸이 뭔가 제대로 된 것—또는 정말 심각하게 아픈 것—을 보여 주길 원하던 터라 오히려 만족스러웠다. 건물에서 비틀거리며 나가자 칼이 길을 따라 산책하고 있었고 그를 불러 지금 내 상태가 지독하다는 걸 애기해 주었다.

"잘됐네요! 진짜 끔찍해 보여요. 정말 기쁘네요." 이런 상황이 아니라면 불쾌하게 들렸을 테지만 그는 거슨요법에 알맞은 대답을 했다. "드디어 명현현상을 보이시게 됐나보군요. 침대로 돌아가세요. 그러면 사람들이 녹즙이랑 식사를 가져다줄 거예요."

"아무것도 먹기 싫어요." 아픈 목소리로 말하고는 침대로 돌아갔다. 머리가 아팠고 약간 배멀미를 하는 것 같았지만 간신히 마신 녹즙 사이마다 잠을 자며 흡족해 했다. 하지만 오후가 되자 헤세가 열거한 여러 가지 증세들로 고통 받기는커녕 갑자기 병이 다 나아 평소처럼 되어 버렸고 자연스레 실망하게 됐다. 가짜 명현현상이었던 것이다. 내 몸은 치료에 제대로 반응하지 않고 있었다. 이젠 너무 늦은 것이다. 집에 돌아가 죽어버리는 게 낫겠다고 생각했다.

"바보 같은 말 말아요." 칼에게 내 의구심에 대해 말하자 그렇게 대답했다. "말도 안 돼요, 비. 난 당신이나 나나 회복될 수 있다는 걸 알아요. 그러니까 불평 좀 그만해요." 그의 말은 방금 마치 우리들의 회복을 절대적으로 보증하는 하늘의 계시라도 받은 것처럼 들렸다. "몇 주 동안은 제대로 된 명현현상이 나타나지 않을 수도 있죠. 그게 어때서요? 2년 동안이나 이걸 할 거잖아요. 뭐가 그렇게 급하죠?"

알았어요. 급할 거 없죠. 나는 마음이 약해지긴 했지만 더 이상 절망적이진 않았다. 대신에 내 관심을 자연의학에 관련된 서적들로 돌렸다. 치료소에 도서관은 없었지만 환자들은 자신들이 가지고 있는 책을 기쁘게 빌려 주려 했고 나는 그것들을 모두 다 읽어 보기로 했다. 내가 처음 빌린 책은 《의학계 이단아의 고백(Confessions of a Medical Heretic)》이었다. 로버트 멘델슨(Robert Mendelsohn)이라는 유명한 미국인 의사가 쓴 책으로 미국에서 행해지는 현대의학에 대한 신랄한 비판이 그 내용이었다. "나는 질병을 치유하는 데 현대의학이 거의 소용이 없다고 믿으며 고치려 하는 질병보다 그 치료 자체가 더 위험할 때가 많다고 생각한다." 명망 높은 의사가 자신의 책 소개글에 한 이 말은 현대의학의 암 치료법에서 실패한 상처를 갖고 있는 라 글로리라에 온 대부분의 환자들로부터 그를 순식간에 영웅으로 떠받들게 했다.

특히 잘못 행해지거나 불필요한 수술을 의미하는 〈관습적 절단〉이라는 장에서 나는 특히 충격을 받았다. 그의 살벌하고 무뚝뚝한 문장은 이렇게 말하고 있었다. "현대식 암 수술은 우리가 지금 이 시대에 조지 워싱턴 시대 때 거머리를 치료에 사용했던 걸 회상하며 경악하는 것과 같은 식으로 취급될 것이다. 그것은 35년 전에 비합리적인 방법임이 밝혀졌다." 우연찮게도 내가 그 부분을 읽고 있을 때 고개를 들고 앞을 바라보니 슬픈 얼굴을 한 남자가 내 옆을 지나가고 있었다. 한쪽으로 기울어진 얇은 재킷을 보니 그는 수술로 왼쪽 팔뿐만이 아니라 어깨까지 빼앗긴 것 같았고, 그의 잿빛 얼굴과 라 글로리아에 있다는 사실로 미루어 보아 도를 넘어선 절단도 암을 해결해 주지 못했음을 짐작할 수 있었다. 나는 대화를 통해 그의 얘기를 들어 보고 싶었고 그의 슬픔에 깊은 동질감을 느끼며 바라보았지만 나타날 때만큼이나 조용히 사라져 버렸고 두 번 다시 그를 보지 못했다.

이곳에는 우리처럼 치료법이 절실한 환자들이 경멸하며 바라보는 전혀 불쌍하지 않은 단기간 손님들이 있었다. 그들은 치료법의 효과는 별 것이 아니고 규칙이 너무 엄격하며 식단은 지나치게 스파르타식이라 불평하다가 하루나 이틀 뒤에 화를 내며 떠나가 버리는 배부른 미국인들이었다. 뉴욕에서 온 매력적인 중년의 여기자도 그 중 하나였는데 그녀는 내게 오랫동안 질문을 하고는 결국 자신의 암이 퍼질 것이라는 진단에도 불구하고 도저히 거슨요법을 할 수 없겠다는 결론을 내렸다. 그녀는 떠나기 전에 그 결론에 이르게 된 이유를 몇 가지 얘기했다. "이 치료법 때문에 내 생활방식이 망가질 거예요." 그녀가 말했다.

"죽는다면 마찬가지로 망가질 텐데요." 그녀에게 솔직하게 말했다.

그녀는 얼굴을 찡그리고 콧방귀를 뀌며 자기 방으로 돌아갔고 바로 그 날로 라 글로리아를 떠났다.

나는 빌릴 수 있는 모든 책과 잡지를 읽으며 거슨 박사의 성격과 그가 어떤 사람이었는지에 대한 연구를 하기 시작했다. 내가 접했던 자료들에는 그가 강하고 상냥하며 조용한데다 자신의 일에 몰두하는 사람이었고 석탄 더미에 자꾸 부딪혀 자전거를 네 개나 부쉈을 만큼 정신이 없는 사람이었다. 무엇보다도 그는 겸손하며 허세부리지 않고 완고한 의지를 지닌 사람이었다. 만약 그가 그렇게 포기할 줄 모르는 강한 사람이 아니었더라면 슬픈 일들과 실망스러운 일들로 가득한 그의 인생이 그를 의학계에서 손을 떼게 했거나 절망감 때문에 아무것도 하지 못했을 것이다. 마치 운명이 한 손으로는 그에게 기회를 주고 열매가 맺히기 전에 다른 한 손으로 앗아가는 모습이었다. 하지만 그렇게 힘든 삶 속에서도 거슨 박사는 뛰어난 업적을 남겼다. 그의 인생이 좀 더 탄탄대로였다면 훨씬 더 대단한 일을 해낼 수 있었을 것이다.

그의 인생에서 가장 안타까웠던 일은 다음 두 가지였다. 1932년 51세였던 그는 베를린 병원에서 자신의 식이요법을 중심으로 한 치료법이 가장 치명적인 결핵마저 치유할 수 있다는 것을 발표하고 이를 증명할 수 있도록 시설이용을 허가받았다. 각고의 노력 끝에 얻은 기회였으며 이번 발표로 자신의 치료법을 널리 알리고 인정받게 되리라는 것을 기대하고 있었다. 하지만 그의 발표가 있기 5주 전 히틀러가 권력을 잡았고 거슨 박사는 세 명의 딸과 함께 독일을 떠났다(거슨 박사와 가까웠던 사람들 가운데 박사처럼 독일을 떠나지 않은 사람들은 나치 수용소에서 많이 죽었다).

또 다른 눈부신 기회가 1946년에 찾아왔지만 또다시 사라져 버렸다. 뉴욕에 정착한 거슨 박사는 미국 의회에서 자신의 치료법으로 치유된 5명의 암 환자들을 소개할 기회가 생겼고 의사로서 그런 일을 한 사람은 그가 처음이었다. 그 발표가 성공만 한다면 의회는 그의 연구에 자금을 지원할 법안을 통과시켰을 것이다. 발표는 비교될 수 없을 정도로 성공적이었지만 현대 암 치료법을 지원하는 세력들은 4표 차이로 법안의 통과를 막았다. 그리곤 그게 끝이었다. 독일에서 건너와 독일식 영어를 쓰며 훌륭한 업적을 이룩한 이 의사는 다시 한 번 차갑게 내몰렸고 무시당하며 그의 치료법이 사기이며 엉터리라고 낙인찍은 미국 암 협회를 포함한 여러 의학단체들로부터 비난을 받았다. 하지만 그는 포기하지 않고 늘어만 가는 어려움 속에 홀로 연구하면서 1959년 그가 78세가 되던 해에 세상을 떠났다. 그의 괴상한 운명에 마지막 아이러니였을까. 뉴욕의 과학 아카데미에서 거슨 박사를 회원으로 초빙했다. 그가 죽은 지 두 달이 지난 뒤였다.

그의 인생에서 물거품이 되지 않은 중요한 기회가 딱 한 번 있었는데, 그때는 그가 지니고 있던 심각한 장애가 오히려 의학적인 발견을 도와주는 도구로서 활용되었다. 거슨 박사는 젊었을 때 한 번 생기면 오랫동안 지속되고 몸을 무기력하게 만드는 편두통에 시달렸는데 의학계에 종사하는 어떤 친구도 그를 치료하지 못했다. 그래서 그는 여러 가지 식이요법을 시도하게 되었고 얼마 되지 않아 소금기가 없는 야채나 과일 등을 날로 먹거나 요리해 먹는 것이 자신의 편두통을 사라지게 한다는 사실을 발견했다. 그는 그와 똑같이 편두통으로 고생하는 환자들에게 자신의 식이요법을 권했고 환자들도 역시 편두통이 사라졌다. 그 환자들 가운데 하나는 자신의 편두통만 멈춘 것이 아니라 피부결핵인 낭창까지도 치료되었다고 했다. 당시 피부결핵은 불치병으로 알려졌기에 거슨 박사는 자신의 환자가 하는 소리와 자신의 눈앞에 나타난 증거를 믿을 수가 없었다. 하지만 의심할 여지가 없었다. 피부결핵에 걸렸던 부분이 정말로 치유되었던 것이다. 그리고 그는 식이요법이 몸의 한 부분만을 치유하는 것이 아니라 몸 자체의 치유 능력을 회복시켜 편두통, 피부결핵과 같은 질병까지도 치유한다는 결론을 얻게 되었다. 그의 혁명적인 연구는 그렇게 시작되었고 나중엔 말기 암 환자까지 고치게 된 것이다.

그가 일생을 바친 연구의 조그만 결과물인 이 작고 아담한 멕시코의 병원에서 그가 죽은 지 22년이나 지난 지금, 그의 인생이 다를 수 없었을까 생각하는 것은 즐겁지 못한 일이었다. 나뿐만 아니라 이곳에 있는 사람들 대부분이 1946년 의회에서 거슨 박사의 치료법에 자금을 지원하는 법안을 통과시켰다면 거슨요법은 주류가 됐을 테고 환자가 2년 동안이나 정상적인 삶을 포기하는 일 없이 암 치료가 간단하게 이루어 졌을 것이라고 생각해 보았다. 하지만 그런 모든 것들은 이론이고 상상이었다. 현실 속에서 우리는 투덜댈 것이 아니라 오직 노력해야만 했다.

그럼에도 불구하고 나는 투덜대지 않을 수 없었다. 음식이 서서히 짜증나기 시작했고 특히 끓인 양파에 건포도를 섞은 메뉴가 나올 때마다 구역질이 났다. 평소에 즐기던 음식에 대한 욕구를 의식적으로 없애려 했지만 내 미각은 복종을 거부했고 금지된 음식을 꿈꾸기 시작했다. 나는 사막에서 거부할 수 없는 욕망의 신기루를 본 성 안토니우스와 같은 상황에 처했다. 그 앞에 나타난 신기루는 뚱뚱하고 난잡해 보이는 벌거벗은 여자가 하늘에서 날아다니는 것이었지만, 내 신기루는 사막에서 프랑스식의 달고 짭짤한 음식과 느끼한 반찬 그리고 디저트였다. 상상은 안에 치즈가 든 깃털처럼 가벼운 빵을 파는 파리 루 수플로에 있는 브랑제리로, 매콤한 그릴 소시지를 프렌치프라이와 함께 내오는 오베르뉴 시골의 식당으로 데려가기도 했다. 너무도 현실 같았던 이 꿈속에서 나는 원하는 건 아무거나 먹을 수 있었고, 돈을 내지 않아도 됐는데 정말 신기할 따름이었다. 그런 꿈은 그것들을 실제로 먹을 수는 없지만 내 식단을 바꾸고 싶다는 간절한 소망의 표현이었다. 하지만 내가 무의식적으로 원하던 것이 변화된 식단이었다면 그것은 절대 현실로 이루어지지 않았고 곧 꿈에도 나타나지 않게 되었다.

하지만 단조로운 히포크라테스 수프, 통화하고 싶었지만 전화를 걸지도 받지도 않는 후디, 그리고 매일 아침마다 내가 필요한 것들을 적어 주어도 가져다주지 않고 하루 종일 어디론가 사라져 버리는 마르코스 아우렐리오스에 대해 난 여전히 투덜댔다. 아무것도 제대로 된 게 없는 것 같았다. 어느 날 아침, 내가 계속 강도 높은 불평을 늘어놓자 사라가 내 팔을 잡았다. "힘내세요." 그녀가 말했다. "당신한테 필요한 건 변화예요. 우리 같이 로사리토에 있는 바다를 보러가요. 주방장 루이스가 우리를 거기까지 데려다 준다고 하니 지금 떠나면 11시에 간 주사 맞는 시간 전에 돌아올 수 있을 거예요." 나는 이곳에서 나갈 수 있다는 기회에 뛸 듯이 기뻤고, 우리는 금세 라 글로리아를 떠나 멋진 고속도로 위를 달리고 있었다.

하지만 차 안에서 본 바깥은 그다지 멋지지 않았다. 경치는 가슴이 아플 정도로 흉측했다. 불모지엔 모래만이 깔려 있었고 버려진 차, 철탑, 오두막, 자라다만 채소들, 짓다 만 콘크리트 건물, '주의'라고 적혀 있는 노란 팻말들과 팔려고 내놓은 땅위에 표지판들이 혼란스럽게 섞여 있었다. 엉뚱한 글씨로 '점쉼(점심)'을 준다고 광고하는 허름한 모텔과 '아참(아침)'을 준다고 써 있는 곳도 있었다. 도로 주위에는 무에블라스 에스투파스라는 아마도 가구상으로 보이는 가게가 있었고, 로사리토 근처에는 갖은 잡동사니를 파는 기념품 가게도 있었다. 사람들은 곳곳에서 역겨운 냄새가 나는 쓰레기들을 태우고 있었고, 여기저기에 예쁘게 생긴 아이들이 임신을 한 여성, 아니면 잦은 임신 때문에 만들어진 몸매를 한 듯한 여자들을 따라 무리 지어 몰려다니고 있었다.

드디어 우리는 작고 꾀죄죄한 마을 로사리토에 도착한 뒤 한적한 바닷가에 차를 세웠다. 나는 차에서 내려 사라와 루이스를 뒤로 하고 모래밭을 거닐기 시작했다. 도로 위에서 온갖 삭막함을 대하고 난 뒤에 본 태평양의 푸른 바다는 너무나 웅대하고 아름다웠다. 내가 왜 울고 있었는지 설명할 수 없었다. 잘은 모르겠지만 아마 바다의 어우러짐과 하나됨이 내 외로움을 더욱 더 아프게 했기 때문인 것 같았다.

"좀 더 힘이 생긴 것 같네요. 아니었다면 이렇게 불평하지는 못했을 텐데." 그날 오후 내가 벡키를 찾아갔을 때 처음 목적과는 달리 불평불만을 늘어놓자 그녀가 말했다. 벡키는 심한 명현현상으로 인해 침대에 누워 있었지만 그녀의 우아함과 유머 감각은 병상에서도 빛나고 있었다. "치료소에서 맞은 허니문도 이젠 끝났네요. 그렇게 생각 안 해요?" 그녀가 계속 말했다. "치료소에서 몸이 좀 회복되니 이제 서서히 치료법의 단점과 결점이 보이기 시작하네요."

"그 말이 맞는 것 같아요." 그녀에게 말했다. "여긴 불편한 점이 너무 많고 정말 직원들이 영어를 했으면 좋겠어요. 의사소통 때문에 여간 불편한 게 아니에요. 하지만 전 평소보다 더 짜증이 나고 도대체 무슨 이유 때문인지 모르겠어요. 혹시 당근 녹즙이 사람의 인내심을 낮추는 게 아닐까요? 분명 그 반대겠죠?"

"명현현상이 일어날 때까지 한번 기다려 봐요." 벡키가 말했다. "당근 녹즙은 당신을 한없이 자비롭고 인내심 많게 만들걸요."

그녀는 이틀 동안 머리가 깨질 것 같은 두통과 어지러움에 고생했고 그 때문에 창백하고 지쳐 보였지만 한 주의 하이라이트인 샬럿의 토요일 강의에 맞춰 회복했다. 샬럿의 이번 강의는 환자뿐만 아니라 면회 온 사람들도 같이 참석했다. 게다가 버스를 대절해서 티후아나 지역에 있는 자연의학 암 센터들을 '지속적인 교육 프로그램'의 하나로 순회하고 있는 미국의 간호사들과 의사들도 참석했다. 나는 그들이 방으로 들어오는 것을 지켜보았다. 그들은 대부분 뚱뚱했고 그중 상당수는 비만이 심해 다리가 서로 닿지도 못하는 듯 뒤뚱뒤뚱 걷고 있었다. 그들은 실로 무시무시한 식습관의 증거가 되는 삶을 살고 있었다. 만약 이렇게 생긴 사람들이 건강 전문가들이라면 부디 하느님만이라도 그들의 환자들을 도와주기를 바랐다.

샬럿은 치료법에 대한 간략한 설명으로 그날의 강의를 시작했고 곧 본론으로 들어가 거슨요법이 신체의 한 부위만을 위한 것이 아니며 심각한 질병이 아니어도 모든 잘못된 것을 고칠 수 있도록 몸이 스스로

도와준다고 설명했다. "몸은 편향적이지 않습니다." 그녀가 말했다. "스스로 내재하고 있는 한두 가지 문제만을 치유하고 다른 것들을 놔두거나 하지 않습니다. 우리는 이런 전체적 치유에 따라 오랫동안 가지고 있었던 정말 까다로운 질병까지도 사라지는데 놀라고는 합니다. 예전 이곳에 81살의 할머니가 계셨는데 상당한 고혈압과 만성 기관지염으로 고생하고 있었습니다. 이 치료법으로 말미암아 둘 다 사라졌죠. 그녀는 집으로 돌아가 편지를 썼는데 청각이 돌아오고 백내장도 사라졌다고 합니다. 그녀가 백내장에 대해서는 얘기하지도 않았으니 우리는 알지도 못했지만 그럼에도 불구하고 없어졌죠. 우리는 그런 것을 보고 완치됐다고 부릅니다."

그녀는 계속해서 더 많은 예들을 설명하기 시작했다. 이름, 주소 그리고 나이를 대며 치료법의 효과를 기꺼이 대변해 줄 산 증인들의 사례를 소개했다. 예를 들어 에릭 굿맨이라는 사람은 턱에 암이 있었으며 거기에다 섬유성 연축, 편두통, 관절염, 불면증, 만성 피로, 축농증, 그리고 치질로 고통을 받고 있었다. "그는 턱을 잘라내고 싶지 않아서 이 치료법을 시도하게 됐죠." 샬럿이 설명했다. "병원의 의사들은 그에게 해 줄 수 있는 게 수술밖에 없었죠. 그에게 거슨요법을 통해 암을 없앴을 뿐만 아니라 그가 가지고 있던 모든 질병들을 사라지게 했죠. 처음에 그는 6개월 이상 살 수 없을 거라고 선고받았지만 이제 그것도 5년 반이나 된 얘기랍니다."

관중들이 조금씩 웅성거리기 시작했다. 간호사들 가운데 몇 명은 서로 놀란 듯한 눈빛을 주고받으며 흥미롭다는 듯 고개를 살짝 끄덕였다. 그들은 샬럿이 1940년부터 신장 문제, 심장과 동맥의 질병, 간비대, 만성 편두통, 당뇨, 일 년에 최소한 두 번 찾아오는 폐렴, 관절염, 비만, 피로, 혼란과 이른 치매로 고생하던 멜바 블랙번의 얘기를 들려주자 더욱더 놀라워했다.

의료계 사람들은 이번엔 미심쩍다는 듯 소리 죽여 웃어댔다. 하지만 나의 반응은 그렇게 많은 문제가 있음에도 살아남은 사람들은 정말 강한 성격을 지니고 있거나 아니면 삶에 대한 상당한 집착이 있다는 생각이 들었다.

"멜바 씨는 1979년 10월에 치료법을 시작했습니다." 샬럿이 계속 얘기했다. "이제 15개월이 됐고, 지금 그녀는 멀쩡합니다. 1965년부터 인슐린을 포함해서 약은 일절 먹고 있지 않습니다. 시간으로 따져보면 흥미롭죠. 15년 동안 현대의학이 해낼 수 없었던 것을 단 15개월 만에 이뤘으니까요. 작년 가을에 그녀는 자신의 주치의에게 돌아갔었습니다. 주치의는 멜바의 건강상태가 그렇게 좋은 것에 놀랐어요. 그러더니 다시 그녀에게 약을 처방해 주려 했다고 해요!" 샬럿의 목소리에 분노가 실리며 외침에 가까운 수준으로 커졌고 눈 또한 번뜩이고 있었다. 그녀는 지금 의료계 사람들을 모아 놓고 얼음 같은 증거와 불같은 분노로 그들의 논리를 부수고 있는 것이었다. 또한 아주 조금 연민을 느끼지만 여전히 믿지 못해 하는 의료계 사람들을 설득하려는 것이었다. 하지만 샬럿은 자연의학계의 '고난의 상징(La Pasionaria)'이었고, 그녀의 역할은 정해져 있었다. 더 인내심 있고 다정한 역할은 다른 사람의 몫이었다.

이제 그녀는 과거의 사례들에서 현재 치료를 받고 있는 환자들에 대한 얘기로 넘어가 전혀 예상하지 못하고 앉아 있던 우리들 가운데 몇 명을 강단으로 불러냈다. 처음으로 불린 사람은 12년 동안 자신의 주치의가 처방해 준 해로운 약의 부작용에서 회복하고 있는 활기찬 젊은이인 버트 브레하트였다. 그는 약을 먹을수록 그 약에 더 의존하게 만드는, 발음조차 하기 힘든 이름을 가진 화학약품의 피해자였다. 버트가 처음에 원한 것은 자신에게 생긴 상처의 고통을 없애 주는 진통제뿐이었다. 하지만 그가 얻은 것은 미미한 진통 완화와 결국엔 그를 감자밖에 먹지 못하게 만들어 버린 심각한 음식 알레르기와 다른 많은 문제들이었다. 암에 걸린 자신의 부인과 함께 라 글로리아에 처음 왔을 때 그는 잦은 고통, 전립선염, 관절염, 많은 알레르기로 고생하고 있었고 간에 심각한 손상을 입은 상태였다. 자신의 건강이 심각한 문제임을 깨달았을 때 그는 자신의 아내와 이곳에 머물면서 치료법을 시작했다.

"제가 먹던 모든 약을 끊을 수 있게 되었습니다." 버트가 얘기했다. "고통도 사라지고 있고요. 여기서 주는 모든 음식들을 별 문제 없이 먹을 수 있으며 예전엔 아파서 누워 있지도 못하고 앉은 상태에서 자야만 했는데 이젠 잠도 제대로 잘 수 있게 됐습니다. 몸이 건강하게 되어서 너무나도 기쁩니다." 그는 수줍은 미소와 함께 자신의 얘기를 마쳤다. 샬럿은 그의 어깨를 토닥여 주었고 우리는 환호하며 박수를 쳤다.

다음엔 버트의 아내인 매리가 강단에 올라왔다. 그녀는 메마르고 하얀 여자였으며 헝클어진 머리카락을 하고 있었다. 2년 반 전에 유방 절제술을 받고 난 뒤 몸이 아프고 기운이 없어 전체적으로 뭔가 잘못되어 있다는 느낌을 받았지만 의사는 암 때문에 정신에 이상이 있을 뿐이라며 그녀의 고통을 외면했다.

"흔하게 벌어지는 일이죠." 샬럿이 끼어들었다. "자신들이 치료에 실패해 놓고서는 환자들을 탓하곤 합니다."

매리가 고개를 끄덕였다. "자주 검진을 받으러 갔지만 의사는 제 몸에 이상이 없다고만 했어요." 그녀가 말했다. "5개월 전에 보험 문제 때문에 특별 검진을 받았을 때도 제 몸에는 더 이상 암의 흔적이 없다고 했어요. 그런데 갑자기 제 흉골이 너무나도 아파오는 거예요." 마치 터지기라도 할 것처럼 매리는 자신의 가슴에 손을 올려놓았다. "그제야 병원은 뼈를 검사하더니 흉골과 갈비뼈, 그리고 오른쪽 폐까지 암이 생겼다는 걸 발견했죠. 의사들은 제가 2개월 이상 살지 못할 것이라고 했습니다. 그런데 그게 이미 2개월 전 얘기예요." 그녀는 미소를 지으며 더 이상 아무 말 하지 않았다. 샬럿은 그녀가 강단에서 내려올 수 있도록 돕고 나서 대신 얘기를 이어 나갔다.

"매리가 이곳에 왔을 때 상당한 고통을 받고 있었죠." 그녀는 설명했다. "치료소에선 매리가 복용하던 약을 먹지 못하게 했어요. 대신 커피 관장을 통해서 고통이 많이 줄었지만 완전하게 멎는 데는 3~4일이 더 걸렸죠. 몸이 치료에 대한 반응을 보이기 시작한 건 그러고 나서였어요. 정말 힘든 나날들이었죠." 샬럿은 승리를 선포하는 듯한 높은 목소리로 설명을 계속했다. "하지만 이제 그녀는 체중이 5킬로그램이나 불었으며 자유롭게 숨 쉬고 잠도 깊이 잘 수 있게 되었습니다. 전체적으로 건강해 지고 있죠. 공식적으로는 불치병이라고 알려진 유방암이 서서히 낫기 시작했습니다."

이번엔 사람들이 박수를 더욱 크고 길게 쳐댔다. 아마 매리같이 죽음을 향해 빠른 속도로 치닫는 상태의 환자들을 봐 왔을 의료계 사람들도 큰 박수를 보냈다. 샬럿과 환자들, 그리고 다른 관중들 사이 각각의 상호작용에는 뭔가 다른 것이 있었다. 우리들은 환자들의 역사를 토대로 한 사실들과 거의 기적에 가까운 일들이 혼합된 것을 듣고 있었다. 내 개인적으로는 아직 치료중이거나 완쾌되려면 시간이 많이 필요한 사람들의 증언이 오래된 거슨요법의 영웅담보다 더 흥미로웠다. 두 이야기의 차이점은 싸우고 있는 병사와 이미 승리한 병사의 차이였고 또한 진흙을 뒤집어 쓴 졸병과 전쟁에서 승리한 장군들의 차이와 같은 것이었다.

뒤늦게서야 거슨 공동체를 초기교회와 비교함이 어색하다는 걸 알았다. 거슨요법은 초자연성이 개입할 여지를 허락하지 않았고 우리들도 적당한 증거가 없는 것을 믿거나 받아들이도록 강요당하지 않았다. 내가 치료소에 처음 왔을 때 이곳 환자들을 누추한 지하 무덤의 초기 기독교인에 견주었던 것은 가톨릭이라는 내 출신배경이 아마도 영향을 주었던 듯하다. 그리고 점차 커 가는 종양을 허벅지에 지녔고 미래에 대해서도 전혀 알지 못했던 그 때, 나 역시 진흙투성이의 졸병이었고 당시 내 감정은 종교적인 열망에 가까웠다. 여기엔 치료법에 대해 갈수록 강해지는 헌신, 믿음, 신념이 있었고 산이라도 움직일 수 있는, 적어도 시도라도 해 보려는 마음이 포함되어 있었다.

샬럿은 회복은 되고 있으나 완쾌되려면 아직 많은 시간이 필요한 두 명의 환자를 더 소개했다. 한 명은 젊은 여자로, 수술이 불가능한 뇌종양을 가지고 있었는데 자신의 발작 횟수가 줄어들고 있으며 사물을 선명하게 볼 수 있게 됐고 정신적이거나 육체적 문제가 전혀 없다고 말했다. 그녀는 마치 새로 만들어진 동전처럼 의미심장하게 반짝이고 있었다. 또 다른 환자는 아름다운 금발의 여자였는데 그녀는 어렸을 때부터 여러 가지 문제로 의사에게 약을 처방받아 왔고 그 때문에 정신적인 붕괴를 겪었으며 어두운 방에 살면서 심한 우울증에 고생해야 했던 사람이었다. "그녀가 약이 필요 없어지게 되는 데까지 만도 11개월이 걸렸습니다." 샬럿이 설명해 주었다. "이곳에서 우리는 악성 종양에 시달리지 않지만 약을 오랫동안 먹어 온 환자들보다 암으로 고통 받고 있는 환자들이 더 치료하기 쉬운 경우를 종종 보게 됩니다. 이런 것을 보면 약의 파괴적인 영향에 대해 어느 정도 이해할 수가 있습니다." 어여쁜 금발 머리의 여자는 미소를 짓더니 고개를 끄덕이고는 단상에서 내려왔다. 그녀는 정말 깨지기 쉬운 고운 도자기 같았지만 점점 더 건강해지는 자신의 육체를 시험해 보고 싶어 하는 것 같았다. 이번엔 마치 너무 큰 소리를 내면 그녀가 깨어질까봐 걱정이라도 하듯 사람들은 조용하게 박수를 쳐 주었다.

그때 문이 열리고 세 명의 직원이 각자 손에 빨간 토마토 색깔의 주스가 담긴 큰 쟁반을 들고 강의실로 들어왔다. 샬럿도 한 잔 마셨다. "그게 뭐예요?" 의료계 손님 가운데 한 여자가 물어보았다.

"생 간과 당근즙입니다." 그녀가 대답했고 그들이 다 같이 움찔하자 샬럿은 웃기 시작했다. "아뇨, 그렇게 끔찍하지 않아요. 맛이 꽤 좋습니다."

"왜 당신이 드시죠? 어디 아프신 데가 있나요?" 또 다른 여자가 공격적으로 물어보았다. 나는 미소 지었다. 샬럿은 정말 말도 안 될 정도로 완벽하게 건강해 보였다.

"왜냐하면 제 건강을 계속 유지하고 싶으니까요." 그녀가 말했다.

"제 아버지가 돌보셨던 환자 분들 가운데에는 일정한 규칙에 따라 사시며 80세, 90세의 나이에도 활발하고 좋은 시력과 청력을 가지고 계신 분들도 계세요. 그래서 저도 똑같이 하는 거죠. 제 미래에 투자하는 거예요. 저도 이 녹즙을 상당히 많이 마신답니다."

"좋아요. 그럼 그 규칙들이란 건 도대체 뭐죠?" 의료계 방문자들 가운데 가장 뚱뚱한 사람이 물었다.

"간을 언제나 최적의 상태로 유지하시고 칼륨 수치를 언제나 높게 하세요. 그리고 건강한 음식들을 드신다면 항상 건강하실 수 있을 겁니다." 샬럿이 대답했고 강의는 그렇게 끝났다.

나는 녹음기를 끄고 의료계 종사자들이 떠나는 것을 지켜보았다. 그들을 지켜보는 동안 나는 우리와 그들이라는 강한 경계심이 일었다. 샬럿의 강의는 잠깐이었지만 내게 치료과정에 있는 모든 사람들과 교감하는 공동체 의식을 심어 주었다. "이 테이프하고 이곳에서 녹음하는 모든 것들은 런던에 돌아가면 정말 소중한 것들이 될 거예요. 내 스스로가 썩어가고 있다는 생각이 들 때나 내가 겪는 어려움을 이해해 주는 사람이 없어 외로울 때마다 다시 들어 보려고요."

우리는 깊은 생각에 잠긴 채 밖으로 나갔다. "저는 마치 거슨요법이 모두에게 이익을 가져다 줄 폭탄 같아요. 조용히 째깍거리면서 현대의 학계를 모두 날려 버리고 우리들이 건강과 질병을 대하는 방법을 완전히 바꾸어 버릴 수 있지만, 극소수 사람들만이 그 존재를 알고 있고 아무도 그걸 폭파시키는 법은 모르죠." 벡키는 그녀의 부드러운, 하지만 조금은 미안함이 섞인 말투로 얘기했다.

"만약 나의 소중한 친구 캐서린이 이곳에 있었다면" 벡키에게 조용히 말했다. "우리가 그것에 대해 무엇을 해야 할까 하고 물어봤을 텐데. 아마 우리 같은 사람들이 그 폭탄을 터뜨려야 할 사람이겠죠. 그 누구도 하려 들지 않을 테니까요. 그게 우리가 완치되어야 할 이유 가운데 하나이기도 하겠죠. 안 그래요?"

"물론 그래요." 벡키는 아직 익숙하지 않은 단호함을 가지고 말했다. "그리고 같이 자축하는 거예요. 런던에서요! 제 남편하고 같이 가서 당신의 남자 친구랑 같이 진수성찬을…"

"샐러드랑 히포크라테스 수프하고 감자," 내가 끼어들었다. "그리고 신선한 당근즙이겠죠. 녹즙은 한없이 줄게요. 필요한 건 다 있어요!"

우리는 서로를 껴안았고 이 어두운 여행을 끝낸 뒤 서로 축하할 생각에 웃어 댔다. "혹시" 내가 말했다. "남편이 뚱뚱하지만 않다면 며칠 묵었다 가도 되요. 저는 정말 조그만 집에서 살거든요." 우리들은 서로 자유에 대한 환상을 꺼내며 즐거움에 겨워 농담도 하고 상상도 했지만 한순간 내 뱃속에 얼음장 같은 한기가 느껴졌을 때 우리가 런던에서든 어디에서든 같이 축하하지 못할지도 모른다는 생각이 들었다. 내가 확실

히 알지 못한 것은 우리들 가운데 누군가가 살아남지 못할지도 모른다
는 것이었다. 하지만 어깨를 들썩이며 절망스러운 예측을 털어 버리자
한기는 바로 사라졌다. 어떻게 된다 할지라도… 나는 생각했다. 게다
가 갈색 소파가 나를 기다리고 있었다.

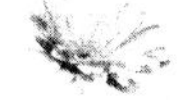

11 길한 징조들

샬럿의 강의와 환자들의 얘기로 내 안에 공동체 의식이 싹 텄고 치료소에 같이 있는 사람들과 점점 더 가까워지고 있는 내 자신을 발견할 수 있었다. 저마다 이곳에 오게 된 사연이 있었고, 이를 나누다 보니 자동적으로 인간관계가 형성되었다. 서로 공통점이 별로 없더라도 거의 비슷한 질병을 가지고 있는데다 치료법까지 함께 하고 있으니 그것만으로도 강한 유대관계가 만들어졌다. 게다가 독서를 제외하곤 서로 얘기할 수 있는 시간이 유일한 여가 생활이었다. 치료법 강의는 일정 기간이 지나면 같은 내용이 반복됐기 때문에 한 기간이 끝나면 더 이상 배울 것이 없었다. 오직 토요일에 있는 샬럿의 강의만 언제나 새로운 주제를 다루었다. 병원에는 전자파가 건강에 해롭다고 하여 텔레비전조차 두지 않고 있었다. 그리고 근처에는 즐길 만한 게 전혀 없어 사람들은 아예 이 지역 자체에 그 어떤 여흥거리가 없다고 불평했다. 그래서 우리는 서로에게 기대어야만 하는 처지였다.

하지만 이런 인간관계 가운데 몇몇은 기쁨보다는 불안감만을 불러오기도 했다. 얼굴에 악성 종양이 있는 우아한 할머니인 에밀리는 명랑하게 얘기를 하다가, 가끔씩 어두운 밤의 정적 속에 있노라면 얼굴의 암이 자신을 먹어 삼키고 있는 소리가 들린다고 했다. 그녀가 그런 말을 할 때마다 우리들은 모두 말도 안 된다고 외쳤다. 하지만 악마를 쫓으려고 주문을 외우는 겁먹은 원시인들처럼 이런저런 소리를 해 대는 와중에도 우리는 에밀리의 암이 정말로 악화되고 있는 것이 아닌지 유심히 살펴보곤 했다.

에밀리에게 호감이 늘어가고 있었기 때문에 그녀가 그런 소리를 할 때마다 마음이 아팠지만 정작 나를 가장 의기소침하게 만든 건 우울한 덴마크인 마이크였다. 우리가 처음 라 글로리아에 같이 도착했을 때보다 그는 더욱 수척하고 혈색이 나빠졌으며 오른손은 이제 영구적으로 허리에 붙어 버린 것처럼 되어 버렸고 그로 인해 팔꿈치가 이상한 각도로 튀어나오게 됐다. 마치 부러진 날개를 간호하는 화난 황새처럼 보였다. 만약 누군가가 몸 상태가 어떠냐고 물어보면 그는 머리를 절래절래 흔들고 희미한 미소를 보이며 자신의 겨드랑이엔 급속도로 자라는 종양이 있어서 팔을 곧게 펴고 있을 수가 없다고 설명했다.

나는 마이크가 자신의 병이 회복되지 않는다는 점에 만족감을 느끼고 있는 게 아닌가 의심했다. 그가 나타날 때면 우리는 언제나 목소리를 낮추고 웃음을 줄였다. 그는 절대로 대화를 시작하거나 참여하지 않았고 그 누구의 문제나 생각에 대해서도 관심을 보이지 않았으며 그런 그에게는 차가움과 거부감만이 보였다. 뿐만 아니라 그는 우리들의 생존이 걸린 치료법조차 냉소적으로 보는 듯했다. 매사에 비관적인 마이크의 모습은 나를 너무나도 우울하게 만들어 어떨 땐 그와 똑같이 멜라노마를 가지고 있다는 사실 자체가 싫어져 그가 다른 암이었으면 좋겠다고 바라기까지 했는데, 그때마다 그렇게 못된 생각을 하는 나 자신에 대해 죄책감을 느끼곤 했다.

하지만 불편한 인간관계만 있는 것은 아니었다. 한 예로 다발경화증 (Multiple sclerosis) 때문에 장애인이 된 가이라는 사람이 있었다. 라글로리아에 왔을 때 그는 두 개의 목발을 짚고도 힘들게 걸을 수밖에 없는 사람이었다. 또한 그는 균형감각을 자주 잃어버리곤 했다. 한번은 식당에서 그가 땅바닥으로 곤두박질치는 것을 세 명이 간신히 막았던 적도 있었다. 하지만 고열의 명현현상으로 인해 병상에서 보낸 나흘을 포함해서 병원에 온 지 총 11일 만에 가이는 누구의 도움도 없이 거의 정상적으로 걸을 수 있게 되었으며, 지팡이를 가지고 다녔지만 그것에 기대지도 않게 되었다. "나 좀 봐요" 우리들이 환호하는 동안 그는 외쳤다. "7개월 동안이나 내 왼쪽 다리를 쓸 수 없었어요. 항상 한쪽으로만 걷다 보니 왼편에 신었던 신발은 이렇게 닳았는데… 이젠 다시 걸을 수 있게 됐어요!" 그가 만약 수영장의 반짝이는 푸른 물 위를 걷기 시작했다고 해도 그렇게 놀랄 수는 없었을 것이다. 하지만 그가 정말 그러려고 했더라도 실없는 상상에 지나지 않았을 것이 화학약품이 섞인 수영장 물은 환자에게 엄격하게 제한되는데다가 물 위를 걷는 건 그저 규칙을 어기기 위한 변명에 지나지 않았기에 샬럿이 분명 그를 말렸을 것이기 때문이다.

그날 오후 나는 가이와 그의 아내인 바바라와 함께 앉아 경험담을 들었다. "물론 저도 다발경화증에는 일시적으로 장애가 사라질 때가 있다는 걸 알아요." 가이가 조용히 말했다. "저도 한두 번 그런 일을 겪은 적이 있어요. 하지만 이번엔 일시적인 게 아니라는 게 느껴져요. 뭔가 더 깊은 느낌이죠. 완전히 다른 느낌이에요." 그와 바바라 둘 다 이런 빠른 회복에 놀라워하는 것이 보였다. 14살에 마약을 하기 시작, 16살에는 두 번의 심각한 간 질환, 21살에는 원인이 무엇인지 알지 못한 마비가 왔고, 결국은 빠른 속도로 마비가 확산되는 다발경화증으로 밝혀지자 끝없는 절망 속으로 빠져들었던 지난날을 되돌아보는 두 사람은 모두 젊게 보이기도 하고 늙어 보이기도 했으며 연약한 동시에 산전수전 겪은 사람들처럼 보였다. 이제 그는 튼튼한 구명선 위에 타고 있었다. 그가 계속 그렇게 구명선 위에 있을지는 또 다른 문제였다. 그는 자신이 절제력이 부족한 것을 인정했고 다시 마약에 중독되거나 줄담배를 피우게 되지 않을까 두렵다고 했다. 하지만 지금은 일단 괜찮았고 두 사람의 마음에 영향을 미치는 라 글로리아의 신비로운 마력 덕분에 가이의 놀라운 회복은 우리들 모두에게 더욱 강한 자신감을 갖게 해 주었다.

　개인적으로 나는 격려가 너무나도 필요했다. 종양이 아직도 커지고 있었고 안심시키려는 의사들의 노력에 완전히 수긍하지도 못했다. 사실은 이틀 정도 극심한 공포에 떨기도 했다. 예상대로라면 혹은 작아지던가 아니면 최소한 원상태를 유지하고 있어야 할 텐데 어째서 크기가 더 커지는지 도저히 이유를 알 수 없었다. 만약에 내가 치료를 이유로 전쟁터 한가운데인 라 글로리아에 있지 않았다면 아마 심각한 공황상태에 빠져들었을 것 같았다. 그러다가 내가 이곳에 머무른 지 딱 2주일 되던 날, 내 몸은 두 가지의 길한 징조를 보였다. 관절염으로 근 몇 년 동안 나를 괴롭혀 온 오른손 검지와 중지가 하루 동안 굉장히 아프다가 고통이 순식간에 사라져 버렸다. 더 이상 고통에 대한 염려 없이 손에 힘을 힘껏 줄 수 있게 되었다. 게다가 아프던 결절도 점점 줄어들기 시작했다. 이것에 나는 매우 고무됐다. 관절염은 시간이 갈수록 나아지기는커녕 악화된다고 알고 있었지만 이제 그 반대 현상이 일어나고 있으니 거슨 박사의 치료법이 몸을 전체적으로 치유한다는 주장이 옳다고 볼 수 있으며 그러니 이 치료법은 분명 내 암 또한 치료할 수 있을 것이었다. 나는 또한 나쁜 유전적인 유산을 청산해 버릴 수 있어서 기뻤다. 20년 전 어머니도 나와 똑같은 손가락 두 개에 관절염이 생겼고 손이 금방 보기 흉해졌다. 어머니가 마지못해 하고 믿음 또한 없었지만 심령치료소(spiritual healing service)에 다녀서야 관절염의 진행이 멈췄다. 내 손가락을 바라보면서 어머니가 관절염을 앓았던 똑같은 위치에 관절염이 생긴 것이 참 신기하다고 생각했고 그보다 더한 것은 둘 모두 서로 다른 자연의학으로 손가락을 치료했다는 사실이었다. 그 누가 심령 치료법과 거슨요법 가운데 어떤 것이 더 독특하다고 말할 수 있을까?

또 다른 하나의 길한 징조는 혈액과 소변 검사 결과, 내게 당뇨가 없어졌단 사실이었다. "제가 뭐랬어요." 그 소식을 전했을 때 엘사가 평상시처럼 말했다. "처음엔 제가 특별한 치료 없이도 당뇨가 사라질 거라고 했더니 믿지 않으셨지만 이젠 증거가 생겼네요. 보통 한 달이면 심각한 당뇨에 걸린 분도 인슐린을 더 맞지 않아도 될 정도로 좋아지죠. 그러니 당신처럼 경미한 당뇨가 2주 동안에 완쾌된 건 놀라운 일이 아니에요. 이젠 절 믿으시겠죠?" 믿을 수 있었다. 기쁘고 감사하게 말이다. 거슨요법은 어머니에게 유전적으로 물려받은 두 번째 병인 당뇨병을 극복하게 했다.

그 다음 날 사라는 명현현상을 겪은 뒤 아직 회복하지 못한 것처럼 보이는 왜소한 어머니와 함께 집으로 떠났다. 그녀의 어머니는 지속적인 관리 아래에 있어야 했지만 돈이 결국 바닥나 버렸고 뉴멕시코 주로 돌아갈 수밖에 없었다. 산더미 같이 많은 짐과, 앞으로 치료에 중추역할을 맡을 새 녹즙기를 들고 떠나는, 그녀를 바라보는 내 마음이 아파왔다. 가끔씩 가라앉은 분위기를 띄우고 우울한 순간을 넘기는, 사라의 꺾이지 않는 밝은 성격이 우리들 사이에서 얼마나 중요한 구실을 했는지 새삼 깨달았다. 그녀는 또한 누군가 매우 아파서 환자의 보호자들이 걱정할 때도 모든 일을 잘 이끌어 주는 가톨릭의 선한 절대자에 대한 그녀의 신앙으로써 목마른 사막의 오아시스 같은 구실을 해 사람들로 하여금 신념을 가질 수 있게 해주었다. 그런데 그런 그녀가 이제 떠나려 하고 있었다. 몇 명이 행정사무실까지 배웅하러 나왔다. "보고 싶을 거예요." 벡키가 소리쳤고 나머지 우리들은 진지하게 고개를 끄덕였다. 사라도 뭔가 말을 하려고 했지만 곧 차가 출발했고 차가 보이지 않을 때까지 손을 흔들어 주는 일밖에 할 수 있는 것이 없었다.

며칠 뒤에 사라는 어머니의 사망 소식을 알리기 위해 내게 편지를 보내왔다. "치료시기를 놓쳐 버린 거예요. 그래도 어머니는 모든 가족들의 보살핌과 사랑 속에서 평온히 돌아가셨어요. 나는 의사들이 병원에서 더 이상의 끔찍한 일들을 우리 어머니에게 하도록 놔두지 않았다는 것이 너무나도 기뻐요. 이건 하느님의 뜻입니다."

몇 가지 작은 일들로써 상승하고 있던 내 기분이 폭삭 주저앉아 버렸다. 이 소식은 나를 깊은 슬픔 속에 잠기게 했는데 그것은 사라에 대한 애도 때문만은 아니었다. 거슨요법이 하라는 모든 것을 제대로 한 환자가 살아남지 못했다는 사실을 납득하기 힘들었기 때문이었다. 전혀 알지도 못했던 한 할머니의 죽음에 대한 나의 동요는 거슨요법이 항상 성공할 거라는 내 믿음이 얼마나 무조건적이었는지 깨닫게 해주었다. 이 믿음은 위험한 것이었다. 샬럿은 그걸 가장 먼저 부정했을 것이다. 게다가 백혈병 환자들은 보통 병을 고치지도 못하는 온갖 화학치료법으로 몸의 마지막 면역 기능까지 파괴된 채 라 글로리아에 오기 때문에 회복 가능성이 희박했다. 그렇다, 나는 이 모든 것을 알고 있었고 점차 스스로를 추슬렀다. 하지만 내 비이성적인 부분은 계속 규칙을 잘 지키고 정신을 제대로 유지하기만 한다면 반드시 나을 수 있을 거라는 믿음을 버리지 못하게 했다. 만약 그런 믿음까지 무언가에 의해서 부서져 버린다면 난 그냥 집에 돌아가서 죽음을 기다리려 했을 것이다.

계속해서 아무런 명현현상이 나타나지 않았던 터라, 나는 돈도 절약할 겸 로저스에게 몇 마일 떨어진 이곳의 자매 병원인 라 메사 치료소로 옮겨 갈 수 있냐고 물어보았다. 라 메사는 나 같이 안정적인 상태에 있으며 일정한 간호가 필요 없는 사람들을 위한 곳이었다. 식단, 녹즙, 주사와 약을 먹는 것은 라 글로리아와 똑같지만 라 메사에는 강의나 시범이 없고 의사가 매일 전화하지도 않고 샬럿도 일주일에 한 번만 오는 곳이었다. 그리고 그 대신에 값이 더 저렴했다.

"물론이죠, 다음 주에 라 메사로 옮기셔도 좋아요." 로저스가 동의해 주었다. 그는 영화배우인 클라크 게이블을 닮은 명랑한 사람이었다. "그런데 한 가지 조건이 있어요. 만약 심한 명현현상이 일어나거나 다른 문제가 생기면 꼭 그 즉시 라 글로리아로 돌아오셔야 합니다. 어찌됐든 제가 라 메사로 가서 진찰을 해드리지요."

괜찮을 것 같았다. 나는 들떠서 라 글로리아에 온 지 3주째 되는 날 떠나기로 예약했다. 명현현상은 일어나지 않았고 나는 이제 변화없이 느리고 매일 반복되는 거슨요법이 힘겨워지기 시작했다. 도대체가 아무 일도 벌어지지 않았다. 뭐, 어쨌든 당뇨가 사라지고 관절염이 나았으니 아무것도 아니라고는 할 수 없었다. 이것들이 어디에서 나타났든 놀라운 결과였음에 분명했지만 라 글로리아에서 갖게 되는 높은 기대치에는 모자란 것 같았다. 그런 이유에서 나는 내가 병원에 들어온 뒤로 건강이 얼마나 좋아졌는지, 내 얼굴이 얼마나 잿빛에서 훨씬 더 깨끗하고 거의 장밋빛을 띠게 되었는지에 대해서만 계속 생각했다. 하지만 문제는 내가 아직까지도 자연치료의 느린 치유 속도에 적응하지 못했다는 것이었다. 과거에 질병이 치유된 경험은 모두 순식간에 일어났다. 10살에 편도선, 19살에 맹장을 제거했던 것은 지금 암에 걸린 것만큼이나 큰일들이었지만, 그러한 사건들 사이로 내 인생은 의사가 필요 없는 오랫동안 평범하며 건강한 삶을 살아 왔다. 이제 나는 심각한 병에 걸려 있지만 어떠한 극적인 반전도, 숨 막히는 응급치료도, 큰 수술도 없을 테고, 내 인생에서 죽는 것 외에 오랫동안 별다른 큰 사건이 벌어지지 않을 것을 알았다. 그럼에도 불구하고 이 지루한 치료를 버리고 평범하게 살아갈 수는 없었다. 그것은 내 부족한 인내심이 큰 공헌을 하고 있는 부분이었다. 라 메사로 간다면 뭔가 변화가 생길 것이다. 칼과 벡키를 제외하곤 라 글로리아에서 보고 싶을 사람도 없는데다가 벡키는 이제 곧 집으로 갈 것이고 칼 자신도 라 메사로 들어올 계획이라고 했다.

그 뒤숭숭한 기간에 하루는 내 경각심을 곤두세우는 꿈을 꾸었다. 그 꿈은 마치 깨질듯 연약한 내 마음 깊숙한 곳에서부터 나오는 경고의 메시지 같았다. 꿈속에서 나는 나에게 뭔가 중요한 지식을 가르쳐 주는 사제 옷을 입은 두 명과 함께 정방형 탁자에 앉아 있었다. 그러더니 '개인의 공간'을 관장하는 사제가 세 번째로 나타나 우리와 자리를 함께했다. 이상한 건 나는 오직 네 명의 뒷모습만 볼 수 있었다는 점이다.

그 꿈은 어떠한 해석을 하기에 앞서 참으로 경이롭고도 신비스러운 꿈이었다. 옷으로 완전히 가려진 위대한 사제들의 얼굴은 그날 밤 꿈이 내 평상시 자의식보다 더욱 깊은—아니면 더욱 높은—차원에서 벌어지고 있음을 말하는 것이었다. 정방형 테이블은 지상의 세속적인 것을 상징하는 것이 아니면 안전함, 네 개의 원소, 몸과 실체적인 현실을 상징하고 있는 것일는지 모른다. 현재 내 상황에선 후자가 더 의미 있는 것 같았다. 그렇다. 겉으로는 치료법이 시키는 대로 끊임없이 하루에 13잔의 녹즙과 5번의 관장을 하면서 눈코 뜰 새 없었지만, 내면 깊숙한 곳에서는 내가 지금까지 오랫동안 경시했던 육체에 대해 뭔가 중요한 것을 배우고 있었다. 그렇다면 정체를 알 수 없었던 두 명의 사제들은 대체 누구였을까? 알 수 없었다. 오직 나중에 온 세 번째 사제만 분명한 정체를 알 수 있었다. '개인 공간', 나에게는 지금 없는 것이었다. 육체에 관련된 이 모든 것들이 나의 개인적, 내적 공간을 허락지 않았다. 어쩌면 난 지금부터라도 그 부분에 신경을 써야 하는 게 아닐까. 어쩌면.

그 꿈과 머릿속에서 떠나지 않는 잔상들이 지금까지 내가 꾼 많은 꿈들을 기억하고 있지 못했다는 것을 깨닫게 했다. 잠에서 깨어나며 의식과 무의식이 교차하는 가운데 치료소에 들어오기 전까지 내 삶의 즐거움 가운데 하나였으나 이젠 거의 메말라 버렸다. 또한 명상조차 전혀 못하고 있다는 것을 깨달았다. 잠깐 시간을 내어 고요함 속에 명상을 해야 하는데, 특히 이런 상황에 놓여 있을 때는, 평소와 달리 이상하며 분명 좋지 않은 꿈 같았다. 어쩌면 내가 꾼 꿈은 내면의 삶이 심각하게 훼손되고 있다는 것을 의미하고 있었는지도 모르겠다. 하지만 그랬다면 선생들이 나와 같은 테이블에 앉았을까? 좀 더 고민해보려 했지만 과일, 녹즙, 신선한 커피와 수건을 자꾸 가지고 오는 직원들의 방해로 나는 절망 속에 포기하는 수밖에 없었다. 나는 라 메사에 도착하는 즉시 다시 명상을 시작하리라 마음먹었다.

내가 라 메사로 떠나기 얼마 전, 샬럿이 나에게 심각한 질병을 앓고 있는 캐런이라는 런던에서 온 아가씨를 만나보지 않겠냐고 물었다. "그녀는 21살밖에 안 됐어요." 샬럿이 설명했다. "혼자서 멀리 이곳까지 왔죠. 런던에서 온 사람은 당신뿐이니까 보살펴 주시면 좋을 것 같아요." 나는 흔쾌히 승낙했고 당장 캐런을 보러 갔다.

캐런의 모습은 나에게 충격을 주었다. 그녀는 아름다웠고 마치 중세시대의 귀족 여성처럼 품위 있는 분위기를 풍기고 있었으나 얼굴은 백지장처럼 하고 눈 밑에는 검은 그림자가 씌워져 있었으며 나뭇가지 같은 팔과 다리에 마치 임신 5개월이라도 되는 듯 배가 불러 있었다. 세상에 이럴 수가, 그녀의 모습에 측은함을 느끼며 생각했다. '얼마 살아보지도 못했는데 이제 살 수 있는 날이 많이 없겠구나.' 암으로 병든 그녀의 모습이 굶주린 아프리카 어린아이들의 모습과 비슷하다는 게 잔인하리만치 아이러니했다. 캐런은 분명 긴 여행 때문에 피곤하고 힘도 없었을 텐데 우리를 보더니 인사하기 위해 일어나 웃으며 밝은 분위기로 이야기했다. 그녀의 온화함과 용기 때문에 이 상황이 어쩌면 더욱 슬프게 느껴졌는지도 모른다.

샬럿이 캐런의 몸은 암으로 가득하다고 나중에 말해 주었다. 그녀는 일 년 동안 무릎, 가슴, 위에 심각한 고통 때문에 스테로이드를 포함한 여러 가지 약을 처방받아 오다가 결국은 유방, 위, 그리고 아마 다른 기관들에도 암이 전이됐다는 통보를 받게 되었다. 그때는 이미 현대의학으로는 도저히 손댈 수 없는 상황이었던 것이다. "그리곤 여기로 온 거예요." 샬럿의 목소리는 밝았지만 그 안에는 단념의 그림자가 서려 있었다. "그리고 우리는 그녀가 살 수 있도록 최선을 다할 테지만 쉽진 않을 거예요. 우리가 상대해야 되는 것은 암뿐만이 아니라 그녀의 체내에 가득 차 있는 독한 약들이에요. 그리고 아시다시피 그것은 치료를 곱절로 힘들게 만들죠."

캐런은 이틀 동안 자신의 힘으로 걸어 다니며 식당에서 식사를 하고 모든 사람들과 친구가 되려고 노력했지만 결국 질병과 고통, 그리고 나약해진 몸 때문에 쓰러지고 말았다. 나는 하루에도 몇 번씩이나 그녀를 찾아가 명현현상이 나타나는지, 아니면 그녀에게 남은 마지막 생명의 불꽃이 사그라져 가는지 살펴보았다. 내가 할 수 있는 것이라고는 감기 걸린 어린아이에게 아버지가 하듯 녹즙을 조금이라도 마시거나 수프를 조금 먹어 보라고 애걸하는 것이 전부였고, 그녀는 노력했지만 몸이 어

떠한 영양분도 받아들이는 것을 힘들어 하고 있었다. 다른 환자들도 그
녀를 보러 왔다. 캐런의 젊음과 어떠한 스트레스를 받아도 부서지지 않
는 예의바른 성격은 모두의 보호본능을 자극했다. 가장 일을 못하는 마
르코스 아우렐리오스는 그녀가 나가 달라고 부탁할 때까지 문 앞에 앉
아 충성스러운 강아지처럼 그녀를 지켜보았다. 우리는 모두 최악의 사
태가 일어날까봐 걱정했다.

하지만 이틀 뒤 캐런은 아침 일찍 나를 찾아왔다. 아름다운 그녀는 아
직도 다른 세상의 존재같이 깡마른 유령처럼 보였지만 눈 밑의 검은 그
림자가 사라졌으며 창백했던 얼굴에도 혈색이 돌아왔고 정말 놀랍게도
배가 더 이상 툭 튀어 나와 있지 않았다. "보세요. 다시 평평해 졌어요."
자신의 배를 통통 치면서 작고 선명한 목소리로 얘기했다. "정상으로
보이지 않나요? 이렇게 빨리 가라앉을지 몰랐어요." 나는 그녀 주위를
맴돌며 살펴보았고 도저히 내 눈을 믿을 수가 없었다. 놀라운 변화였
다. "자, 캐런. 이제는 '휴!' 하고 한 숨을 돌렸지만 완쾌의 춤을 추려면
조금 더 기다려야 되요. 혹시 '천릿길도 한걸음부터' 라는 동양 속담을
알아요? 이제 그 한걸음을 내딛은 거예요. 축하해요! 하지만 이제 막 여
행을 시작했단 걸 잊지 마세요."

그녀는 고개를 끄덕이며 미소를 지어 보였다. "저도 알아요. 런던에
서 처방받았던 그 약들 때문에 2년이 아니라 3년 동안 치료를 받아야
완전히 건강해 진다는 걸요. 하지만… 어쩔 수 없죠." 그녀는 침착하고
냉정했고, 마치 버스표를 잃어버렸거나 휴일을 미뤄야 하는 조금 난처
한 일처럼 말했다.

"그렇게 차분할 수 있다는 게 존경스럽군요." 그녀에게 말했다. "그
래도 다행인 것은 캐런 양이 3년 동안 치료를 하더라도 스물넷이면 자
유를 되찾게 되고, 그 뒤로 70년은 건강할 거라는 거죠!" 그녀는 그건

분명 가치 있는 투자라고 말했다. 그날 나는 라 메사로 떠나야 했기에 그녀에게 영국의 주소를 건네며 런던에 돌아오면 연락을 달라고 했다. 그때가 언제가 될지, 아니면 그런 날이 오기나 할지 궁금해 하며 자신의 방으로 들어가는 그녀의 뒷모습을 바라보았다.

같은 날 벡키에게 작별인사를 하며 똑같은 질문을 던졌다. '잘 가고 런던에서 다시 만나요, 자주 연락하고 치료법을 포기하지 말고 다음번에 만날 때 우린 크고 강해져 있을 거예요. 나중에 봐요. 나중에 봐요. 그것이 언제가 되든.' 그녀는 자신이 제일 좋아하는 카프탄드레스*를 입었고 카프탄의 초록, 베이지, 그리고 갈색은 각각 샐러드, 히포크라테스 수프, 그리고 커피 관장을 의미한다고 말해 주었다. 우리는 서로 안 지 3주밖에 되지 않았지만 나는 마치 오래전부터 친하게 지내던 막역한 친구를 떠나보내는 느낌이었다. 그런 내 마음을 읽기라도 하듯 벡키는 엷은 미소를 짓고는 내 손을 만지며 "우리 어머니는 사람은 스물다섯이 넘으면 새로운 참된 우정을 쌓을 수 없다고 말했죠. 이젠 그 말이 틀렸다는 걸 알았어요. 저한테 이렇게 좋은 악영향을 끼쳐 주셔서 고마워요. 제 자신이 변화된 것 같고 당신 덕분에 자기주장 말하기 수업(self-assertion class)에 가지 않아도 되게 됐어요. 나중엔 어디를 가든 제 스스로를 주장하고 강해질 거예요."

왜인지 나는 그녀가 믿음직스럽지 않았다. 이 불안감은 그녀의 직감적인 안테나가 알아채기 전에 없애 버려야 했다. 그래서 나는 일부러 감정적인 분위기를 깨고 조금 더 솔직한 분위기를 만들었다. "여기 있는 동안에 연습하시는 게 좋을 거예요." 그녀에게 말했다. "집에 가면 더 힘들 테니까요. 그리고 가능한 빨리 시작해요. 그거 알아요? 이제 일

---

* caftan dress. 허리통이 헐렁하고 긴 소매옷.

주일만 있으면 집에 돌아가신다는 거. 그리고 그건 관장이 35번 남았다는 거죠. 저는 최소한 200번은 더 남았지만… 그리고 우리 둘 다 그만두게 되기 전까진 몇 천 번을 더 해야 되겠죠. 시간을 계산하는 데 그다지 우아한 방법은 아니지만 우리들에겐 중요한 관련이 있는 것 같아서요."

우리는 웃었고 조심스럽게 서로를 껴안았다. 그리고 나를 재촉하는 차안에 몸을 실었다. 눈 깜짝할 사이에 나는 고속도로의 차들 속에 묻혀 버렸다. 라 글로리아에서 지내는 시간도 이젠 끝난 것이다.

12 불청객

건물에 대해서만 얘기한다면 라 메사는 괜찮은 곳이었다. 직사각형 대지 한가운데 선 스페인 풍 이층짜리 현대식 빌딩이었다. 하지만 문제는 이 잘 꾸며진 건물이 먼지가 가득하고 쓰레기가 굴러다니는 동네 한가운데, 그것도 벌거벗은 동산과 지나가는 차들의 비명소리가 들리는 고속도로 사이에 위치해서 병원에서 한 발자국만 벗어나면 황폐함 속에 있는 자신을 보게 된다는 점이었다. 또 하나는 이곳에는 라 글로리아와 달리 정원이 없었다. 꽃이 든 항아리나 공중에 매달려 있는 바구니를 제외하면 눈에 보이는 초록색이라고는 마당에 깔려 있는 플라스틱으로 된 잔디밭이 전부였다.

나는 그곳의 구조와 무미건조함이 싫었다. 라 글로리아에 적응한 내가 또다시 뿌리째 뽑혀 이상한 곳에 옮겨진 느낌이었다. 하지만 건물 내부에 들어가 침실 두 개, 큰 방 하나, 화장실, 그리고 관장실로 탈바꿈한 거실을 보자 기분이 나아졌다. "탁 트인 곳은 정말 좋죠." 라 글로리아에서 일하던 흑인 도리스를 이곳에서 다시 만나게 되어 무척이나 기뻤다. "하지만 이건 알아두세요. 각 방은 모두 2인실이라 나중에 누군가와 같이 쓰셔야 할지도 몰라요." 그렇게 놔둘 수는 없었다. 내가 진정으로 갈구하는 것은 프라이버시였으니까.

라 메사의 매니저인 매기가 내게 인사를 하러 왔을 때 그녀가 21살밖에 되지 않았다는 사실에 나는 매우 놀랐다. 주위에서 들어온 그녀의 일솜씨에 대한 칭찬 때문에 나는 그녀가 이렇게 귀엽고 모두가 좋아하는 여동생의 모습을 한 날씬하고 어여쁜 사람이기보단 좀 더 늙고 뚱뚱한 사람일거라 생각하고 있었다. 매기는 유창한 영어를 구사했다. 또한 그녀는 마치 패션모델 같았고 낙천적인 성격을 지니고 있었다. 내가 그녀에게 그만한 나이에 치료소 전부를 돌보아야 하는 책임을 진다는 것이 어떤 느낌이냐고 묻자 그녀는 끔찍하다고 말했지만 입가에 번져 있는 미소는 그 반대를 말하고 있었다. 위급한 상황이 닥치면 마치 세상의 종말을 알리는 고대 잉카 제국의 천사처럼 표정이 무서우리만치 살벌하게 바뀐다는 것은 나중에 알게 된 사실이지만 결국 얼마 안 가 활발한 자신의 모습으로 돌아가서는 4인치짜리 힐을 신고서 분주하게 돌아다닌다거나 말을 타고 즐기기라도 하듯 치료소의 밴으로 드라이브를 즐겼다. 매기에게는 스타의 자질이 있었다. 그녀와 몇 분 되지 않는 대화를 끝낸 뒤 나는 라 메사에 대한 염려를 접을 수 있게 되었다.

이제부터는 전처럼 아침마다 배달을 받지 않고 매일 밤 다음 날 먹을 약상자를 채우거나 아침에 체온을 재거나 몸에 비타민 B^{12}와 간 주사를 놓는 쉬운 일 따위는 스스로 해야 할 것이라고 그녀가 말해 주었다. 주사 놓는 법은 가르쳐 주겠지만 익숙해지지 않는다면 간호사가 계속 놓아 줄 것이라고 했다. "하지만 지금 배우시지 않으면" 그녀가 말했다. "집에 가서도 전문가의 도움이 필요할 거예요." 그래서 이곳을 중간시설이라고 부르는구나. 완전한 보살핌을 받은 라 글로리아와 완전하게 자립해야 하는 집의 중간 지점에 있는 곳이니 말이다. 매기는 내게 평소에 먹는 약으로 가득 찬 통을 주고는 하루에 몇 알을 먹어야 하는지 기억이 나지 않는다면 처음에 받은 책에서 찾아보라고 했다.

내 방으로 돌아가는 길에 회랑에서 베고니아 화분을 지긋이 바라보고 있던 마이크와 거의 부딪힐 뻔했다. "아, 오늘 먹어야 할 걸 받으셨군요." 그는 내 쪽을 바라보며 얘기했다. "적어도 당신의 몸에 해롭진 않겠죠. 그다지 좋지도 않겠지만." 그는 이틀 전에 라 글로리아에서 옮겨 왔다고 했고 내 눈에 비친 그는 전보다도 더 아프고 기가 죽은 모습이었다. "여기에 도저히 못 있겠어요." 그가 중얼거렸다. "제 몸도 계속 약해지고만 있어요. 나보다 더 상태가 안 좋은 사람은 7번 방을 쓰는 사람인데 한번 만나보도록 해요. 그녀는 내가 본 환자 가운데 가장 심각한 멜라노마를 가지고 있죠."

그가 자신의 방으로 돌아가는 것을 보며, 나는 '됐어요, 자신의 어두운 면은 혼자 간직하세요, 내 스스로를 감당하는 것도 벅차니까' 하고 생각했다. 그 잠깐 동안의 만남으로도 그는 다시 나를 긴장하고 불편하게 만들었다. 그는 내가 보기엔 자신의 몸이 파괴되어 가는 과정을 부채질하면서 세상에게 누구도 멜라노마는 이길 수 없다는 걸 증명하고 싶어하는 것 같았다. 그를 만날 때마다 저 불쌍한 인간의 몸속에 악마가 퇴치될 수 있도록 성수라도 뿌려야 하겠다고 생각했다.

다행히도 그와 만나면서 얻은 불쾌한 기분을 해소해 줄 약이 요술처럼 나타났다. 바깥에서부터 뭔가 이상한 소리가 들려왔고 마당 쪽을 내려다보니 한 명은 깡마르고 한 명은 뚱뚱했지만 둘 다 백발을 한 여자들이 즐겁게 걸어 다니며 〈아기였을 때는 무척이나 예쁘셨겠군요〉*를 엇박자로 부르고 있었다. 그 사람들은 조금 정신이 나간 것처럼 보였지만 상당히 매혹적이기도 했다. 아래쪽에서 누군가가 웃음을 터뜨렸다. 그리고 한 여자가 "두 분 다 여전히 아름다운 걸요!"라고 외쳤고 어디선가 아코디언 연주소리가 들려왔다. 참 해맑다고 생각했다. 그날의 세 번째 간즙을 마신 뒤였지만, '삶이란 이렇게 아름다울 수 있구나' 하는 생각이 들었다.

내가 밑으로 내려가 그곳에 도착했을 땐 노래하던 여자 둘은 이미 정원의 벤치에 자신의 몸을 내맡기고 있었다. 내 소개를 했다. "좋았어. 드디어 새로운 사람이 들어왔네." 필리스라는 몸무게가 많이 나가는 쪽이 말했다. "여기는 라 글로리아의 반만큼도 재미가 없어서 새로 들어오는 사람들이 좀 있어야 살 것 같죠. 그래서 나랑 레티는 가끔씩 밖으로 나가서 장난을 치곤해요. 분위기를 좀 밝게 하려고요. 당신은 무슨 암이에요? 난 목에서 시작하는 암이… 앉아요. 그리고 이렇게 물어봐서 미안해요. 저도 노력중이에요. 제 종양이 사라지고 난 뒤부터는 생기가 넘쳐서 말이죠. 대체 어디서부터 나오는 것인지는 모르겠지만 정말 많은 것들이 달라졌어요." 그렇게 그녀는 강력하고 아름다운 목소리로 말하고는 자신의 손자들에 대한 독백을 시작했다.

필리스의 몸집과 생기 가득한 큰 목소리에 견주어 몸집이 작은 레티샤는 존재감이 거의 느껴지지 않을 정도였다. 그녀는 매우 늙었으나 몸놀림이 재빨랐고 전통적인 작은 여자아이처럼 초롱초롱한 눈망울과 그리고 어깨까지 내려오는 생머리에 이상한 나라의 앨리스 헤어밴드까지 머리에 쓰고 있었다. "내 아버지는 영국인이었어요." 내가 런던에서 왔다고 하자 그녀가 말했다. "언제 와서 나랑 얘기해요. 난 건물의 저쪽 모퉁이에 살고 있어요. 난 저길 새장이라고 부르죠. 사람들은 내가 정

* 〈You must have been a beautiful baby〉. 보비 대린(Bobby Darin)의 1961년 곡.

신이 좀 나갔다고 할 수도 있지만… 사실이 아닌걸요. 그리고 그 사람들은 내가 87살이라고 하지만 그것도 거짓말이에요.”

나는 조만간 그녀를 한번 찾아갈 것을 약속하고 좀 쉬려고 방으로 돌아왔다. 성경 한 권이 작은 커피 테이블 위에 놓여 있었다. 그리고 성경을 들어 아무데나 펼쳤는데 놀랍게도 이런 구절이 내 눈에 띄었다. “…그 여자는 여러 의사에게 보이느라고 고생만 하고 가산마저 탕진했는데도 아무 효험도 없이 오히려 병은 더 심해졌다.”* 아 맞다, 12년 동안이나 출혈로 고생한 여자의 이야기. 그녀의 이야기에서 나오는 장면들은 치료를 찾아 헤매는 현재 미국의 암 환자들과 비슷해 보였다(그리고 이렇게 연관을 지을 수 있을 만큼 다른 환자들로부터 많은 이야기들을 들어 왔다). 나는 성경을 덮고서 순전히 재미를 위해 아무 곳이나 다시 펼쳤다. 이번엔 바리새인들의 공격을 받는 가운데에도 예수님이 죽은 여자 아이를 살리고 문둥병을 낫게 하고 벙어리가 말할 수 있도록 행하신 일들이 나열되어 있는 마태복음의 한 부분을 읽고 있었다. 내가 지금 이렇게 성경의 아무 곳이나 펼치는 것이 실제로 얼마나 무작위한 요소를 가지고 있을까? 혹시라도 자연의학에 모든 관심을 쏟고 있는 내 마음이 성경에서 자연의학과 관련이 있는 구절들을 펼치도록 손을 조종하고 있는 것은 아니었을까? 아니, 아니. 그건 허무맹랑한 얘기였다. 그래서 한 번 더 성경을 펼쳐 보았더니 이번에는 예수님이 태어날 때부터 장님이었던 자의 눈을 뜨게 해 주는 구절이 나오는 것이 아닌가. 아주 잘 기억하고 있는 얘기였지만 이렇게 거슨요법의 상황으로 보니 빛을 되찾은 장님을 보고도 예수님의 기적을 믿으려 하지 않는 바리새인들이, 치유된 환자에게 엉뚱한 짓을 했다고 도리어 달달 볶아 대는 현대

---

* 마가복음 5장 26절.

의 의사와 비슷하다는 점이 눈에 들어왔다.

하지만 그보다 더 재밌는 것은 안식일의 율법을 어겼다고 툴툴대던 바리새인들이——기적을 행하는 것 자체도 괘씸한 일이었지만 안식일에 그랬다는 건 도저히 용서가 안 되었나 보다——치유된 자가 장님이었다는 사실 자체를 부인했다는 점이다. 흠. 그때나 지금이나 바뀐 게 하나도 없군. 현대의학으로 진료하는 의사들은 자연의학으로 암, 관절염 또는 다른 불치병이라고 불리는 질병을 치료한 환자들에 대한 진단 자체가 애당초 틀렸으며 암 따위는 있지도 않았다고 말하기도 한다고 했다. 태어날 때부터 장님이었던 사람만 불쌍하게 되어 버린 것이다. 바리새인들에게 부정당하고 회당에서조차 쫓겨났을 때 그는 아마 빛을 되찾게 된 것이 정말 좋은 일이었을까 생각했을 것이다.

그 순간에 또 한 잔의 녹즙이 도착했다. 나는 성경을 내려놓고 세 번씩이나 연달아 그런 내용을 찾게 된 것을 그저 재미있는 우연으로만 생각하기로 했다.

조금 뒤에 치료소의 사무실 직원이 나타났다. "런던에 있는 당신의 의사가 보낸 편지를 받았어요." 종이 한 장을 들어 보이며 그녀가 말했다. "방금 전에 도착했어요. 이제야 당신의 진찰기록을 알 수 있게 됐네요." 확실히 나는 라 글로리아에 도착하면서 레녹스가 헤세에게 관련된 모든 자료들을 줄 수 있도록 서명했다.

"잘됐네요." 내가 말했다. "저 좀 보여주세요. 긴 단어를 제외하고는 대충은 다 아는 내용이지만." 그녀는 내게 편지를 건네주고는 다른 일을 하러 갔다.

레녹스의 편지는 마지막 단락에 내 허벅지의 종양을 발견하는 내용이 나오기 전까지 별다른 게 없었다. "내가 12월 29일 다시 한 번 검사하였을 때," 편지에 적혀 있었다. "종양이 아직도 있었기에 그녀에게 일괄

절제술을 권했다." 이젠 나도 그 말이 다리의 모든 림프선을 제거해야 한다는 말임을 알 수 있었다.

갑자기 뱃속이 난폭하게 꿈틀거렸다. 조직검사를 해야 한다는 그 모든 것들이 그저 눈속임에 지나지 않았다는 말이었다. 그는 내 다리에 있는 종양이 두 번째 암이고 조직검사를 하게 되면 자기 자신도 성공을 보장할 수 없는 큰 수술로 이어졌을 거라는 것을 내내 알고 있었단 말이었다. 기분이 역해졌다. 그와 마지막으로 만났을 때 받았던 충격이 다시 한 번 나를 휘감았다. 나무랄 데 없이 깔끔하게 작성된 레녹스의 편지는 허공에 위협적인 분위기를 채웠다. 그런 가운데 갑자기 레녹스 자신이 튀어나와 쓸데없는 짓거리 그만하고 너무 늦기 전에 착하게 수술을 받자고 말할 것만 같았다. 하지만 말도 안 되는 상상이잖아, '그건 다 과거의 일이고 이젠 괜찮아' 라고 생각하며 놀란 내 자신을 달래려고 애썼다. 그래, 그런 거야. 하지만 평정심을 되찾기 위해서 숨을 몇 번이고 깊게 내쉬어야 했다.

내 질병에 대해 얘기하고 있는 편지의 첫 부분으로 돌아갔다. "조직학적 검사에 따르면 그녀의 다리에 있는 것은 악성 멜라노마로 보였다." 별다른 생각 없이 읽어 내려가다 머릿속에 갑자기 '핑' 하는 소리가 들리며 예수님이 치료해 주기 전까지는 자신이 장님이었다는 것을 바리새인들에게 증명해야만 했던 성경 속 남자 얘기가 기억났다. 그러자 다음에 해야 할 일들이 순순히 머릿속에 떠올랐다. 내가 만약 이 바보 같은 치료법으로 낫는다면 분명히 암을 가지고 있었다는 것을 증명해야 할지도 몰랐고, 그렇다면 절대로 부정할 수 없는 증거가 바로 지금 내 손 안에 붙들려 있었다. 잘 간수해야만 했다.

"그냥 생각난 건데요," 사무실 직원이 돌아왔을 때 말했다. "제가 런던으로 돌아가게 되면 제 내과의가 제 초기 검사 기록들을 필요로 할 거예요. 이 편지를 복사해서 하나 가지고 있을 수 있을까요? 이 사람을 두 번이나 번거롭게 하고 싶지 않은데요." 그녀는 "물론이죠, 문제없어요, 저한테 맡기세요"라고 했다.

머칠이 지난 뒤에 그녀는 나에게 레녹스가 보낸 편지 사본을 가지고 왔다. 나는 그것을 치료 문서철 맨 밑에다가 껴 놓았고 그러한 사실은 나를 편안케 했다. 내 미래가 어떻게 되든 일단 과거의 기록은 안전하게 보관할 수 있게 된 것이었다.

스치듯 성경과 맺은 인연은 아마 앞으로 내가 라 메사에서 만날 사람들을 대비하기 위한 것이었을지도 모른다. 그 뒤로 며칠 동안 나는 환자 가운데 앞뒤가 꽉 막힌 기독교인들을 만났다. 그들은 편지를 뜯어 볼 때나 세탁기를 작동하기 전에 큰 목소리로 기도를 했고, 찬송가를 흥얼거렸으며 반짝이는 글자로 "예수님 먼저"라고 쓰인 핀을 꽂고 다녔고, 기회가 올 때마다 자신들의 신앙심을 증명하려 이런저런 팸플릿을 아직 구원 받지 못한 자가 스스로 도울 수 있도록 나눠주었고, 질문을 어떻게 하는지조차 모르면서 답을 모두 알고 있다고 생각하는 사람들이었다. 나는 교인들의 그런 행동들이 창피했으며 어떨 때는 짜증스럽기까지 했다. 문제는 그들이 다소 건방진 선교 욕구를 제외하고는 상당히 따뜻하고 열린 마음을 지니고 있는 사람들이라 완전히 내 마음을 닫아 버린 채 무시할 수 없었다는 것이다. 내가 할 수 있는 것이라고는 특정한 주제를 피하며 갑작스럽게 튀어나오는 꿀 발린 화살 같은 신학적 질문에 약점을 노출시키지 않는 것이었다.

내가 기독교 골수분자들의 단순하고 무식하리만큼 들뜬 믿음을 싫어하는 데에는 약간의 질투도 섞여 있었다. 분명 나는 그들처럼 무조건적인 믿음을 지니게 되길 바라는 건 아니었지만, 불안감이 계속해서 늘어만 갈 때면 마비되어 있는 내 내면이 이제 다시 깨어나 활성화됐으면

하는 바람이 강해지곤 했다. 많은 노력에도 불구하고 나는 아직도 명상을 하거나 고요함 속에 자신을 돌아보는 일조차 제대로 하지 못했고 가장 좋아하던 기도도 그 의미를 잃어 버린 지 오래였다. 한때 무궁무진한 내면의 세계였던 공간이 이제는 건널 수 없는 어둡고 무서운 공허함이 된 것이다. 마치 뚫을 수 없는 강철 문이 꽝 하고 닫히면서 나를 내면의 세계와 영혼으로부터도 막아 버린 듯한 느낌이었다. 지금 내 영혼은 어떻게 된 것일까. 해답도 찾지 못한 채 바보같이 생각만 했다. 처음에는 병에 걸렸다는 충격과 치료법의 엄격함 때문에 잠깐일거라 생각했던 소외감이라는 내면의 어려움이 이제는 지속적인 현상이 되어 버렸다. 내 삶은 깊이를 잃고 외적인 모습, 그저 뼈대만 남았다. 현재 확실히 아는 것이라고는 내가 잠잘 때 꿈을 많이 꾼다는 사실뿐, 예전에는 내 무의식 세계의 풍경과 기후를 바꾸는 데 알맞은 열쇠였던 그 꿈들을 이제는 기억해 낼 수가 없었다. 이 모든 것들은 나에게 박탈감과 혼란만을 안겨 주었다. 낮에 몸만을 중심으로 생활하는 것 자체도 정말 힘들었지만, 밤까지도 내 삶의 이면으로부터 추방당하는 것은 너무나도 가혹한 형벌이었다.

　게다가 내 왼쪽 어깨에서 꿈틀대는 불편함도 계속 악화되어 가고 있었다. 그건 고통스럽지도 아프지도 않았고 그저 약간의 압력과 어깨 관절이 살짝 빠져 있는 듯한 느낌뿐이었지만 계속해서 그곳에 집중되는 의식은 무언가가 잘못 됐음을 나타내고 있었다. 라 메사에 온 지 세 번째 맞는 아침에 샤워를 하면서 내 몸을 살폈는데 경악스럽게도 내 팔밑에 혹이 살짝 튀어나와 있는 것이었다. 그것은 분명한 혹이었으며 내 허벅지에 있는 것과는 비교도 안 되는 크기였다. 게다가 손상을 입은 내 몸의 오른쪽과는 반대로 전혀 문제가 없었던 왼쪽에 이런 일이 벌어졌다는 것이 더 큰 문제였다. 나는 문을 잠그고 그대로 경직된 채 파르

르 떨었다. 왜 당신은 저를 버리셨나이까? 내 마음속에서 무언가가 물었다. 떨림은 심해졌다. 몸을 수건으로 감싸고는 침대로 가서 누웠다. 팔 아래에 있는 혹은 분명히 세 번째 암일 것이며 이 끔찍한 공연의 마지막 장이고 이제부터는 마이크의 경우처럼 끝날 때까지 추락하는 일만 남았다고 생각했다. 4주가 지나도록 나타나지 않는 명현현상과 새롭게 생긴 이 혹에 비추어 볼 때, 거슨요법이 질병의 전이를 막아 내지 못했음이 분명했다.

처음으로 치료법에 대한 믿음이 심각하게 흔들렸다. 운명을 가지고 장난치려다 잘못된 길을 택한 불쌍한 미물에게 드디어 심판의 시간이 다가온 것이었다. 하지만 그러다가도 샬럿의 불타는 열정과 강렬하면서도 진지하게 치료법을 대하는 모습이 떠올랐다. 그녀는 절대로 아무 이유 없는 낙관에 빠지거나 근거 없는 주장을 하지 않을 사람이었고 그런 그녀가 말하길 나는 치료될 수 있고 또한 호전되고 있다고 했다. 그렇다면 대체 무슨 일이 벌어지고 있단 말인가? 나는 웅크리고 누워 있는 자세에서——이 자세는 자궁 안에 있을 때, 자궁의 바깥세상에서 심각한 스트레스를 받고 있을 때, 그리고 관장을 할 때 취하기 매우 좋은 자세였다——벗어나 요가 호흡을 처음부터 끝까지 실행했다. 일단 두고 보자, 일단 두고 보자. 아르투로 박사가 곧 올 테니 옷을 입고 정신을 차리자.

"아뇨, 또 다른 종양이 아닙니다." 면밀한 검사 끝에 아르투로 박사는 그렇게 결론을 지었다. "이건 림프선이 부은 겁니다. 해로울 게 없어요. 몇 주 동안 그런 게 몇 개 더 생길 수도 있는데 그때 당황하시면 안 됩니다. 다른 많은 암 환자들처럼 몸에 어떤 변화가 일어나기만 하면 그것을 모두 암과 연관 짓고, 그 변화의 정체를 알 수 없다고 해서 벌벌 떠시면 안 돼요. 그런 식의 공포는 질병 그 자체보다 오히려 더 많은 손상을 몸에 가져옵니다." 그는 아르메니아인의 칠흑 같은 눈동자로 나를 면밀히 살펴보았다. 그는 치료소에 있는 의사들 가운데서도 가장 권위 있는 의사였다. "살면서 왼쪽 겨드랑이 근처에 뭔가 문제가 생겼던 적이 있나요?"

나는 고개를 흔들었다. 그런데 갑자기 내 머릿속에서 지난 20년 동안 두세 번 정도 비슷한 위치에 림프선이 부어올랐던 일이 기억났다. 뭔가 심각한 것이라고 생각하며 겨드랑이에 혹이 생길 때마다 내과의나 피부과 의사한테 검진을 받았지만 걱정할 필요 없으며 시간이 지나면 사라지게 될 것이라는 대답만 듣곤 했다. "나는 어째서 그런 것들을 잊어버리고 있었던 걸까요" 하고 자신이 바보 같다는 생각에 아르투로 박사에게 물어보았다.

"대수롭지 않았던 일을 잊게 되는 건 자연스러운 현상이죠." 그는 아무렇지도 않다는 듯 대답했다. "만약 과거에 계속해서 이 문제가 생겼다면 지금쯤에는 강한 명현현상을 겪은 뒤에 완전히 사라졌겠죠. 손가락에 있었던 관절염이나 오래된 상처, 아니면 치료가 필요한 다른 곳처럼 말이에요. 그런 일이 벌어지더라도 무서워하시면 안 돼요. 패닉(Panic)은 당신에게 가장 나쁜 거예요. 몸의 기능을 방해할 수 있기 때문이죠."

"저도 그건 알아요." 그에게 말했다. "믿기 어려우실지 모르겠지만 저도 감정이 어떻게 몸에 영향을 주는지를 다른 사람들에게 이런 식으로 말하곤 했어요. 그래도 이 혹은 너무나 겁나요. 혹은 제 상태가 호전되고 있지 않다는 소리니까요. 이젠 그다지 안전하다는 느낌도 안 들고 제 자신이 회복되고 있다고 생각하지도 못하겠어요. 그래서 저는 이성적인 차원에서는 동요하고 있지 않지만 아주 작은 파동도 그 고요함을 쉽게 깨버릴 수 있는 거죠."

"저도 이해합니다. 하지만 노력하셔야 해요." 그는 내 오른쪽 정강이를 향해 고개를 숙이더니 피부이식으로 인해 영구적으로 시뻘겋게 분노한 모습으로 변해 버린 발목을 가리키며 말했다. "이 염증은 치유가 시작되고 있다는 걸 의미한답니다. 당신의 몸이 수술에서 생긴 이 손상을 수리하려 하고 있단 거죠. 몸이 스스로 치유할 수 있도록 놔두시고, 왜 다른 현상들이 나타나지 않는지 초조해 하지 마세요." 그는 일어서서 문을 향해 걸어갔다. "제가 보증하죠. 만약 상태가 더 악화되고 계셨다면 겉모습도, 기분도 많이 다르셨을 겁니다. 그게 이 치료법의 안 좋은 점이에요. 환자들의 기분이 예전보다 훨씬 좋아지니 진정하지 못하고 인내심이 없어져 당장 기적이라도 일어나길 바라곤 하죠. 하지만 우린 기적은 일으킬 수 없답니다. 조만간 또 보도록 하죠. 다음이 로저스의 순서가 아니라면 말이에요."

물론 그의 말이 맞았다. 나는 혹을 보고 지레 겁을 먹은 내 자신에 조금 부끄러웠고 바보 같다고 생각했다. 하지만 공포가 꼭 쓸모없는 것만은 아니었다. 이제 난 육체적인 치료만으론 부족하다는 것을 알게 되었다. 내 기분과 마음 상태에 그저 끌려가는 것이 아니라 내가 주도적인 입장에서 관심을 가짐으로써 무언가가 잘못됐을 때 무너지지 않는 기반을 쌓아야 하는 것이었다. 내가 정말 필요했던 것은 짐을 같이 들어줄 누군가였다. 한 시간만이라도 캐서린이나 존과 애기할 수 있다면 무엇이든 하겠지만 그들은 지구의 반대편에 있었고 치료소에는 애기할 만한 상대가 없었다. 의심할 여지없이 정신 상태를 돌보는 것도 스스로 해야 할 일 가운데에 하나였던 것이다. 나는 스스로에게 자신감을 불어넣고 긴장을 풀었으며 앞으로는 좀 더 밝게 살아가기로 했다. 두 번째와 세 번째 간 주사 사이에 기회가 되는 대로 산책을 하고 다른 활기찬 환자들과 시간을 함께 보내기로 생각했고, 우선 어떻게든 티후아나로

가서 머리도 새로 하고… 앞으로 무슨 일이 닥치든 긍정적이고 낙관적
인 태도를 유지하기로 다짐했다.

　바로 그날 밤 이후 내게 닥친 일은, 라 글로리아에서 온 나이 든 까다
로운 할머니와 그녀의 말 없는 남편 부부가 나와 함께 한 호실을 쓰게
되면서 시작되었다. 이 재난은 내가 가장 두려워하던 일, 그 이상의 것
이었다. 이제는 혼자가 아닌 다른 두 명과 같이 방을 쓰게 되었고, 라
글로리아에서 애써 피하던 그 사람들의 행동은 나를 순식간에 절망 속
에 빠뜨렸다.

　그 둘을 보는 사람들은 큰 키에 말이 없고 행동이 굼뜨며 이해할 수
없는 눈빛을 가진 톰이 아내인 릴리의 보살핌을 받고 있는 환자라고 생
각할지 모르나 사실은 그 반대였으며 그러한 사실은 릴리에게 힘을 주
었다. 릴리는 몸 여러 군데에 암이 있었고 그녀는 이 점을 이용해 남을
깔보며 자신의 말에 감히 토를 달아 보라는 듯 큰 목소리로 떠벌이고
다녔다. 정신이 제대로 작동하지 않는 톰은, 문을 구분하지 못해 아파
트를 나가거나 화장실로 가려다 내 방이나 관장실로 들어오는 실수를
저지르는 것만 빼면 큰 문제가 없었다. 톰은 릴리의 끔찍함에 견주면
새발의 피였다. 릴리의 목소리는 벽과 귀마개를 뚫었으며, 거의 벌거벗
은 채로 돌아다녔는데 나이와 건강 상태를 볼 때 분명히 좋은 모습이
아니었다. 또 도대체 치료법을 절대 이해하지 못해서 내게 바보 같은
질문을 몇 번이고 반복해서 물어보았다.

　시간이 지날수록 내 불만은 쌓여 갔다. 밤이 되면 침실의 벽을 세 번
이나 두들겨서야 옆방에서 갈라지는 목소리로 독백을 하는 릴리를 조
용하게 만들 수 있었다. 그런가하면 톰과 릴리는 밤새 끝도 없이 화장
실을 들락거리며 문을 쾅쾅 닫고, 수돗물을 틀어대고, 변기의 물을 내
려댔다. 긍정과 낙관은 이미 물 건너갔다. 제대로 잠을 청할 수조차 없

었으며 이러한 불편함은 빨리 끝내야만 했다.

"하지만 옮길 만한 곳이 없어요!" 매기에게 그런 사람들과 같은 호실을 쓰게 한 것에 대해 불평하자 그녀가 말했다. "남아 있는 병실이 없어요! 당신이 혼자서 2인실을 쓰는 마지막 환자여서 그 사람들을 그곳에 넣을 수밖에 없었어요. 죄송하지만 제가 할 수 있는 게 없어요."

"저도 죄송해요." 그녀에게 말했다. "그렇지만 뭔가 조치를 취해 주셔야겠어요. 아르투로 박사한테 제가 어렵게 군다거나 터무니없는 소리를 한다고 하셔도 좋아요. 어쨌든 저는 저 사람들과 도저히 같은 호실을 쓸 수 없어요."

매기도 불만스러워하는 것 같았다. "전화가 또 끊겼어요." 그녀가 말했다. "그리고 아르투로 박사에게 연락이 되더라도 그 분은 하실 수 있는 게 아무것도 없어요. 숙박은 제가 관리하니까요. 일단 제 말을 들어 보세요." 그녀는 목소리를 낮추며 얘기했다. "이건 아직 비공식적인 사안이지만 치료소가 해변의 좀 더 좋은 위치로 옮겨 갈 거예요. 사람들도 모두 1인실을 배정받게 될 거구요. 아무도 낯선 사람들과 방을 같이 쓰는 걸 좋아하지 않으니까 말이죠. 그러니 조금만 인내심을 가지고 참아 주세요, 곧 이사할 거니까요."

"아, 그렇다면 얘기가 다르죠." 그녀에게 말했다. "'곧' 이라면 언제쯤이 될까요?"

"대략 일주일 정도." 그녀는 머뭇거리며 말했다. "그 전에 만약 빈방이 생긴다면 그곳으로 당장 옮겨 드릴게요. 약속드려요."

하지만 빈방은 나지 않았고 새로운 치료소는 심각한 배관 문제에 부딪히는 통에 톰과 릴리 부부와의 동거는 계속되었다. 상태는 날이 갈수록 악화되어 갔다. 나이 든 부부가 큰 방을 점령하는 바람에 나는 내 침실에 갇혀 있을 수밖에 없었는데 그곳은 낮에는 너무나 더웠고 뭔가를 쓸 만한 테이블조차 없었다. 매일 오후 동산에 올라갔지만 내 오른쪽 다리 근육은 경련이 일고 고통이 심해서 그것도 쉽지 않았다. 하지만 아래 경치가 훤히 보일 만큼 올라가면 내 가슴을 조이던 압박붕대가 떨어져 나가 숨을 크게 들이키며 폐를 팽창시킬 수 있었다. 비가 많이 내리지 않아 동산은 초라하게 벌거벗은 모습이었지만 그럼에도 불구하고 군데군데 풀과 기막히게 아름다운 식물들이 삭막한 흙을 뚫고 자라나 있었다. 또한 나는 모습은 보이지 않고 지저귀는 소리만 들을 수 있던 새들에게 마음이 끌렸다. 수줍어하며 질문을 하는 듯 새들의 고운 소리는 사방에서 들려왔지만 잡초에 반쯤 가려진 새들의 퍼덕거림이 내가 볼 수 있었던 전부였다.

나는 그 별 볼일 없는 장소에 정이 들었다. 그곳에 가면 나는 자유롭고 보호받는 느낌이 들었다. 아마 그곳에 올라가면 주위엔 아무도 없고 끝없는 하늘을 혼자서 즐길 수 있기 때문이었다. 동산에 그렇게 앉아 있노라면 내 삶을 다른 관점에서 보며 통찰할 수 있었다. 그러나 그곳에서 떠오르는 생각들이 모두 기쁜 것만은 아니었다. 예를 들어 동산에 앉아 처음으로 이 치료법 또는 이것이 속한 더 큰 무언가에 내 삶을 점점 빼앗기고 있다는 것을 알았다. 나는 이미 향수, 화장과 같이 여자로서 누릴 수 있는 기호를 빼앗겨 버렸고, 머리 염색도 물이 빠져 남아 있는 갈색 사이로 희끄무레한 머리카락들이 보이기 시작했다. 식단에서 소금과 후추가 완전히 퇴출당한 이 시점에서 내 머리카락이 소금과 후추를 섞어 놓은 듯한 색깔로 변해가는 게 참 아이러니했다. 내 모습이 뒤바뀌고 쇠퇴해가고 있었지만 나는 저항할 수 없었다.

무엇보다 중요한 것은 내 개인적인 삶, 직장, 기쁨과 만족, 그 가운데서도 내가 사랑하는 사람들과 같이 있는 행복마저 빼앗겨 버렸다는 점이다. 정말로 의미 있는 만남이 필요한 이 시점에 생전 알지도 못한 사

람들에게 둘러싸여 있다는 사실에 나는 무척이나 외로움을 느껴야만
했다. 지금 여기서 가장 가까이 살고 있는 친구는 텍사스의 댈러스에
있었고 뉴욕에 셋, 호주에 하나, 그리고 나머지는 모두 런던에 있었다.
전 지구를 상대로 한 외로움이 아닐 수 없었다. 그리고 그것이 부족하
기라도 하듯 나의 선택, 내면의 삶, 그리고 프라이버시마저도 빼앗긴
상태였고 어떠한 계획도, 기대도 없었다. 내가 사랑하는 손에 꼽을 만
큼 소수의 사람들과, 흔들리는 정체성밖에는 아무것도 남아 있지 않았
다. 겨우 이 정도로 살아남을 수 있을까? 모든 것이 떠나 버렸다. 소중
히 여겨 오던 가치관과 기준들이 내 눈앞에서 시장의 싸구려 도자기들
처럼 비틀거리며 박살나고 있었다. 주체성, 철저한 행동양식, 완벽추
구, 뚜렷한 미래계획과 어떻게 튀어나올지 모르는 걸림돌에 대한 완벽
한 방어들. 내 삶을 구성하던 이 모든 것들이 이젠 그 의미를 잃었다.

　하지만 그것만이 전부가 아니었다. 내가 잃어 가고 있는 것 가운데엔
오랫동안 소중하게 간직해 온 게 하나 더 있었다. 그것은 네 살 때부터
나로 하여금 화를 부정하고 억누를 수 있게 해 준 자제심이었다. 이것
을 통해 나는 바깥으로부터 일어난 도발이 아무리 강해지더라도 말로
그 화를 표현할 수 있었으며 언제나 내 자신을 조절할 수 있었다. 하지
만 절대로 부서지지 않을 줄 알았던 내 자제심이 무너져 버린 건 바로
그날 밤이었다. 나는 어째서 그 순간에 그렇게 되었는지 모른다. 식당
에서 식사를 하러 모여 앉은 사람들은 정말 우울한 집단이었다. 마이크
와 톰은 죽은 듯이 조용했고, 릴리는 둘의 몫까지 대신하려는 듯 시끄
럽게 떠들었으며 필리스는 밥맛이 떨어지도록 종양에 대해서 아주 자
세히 말했고 레티샤는 다른 수다스러운 여자 둘과 어떻게 하면 쌀을 잘
요리하는지 논쟁을 벌이고 있었다. 사람들의 목소리가 서로 부딪히고
섞이고 뭉개졌으며, 비명을 지르든가 아마씨유를 허공에 던지거나 하

지 않는다면 단 일 분도 더 앉아 있지 못하겠다는 생각이 들었다. 그런 격렬한 분노에 난 놀랄 수밖에 없었다. 그대로 식당을 빠져나가 정원에서 이리저리 돌아다니며 고통스러울 정도로 나를 목 메이고 경직되게 한 화를 풀려고 애썼다. 내 마음속에 울려 퍼진 마지막 이성적인 생각은 저 바보 같은 대화들은 내 감정과 아무런 관련이 없었다는 것이었다. 내가 느끼던 혼란과 절망은 그 정체를 밝힐 수 없는 어떤 다른 곳에서부터 오고 있었다.

눈 깜짝할 사이, 내가 생전 느껴 보지 못한 강한 분노가 나를 덮쳤고 어떻게 그것을 조절해야 하는지도 알지 못했다. 그 분노는 어두웠고 살기로 가득 찼으며 화산의 폭발처럼 멈출 수가 없었고 머리와 가슴이 갈라지고 검은색의 용암이 그 사이로 터져 나와 주위에 흘러내릴 것 같았다. 나는 서둘러 위층으로 올라갔다. 심장이 격렬하게 뛰었다. 숨조차 고르게 쉴 수 없었다. 이러다 정신병에 걸리는 것이 아닐까 생각했지만 그런 질문조차도 어떠한 이성적인 생각도 허락하지 않는 분노로 말미암아 무색해졌다. 분노는 강력한 군대가 방어도 제대로 갖추지 못한 불쌍한 땅을 쓸어 버리듯 힘없는 나를 침략하고 점령했으며, 순간 나는 누군가와 죽을 때까지 싸운다는 게 어떤 느낌일지 알게 되었다. 누구와 싸운단 말인가? 나와? 그래, 나다. 정말로 나일까? 그래 보였다. 나는 그것이 싫었다. 주위에는 공격하거나 싸우거나 죽여 버릴 수 있는 사람이 없었고 내 격한 공격성과 분노는 상대가 없었다. 머릿속 압력은 심해질 뿐이었다.

나는 베개를 들어 침대 가장자리로 끌어 와 힘껏 내리치기 시작했다. 팔을 곧게 편 채 어깨 높이에서 침대까지 무섭게 내리쳤다. 베개 내려치기는 쌓인 화를 푸는 고전적인 방법이었다. 감정이 억압된 환자들을 상담하면서 베개를 내리쳐 보라고 조언해 주던 내가, 이젠 베개를 미친

듯이 내리치고 있었으나 기분은 아주 조금 나아질 뿐이었다. 내 안의
분노는 뭔가 더 강한 것을 필요로 했다. 그래서 침실의 문을 열고 다시
있는 힘껏 닫았으나 그다지 큰 소리를 내지 못했고 나는 미친 여자처럼
주위의 가구를 밀어젖히고 발로 차댔다. 격한 숨을 내쉬며 작은 목소리
로 매섭게 욕을 해댔지만 알고 있는 단어가 많지 않아 똑같은 욕을 몇
번이고 반복해야 했기 때문에 충격의 강도도 그다지 세지 않았다. 이런
괴상한 행동 가운데에도 내 안의 작은 부분이 미치지 않은 채 나를 지
켜보았고 분노를 멈춰 세우지는 못했지만 그래도 분노 밖에 존재하는
현실과 분노하고 있는 나를 이어주었다. 그렇다고는 해도 내게는 아직
도 풀어야 할 분노가 남아 있었기에 《로스앤젤레스 타임스》를 들고 수
십 갈래로 찢어 방안에 뿌렸다. 질이 나쁜 갈색 종이가 있었다면 찢어
지는 소리가 더 경쾌했겠지만 그런 건 내 수중에 없었으므로 부드러운
신문지만 찢어댈 수밖에 없었다. 신문의 앞면에는 캘리포니아의 저명
한 암연구자를 다룬 기사가 실렸다(여기서 나는 그 기사를 읽기 위해
파멸의 춤을 잠깐 멈추었다). "지금까지 우리들은 암을 수술, 방사선,
또는 화학 치료법으로 제거하기만 했습니다. 하지만 이제 신체의 자연
적인 능력을 상승시키는 것으로 암을 치료할 수도 있다는 증거를 발견
하게 되었습니다." 아, 그러세요. 이런 건방진 인간 같으니라고. 거슨
박사가 50년 전에 발견한 걸 당신은 1981년 2월에 알아냈단 말이지.
또 다른 건 없나? … 하지만 그 기사를 잘라 서류 뭉치에 집어넣고 나
머지 신문지를 찢는 데 전념을 다했다.

　140여 쪽의 종이로 스파게티 조각을 만드는 노력을 들이고서야 나는
진정할 수 있었다. 드디어 내 자신을 되찾은 것 같았다. 한편으론 내가
그런 유치한 분노에 휩싸였다는 점에 당혹스럽기도 했다. 분명 그것은
세 살짜리의 비이성적이고 초점이 없으며 철없는 분노가 다 큰 어른에

의해 연기된 것이었다. 이런 끔찍한 망나니 같으니라고, 내 자신에게 다그쳤다. 진이 다 빠짐과 동시에 창피함을 느꼈고 내 안의 화가 난 어린아이를 더 이상 맞닥뜨리지 않으려 침대에 누워 버렸다.

그날의 폭발을 시작으로 열흘 정도 계속 화가 끓는 상태가 지속되었다. 나는 화가 났고, 퉁명스럽고, 짜증내고, 인내심 없고, 초조해 하고, 불친절하고 극도로 민감한 동시에 비판적이었으며 못됐고 공격적이었다. 내면의 일부는 그런 끔찍한 내 행동을 의식하고 슬퍼하고 있었지만, 대부분은 일말의 가책보다는 못되고 파멸적인 짓을 계속해 갔다. 허나 내 분노가 다른 사람에게 피해를 주지 않도록 노력했다. 화가 날 때면 침실이나 오후 산책 시간에 풀려고 했지만 분노는 언제나 다 가시지 않았고 엉뚱한 순간에 터져 나왔다. 런던에서 날아온 편지들도 그다지 별 도움이 되지 않았다. 엄마, 후디, 캐서린과 다른 친구들이 이렇게 유치하고 매섭게 화를 내는 내 모습을 보았다면 누군지 알아보기 힘들었을 것이다. 그들을 무척이나 보고 싶었지만 전혀 우리는 만날 수 없는 상태였다.

내 분노의 처량함과 타인의 연약함을 싫어하면서도 자기 자신이 그 연약함을 노골적으로 드러내고 있었다는 사실이 가장 부끄러웠다(이성이 어디에선가 '아, 자기 얼굴에 침 뱉기군. 자신의 연약함을 다른 사람과 동일시해 그 연약한 사람을 싫어하다니' 하고 빈정댔다. 그러자 내면의 폭력배가 말했다. '아, 알았어. 닥쳐 좀. 침을 뱉건 뭐건 상관없어'). 나는 특히 매일 주사를 놓으러 오는 땅딸막하고 미련한 간호사에게 못되게 굴었다. 그녀가 보이는 칠칠맞지 못한 행동과 모자람이 나를 미치게 만들었고, 그녀가 영어를 전혀 하지 못했음에도 아니면 못했다는 그 사실 때문에 막 대하게 되었다. 그녀에게 사용하는 목소리 톤은 내 오만불손함을 전달하기에 충분했다. 그렇지만 그녀가 빈 쟁반과 당황해 하는 표정을 숨기지 못한 채 나가고 난 뒤면 내 잘못을 후회하고 사과하고 싶어졌다.

분노가 치솟기 시작한 지 9일이 지났을 무렵 칼이 라 글로리아에서 도착했고 그는 어느 때보다 멀쩡해보였다. 치료소 차량에서 들고 내리는 짐을 보니 칼은 완전히 이곳에 살러 온 것 같았다. 나는 낯익은 얼굴에 너무나도 반가웠고 그에게 인사하기 위해 정원으로 뛰어 내려갔다. "오셔서 정말 다행이네요." 그에게 말했다. "같이 얘기할 수 있는 누군가가 정말 필요했는데 당신이면 부족함이 없겠네요!"

칼은 미소를 지으며 내 등을 토닥거렸고 자신의 부스스한 머리를 모자로 덮어 버리고는 이내 다른 사람들에 대한 소식을 알려주었다. 벡키는 볼티모어의 자기 집으로 돌아갔고 곧 편지를 쓰겠다고 했단다. 카렌의 상태는 조금 더 양호해 졌으며 런던에서 남자 친구가 왔다고 했다. "진짜 착한 남자죠. 그가 말하는 것의 절반은 알아듣지도 못하겠지만." 칼이 말했다. 가이와 바바라는 녹즙기와 희망을 가지고 플로리다에 있는 집으로 얼마 후 돌아간다고 했다. 칼 본인의 상태 역시 괜찮았다. 종양은 자라지도 없어지지도 않은 채 그대로 있었다. "당신은 어때요, 비?" 그가 물어보았다. "좋아 보이는데요. 얼굴색도 좋아지고. 그런데 별로 기뻐 보이지가 않네요. 뭐가 그렇게 신경 쓰이나요?"

"거의 모든 게요. 나 미쳐 가고 있는 거 같아요." 칼이 내 얘기를 듣고 나면 어정쩡한 말 몇 마디를 하고 나를 계속 피하지나 않을까 우려하면서도 내가 겪어 왔던 이상한 분노와 자제심의 상실에 대해서 얘기해 주었다. "정말 나답지가 않아요." 그에게 말했다. "내가 이렇게 지내고 있다는 게 너무나 싫지만 그래도 버젓이 이런 상태에 있어요. 기분은 최악이고 어떻게 해야 여기서 벗어날지 모르겠어요."

칼은 고개를 흔들고 미소를 지어 보였다. "아무것도 할 필요 없어요.

당뇨가 사라진 것처럼 그냥 없어질 거예요. 기억나죠? 걱정하지 말아요." 내가 가치관과 존재의 붕괴를 피력했지만 마치 모기에 물려 투정 부리는 나를 달래듯 가볍게 말했다. "당신은 미쳐 가고 있는 게 아니라 그저 몸의 독소가 빠져 나가고 있을 뿐이에요. 잊어 버렸어요? 독소가 몸을 떠나면서 사람의 뇌와 중앙신경조직에 영향을 미치기 때문에 감정이 제어되지 않을 수도 있다고 했잖아요. 책을 찾아보면…"

"벌써 봤어요." 그에게 말했다. "그 얘기는 202쪽에 있죠. 하지만 거기에서 말하는 건 불쾌함과 우울함뿐이고 내가 느끼는 살인충동 같은 얘기는 씌어 있지 않았어요. 게다가 불쾌함도 원래는 명현현상의 증상 가운데 하나여야 하는데 나한테는 명현현상이 한 번도 일어나지 않았다고요!"

"신경 쓰지 말아요!" 칼이 말했다. "신경 쓰지 말고 진정하도록 노력해요. 다른 증상이 있든 없든 우린 모두 이런 끔찍한 기분과 분노를 겪게 돼요. 나 역시도 몇 번이나 그랬어요. 모두 치료 과정일 뿐이에요. 걱정 말아요, 지나갈 테니."

"뭐, 당신이 그렇게 말한다면."

매기가 자신의 사무실에서 뛰쳐나와 정원을 가로질러 왔다. 그녀는 함박웃음을 지어 보이며 마치 우리를 향해 걸어오는 게 아니라 춤을 추며 다가오는 것처럼 보였다. "당신이 묵을 곳으로 안내해 드리죠." 그녀가 칼에게 말했다. "하지만 짐을 풀지는 마세요. 우린 내일 해변에 있는 새 건물로 옮겨 가거든요! 기다릴 수가 없네요. 녹즙 마시는 데 방해가 되지 않게 점심을 먹자마자 짐을 싸야 해요. 주방에서는 3시분 간 주사를 준비하기 위해 두 명이 미리 가서 일하고 있을 거예요. 두고 봐요, 그곳으로 가면 모두 기뻐할 거예요."

그날 오후 내가 평소에 찾던 가파른 동산에 마지막으로 올랐다. 조용

히 앉아 넓게 펼쳐진 광활한 전망 속에 빠져 들며 내 안에 있던 분노
가 가라앉고 조금씩 빠져 나가는 것을 느꼈다. 뇌와 신경 조직에 영향
을 주는 독소… 그래, 그렇겠지만 그게 전부일까? 나는 그렇게 생각하
지 않았다. 분명 다른 무언가가 관여하고 있었고 그 오래되고 강력한
무언가가 터져 나오고 있었던 것이다. 혹시 몸의 해독이 사람의 또 다
른 부분을 해독하게 되는 것은 아닐까?

　보이지 않는 새들이 서로를 부르며 지저귀었다. 나는 시계를 쳐다봤
다. 또 한 잔의 녹즙과 또 한 번의 관장을 위해 라 메사로 돌아가야 할
시간이었다.

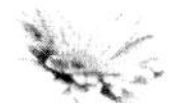

13 델 솔

옹기종기 모여 여행을 떠나는 집시의 무리처럼 우리는 차, 트럭, 캠프용 자동차, 그리고 트레일러에 환자, 짐, 당근, 사과, 장비, 서류 등이 뒤섞여 실린 채로 라 메사를 떠나 델 솔(Del Sol)의 치료소로 이사를 했다. 대부분의 사람들이 신이 나 있었다. 다른 집으로 옮겨 가는 혼란은 평소 옴짝달싹할 수 없는 스케줄로부터 벗어난 자극적인 휴식이었다. 작고 나이 든 레티샤는 자신의 거대한 옷장이 웬만한 차에는 실리지 않아 자신의 큰 차를 직접 운전해 갔다. 그녀의 옷장에는 세계 어디를, 어느 계절에 가더라도 걱정 없을 만큼 옷이 많았다. 가끔씩 자신을 "이아가"라고 표현했지만 그녀는 결코 단순하지 않았고 신비스러운 여자였다. 광적인 기독교인들은 떠나기 전 평소처럼 기도문을 큰 소리로 읊조렸고 그중 한 여자는 아코디언으로 경쾌한 멜로디를 연주했다. 암이 전이된 사람들임에도 불구하고 이렇게 강하고 기동력 있다는 사실에 놀라지 않을 수 없었다.

델 솔의 치료소는 모텔을 개조한 것으로 태평양을 바라보고 있었으나 그 사이에는 붐비는 고속도로와 초라한 황무지가 놓여 있었다. 건물은 라 메사와 비슷했으나 정원이 없었고 풀이 좀 나 있는 뒤뜰과 1층의 창밖에 심어져 있는 나무와 꽃들이 전부였다. 그곳은 플라야스 데 티후아나(Playas de Tijuana)라는 길고 좁은 휴양지 아니면 재미나 흥미를 느낄 만한 것이 전혀 없는 외딴 바닷가 마을의 중간쯤에 위치해 있었다. "바다에서 이렇게 가까이 있을 수 있다는 게 정말 놀라운데요." 칼이 익살스럽게 말했다. "바닷물엔 소금이 가득하잖아요!"

"아, 그렇죠." 도리스가 끼어들었다. "그게 우리가 바다로 가 헤엄치거나 해변으로 가면 안 되는 이유예요. 소금기가 있는 공기를 너무 들이마셔서 탈이 날 수도 있잖아요."

"저는 해변으로 나갈 수 없다면 탈이 날 것 같아요." 나는 남들이 들을 수 없을 만큼 작은 목소리로 말했다. 2월의 햇빛을 반사하는 태평양은 푸르게 빛나고 있었다. 나는 라 메사에 있는 황량한 동산 대신에 얻은, 델 솔에서 내려다보이는 끝없이 펼쳐진 아름다운 바다의 경치에 마냥 행복하기만 했고 바다로 몰래 나가 발 담글 생각을 하니 그 기다림에 조바심마저 들 정도였다.

치료소는 우리들을 맞을 준비가 되어 있었지만 미처 제거하지 못한 이전 모텔의 네온사인들이 피자, 컬러텔레비전, 그 밖에 잡다한 것들을 광고하며 요란하게 불을 밝혀 손님들을 불러 대고 있었다. 방은 약간 작고 밋밋했지만 그래도 나만의 방이었다. 그리고 톰과 릴리를 건물 반대편에 있는 2인실에 넣어 준 매기에게는 감사의 뜻을 전했다. 나는 만족스러운 한숨을 쉬며 침대에 누웠다. 이제는 평화롭고 안정되었지만 열흘 동안이나 내 마음속에 있는 분노와 어둠을 대면한 뒤인지라 내면의 평화 속에 탐욕스러운 짐승이 숨어 있지나 않을까 하며 내면의 세계를 유심히 관찰하기로 하였다.

아르투로에게 내 어린아이 같은, 거의 정신병 같은 분노에 대해 말했지만 칼처럼 그도 독소가 몸에서 나오는 과정으로만 치부해 버리고 전혀 중요하지 않게 생각했다. 그는 오히려 예전에 맹장 수술을 했을 때 생겼던 상처가 빨갛게 변하고 뜨거우며 아파졌다고 말하자 그것에 더 많은 관심을 보였다. "보세요. 그게 몸이 스스로 치유하고 있는 또 하나의 오래된 상처잖아요." 그가 말했다. "아무것도 안 하셔도 되요. 그냥 지켜보기만 하세요. 치유가 다 끝나면 상처는 예전처럼 돌아갈 테니까요. 얼굴에도 반점이 몇 개 생겼군요. 훌륭해요!"

"그래요? 저는 이 반점들이 끔찍이도 싫은데. 피부가 안 좋았던 어렸을 적 생각이 나서요. 그땐 어른이 되면 반점이 사라진다고 위안을 삼았는데. 그렇다고 다시 젊어진 것도 아닌데 반점이 생겨 버렸네요. 좀 심하다고 생각하지 않나요?"

하지만 아르투로 박사는 그런 하찮은 생각에 대꾸할 사람이 아니었다. "얼굴에 생긴 반점의 의미는 몸의 독소를 제거하는 기관들이 제대로 작동을 하고 있지만 녹즙과 음식들만으로 독소를 다 상대할 수 없다는 얘기죠. 그래서 이렇게 피부로 나오는 것입니다. 기뻐하세요. 아주 좋은 징조이니까."

"알겠어요." 나는 말했다. "기뻐하도록 하죠. 하지만 반점이 생길 거라면 다른 곳에 생겼으면 좋겠어요. 아무도 볼 수 없게 엉덩이에 난다던가 말이죠(소원은 이틀도 안 돼서 이뤄졌지만 불행하게도 내 얼굴의 반점은 사라지지 않았다). 그리고 전 정말 이 종양이 이렇게 커지지 않았으면 좋겠어요. 아직도 자라고 있다는 생각이 들어요."

"아뇨, 그렇지 않아요. 제발 절 믿으세요, 자라고 있지 않습니다. 하지만 그 주변이 부어서 더 커져 보이는 것일 뿐이에요. 오히려 종양이 움직이기 쉽게 된 것이니까 좋은 거예요." 그는 인내심과 체념이 섞인 표정으로 나를 바라보았다. "당신은 이곳에 5주나 계셨지만 종양이 다른 곳에 전이돼 더 생기지 않았죠. 만약 이 거슨요법이 당신 몸 안에 있는 악성 요소를 제거하지 못했다면 전이된 멜라노마는 지금쯤 상당히 많이 자랐을 거예요." 그가 계속해서 말했다. "라 글로리아에 당신과 같은 멜라노마 환자가 한 분 있는데 그곳으로 오기 전에 목에서 두 번째 종양을 없앴죠. 그리고 수술자국이 아물기도 전에 또 다른 종양이 두 개나 생겼어요. 5개월 동안에 총 50개 종양이 생긴 환자도 있습니다. 하지만 당신은 겨우 한 개밖에 없잖아요. 그게 지금 당신의 질병 속도입니다. 제가 할 수 있는 일이라곤 병이 호전되고 있고 그렇게 걱정만 않는다면 더 많이 좋아질 수도 있다는 말을 되풀이 하는 게 전부입니다."

난 고개를 끄덕였다. 그의 말이 옳았다. 그저 스스로 진정하고 더욱 강한 믿음을 가져야 했을 따름이었다. 멜라노마 환자가 겪게 되는 다른 증상들에 견주면 입안이 메마른다거나 어지럽다거나 두근거린다 하는 따위는 입 밖으로 꺼내기에 너무나도 작은 것들이었다. 말을 돌려 아르투로 박사에게 언제까지 이틀에 한 번 캐스터 오일을 먹어야 하냐고 물었는데, 최소한 3개월은 그렇게 해야 되고 그 뒤로 8개월 동안은 2주일에 한 번, 그 다음엔 별다른 지시가 있을 때까지 일주일에 한 번 먹어야 한다고 했다. 으으. 우웩. 눈앞에 스테인리스 강철처럼 깨끗한 내장이 스쳐 지나가더니 그 뒤로 맛없고 퍽퍽하고 끈적거리는 캐스터 오일과 그 역겨운 뒷맛이 기억났다. 사실 이 문제는 다른 사람과 논쟁을 벌여 봤자 무익한 것이었다. 아르투로 박사는 무엇을 해야 할지 알려 줄 뿐이고 그것을 하느냐 마느냐는 내게 달려 있었다. 이상하게도 이런 자유 자체가 강한 규범으로서 다가왔다. 캐스터 오일을 내게 가져다주며 악의 없는 미소로 그것을 삼키는 것까지 지켜봐 주는 우락부락한 멕시코

여인이 없더라도 이 빌어먹을 캐스터 오일을 집에 돌아가서도 계속 먹어야만 한다는 것을 알고 있었다.

"이번엔 피부이식한 부분을 좀 볼까요?" 아르투로 박사가 말했다. 그것은 평소 때 하던 검진과 별다를 바 없는 행동이었지만 그의 손끝이 뼈까지 드러난 내 추한 부분에 닿았을 때 놀라서 비명을 질렀다. "아뇨, 아뇨. 아픈 게 아니라" 그에게 말했다. "만지시는 게 느껴져서 그랬어요. 피부이식 수술을 한 뒤로는 처음이에요!" 나는 신이 나서 아르투로 박사를 쳐다보았고 그는 입가에 천천히 미소를 지으며 나를 바라보았다. "지금까지 피부이식 한 부분을 만지셨을 때마다 아무런 감각이 없었어요. 돌조각이라도 되는 것처럼 아무 느낌도 없었죠. 그런데 지금은…"

이번에 피부이식 바깥 부분을 두세 번 눌러 보더니 그가 물었다. "피부이식 한 곳이 정상적인 부분과 똑같이 느껴지나요?"

"아, 아뇨. 그렇지는 않아요. 다른 데보다 느낌이 훨씬 약하지만 그래도 감각은 돌아왔어요. 신경이 다시 자라고 있나 봐요." 나의 눈가에는 눈물이 고이기 시작했다. 희생당하고 소외된 내 몸의 일부가 약간 복구된 것 같은 기분이 들었다.

"제 말이 맞았죠?" 아르투로 박사는 약간 질책 어린 목소리로 얘기했다. 나는 눈시울이 붉어져 고개를 끄덕였다. "혹시라도 그 다리에 살이랑 지방이 다시 붙는다고 해도 전 놀라지 않을 거예요. 상당히 이례적인 일이고 전혀 그런 사례가 없을지도 모르지만 불가능한 건 아니죠." 그는 웃으며 내 방을 떠났고 혼자 남은 나는 기쁨과 놀라움에 취해 있었다. 그러나 아르투로 박사의 예견이 틀렸음은 이틀 뒤에 샬럿이 확인해 주었다. 내 다리가 예전처럼 돌아가기엔 손상이 너무 크다는 말이었지만 나는 우울해 하지 않았다. 레녹스가 저질러 놓은 작품에 내 몸의 신경 조직이 이어질 수 있었다는 사실이 거의 기적처럼 느껴졌고 마치 죽어버린 가지에 새로운 잎사귀가 돋아나는 것 같았다. '오랜만이네, 우린 오랫동안 떨어져 있었지.' 며칠 전까지만 해도 죽어 있었던 내 오른 다리에 인사했다.

나는 자축하기 위해 치료소를 빠져나와 차들이 비명을 지르는 고속도로를 건너 바다로 난 비포장도로를 걸었다. 가장 내 흥미를 끈 것은 풍성한 나무들로 꾸며진 아름다운 숲과 함께 있던 물가였고 그것은 마치 메마른 땅 위의 에메랄드빛 오아시스처럼 존재하고 있었다. 하지만 그곳에 다가가자 상당한 악취가 내 앞을 벽처럼 가로막았고 나를 막아섰다. 알고 보니 델 솔에서 본 숲은 해변에 지어진 하수구 시설 주위로 풀이 난 게 고작이었고 이마저도 부실하게 지어져 역겨운 시궁창 냄새가 사방으로 퍼져 갔다. 천국을 찾았다가 다시 잃어 버렸구나. 관장 양동이만으로도 충분한데 내가 처음 밖으로 나간 날 그런 시설과 맞닥뜨렸다는 사실이 참으로 아이러니하다고 생각했다.

좋아, 저 풀숲만은 일단 피하면 되는 거다. 나는 그렇게 대륙의 가장자리를 걸어가며 바다를 바라보기에 알맞은 장소가 있는지 찾아보았다. 플라야스 데 티후아나는 개발 붐이 불고 있는 듯했다. 반쯤 지어져 있거나 완성을 눈앞에 둔 셀 수 없이 많은 집들이 조심성 없는 거인이나 정신이 나간 건축가가 배열해 놓은 듯 일정하지 못한 무늬를 그리고 있었다. 황토, 오렌지, 핑크, 연두, 진한 빨강, 그리고 하얀 색의 집들이 비좁게 모여 있어 조그마한 정원에서 풀 한 포기 키우기도 힘들 것처럼 보였다. 내가 걷던 비포장도로는 날씨가 맑을 때는 먼지가 휘몰아치고 비가 올 땐 진흙으로 사람을 괴롭히는 그런 종류의 길이었다. 벽과 가로등에서 찢겨 나간 포스터들은 무희들과 정치인들을 광고하고 있었다. 내 앞에 놓인 초라하고 황량한 광경에는 크고 작은 유리 조각들이 여기저기 굴러다니며 반짝이고 있었고 조약돌 만하게 작아진 녹색, 갈색, 그리고 하얀색의 조각들도 보는 사람들을 향해 윙크하고 있었다. 이곳은 환경주의자들에겐 악몽이었다. 수탈당하고 착취당해 그 모습을 잃어버린, 친구라고는 어디에도 없을 것 같은 땅 덩어리였다. 잠시 동안 내 마음을 스쳐 간 분노에 나는 이곳에 사는 주민의 절반이 유리병을 깨고 그 조각을 뿌리고, 나머지 절반은 납작해진 맥주 깡통을 버리는 게 아닌가 의심했다.

시간이 조금 지나 어느 큰 건물 뒤에 적당히 경사진 계단이 돌로 가득한 해변으로 이어지는 조용한 곳을 찾을 수 있었다. 푸석푸석한 잡초밭이 도로와 계단을 나누는 중간에 있었다. 그 계단에 앉아 눈앞에 펼쳐진 경치 앞에 나를 내맡겼다. 탈라사*, 끝없이 푸른 바다가 또다시 내 눈앞에서 리듬에 맞추어 흔들리고 춤을 추며 해변을 사정없이 때리고 있었다. 그리고 그 무엇보다도 내 영혼을 자극했다.

내가 지금까지 겪어 온 암투병의 경험이 어떤 의미가 있는지, 지금 눈에 당장 보이는 것 말고도 내면 깊은 곳에 무언가가 더 있는지 알아내 보자고 생각했다. 기다란 파도들이 다가왔다가 도망치길 반복했다. 저 멀리 수평선 위로 신비로운 혹이 두세 개 나 있었다. 내가 절대 가보지 못할 섬들이었다. 오른쪽 국경 너머 미국의 하늘에는 불법이주자들의 입국을 감시하기 위해 헬리콥터가 날아다니고 있었다. 콘크리트 계단은 앉아 있기에 불편했지만 이제부터는 내 영혼을 활성화하고 다리운동 삼아 매일 오후 이곳을 찾아오기로 결심했다. 그 순간 내 외면과 내면이, 경험과 의미가, 세밀한 것들과 그렇지 않은 것들이 마음속에서 다시 결합되어 나를 완성하는 듯한 느낌을 받았다. 그러나 치료소로 돌

---

* Thalassa. 고대 그리스 바다의 여신.

아가면서 그 느낌은 사라지고 말았다.

"이것 좀 읽어 봐요." 칼이 그날 늦은 오후에 미국의 한 의학전문지에서 오려 낸 기사를 건네주며 말했다.

"악성 멜라노마는 가장 예측하기 힘든 암 가운데 하나이다." 이렇게 시작된 기사는 암이 처음에 발병한 곳에 머무른다면 수술을 통해 5년을 더 살 수 있는 확률은 70퍼센트 정도라고 했다. "그러나 겨드랑이나 허벅지 같은 곳의 림프선을 통해 전이된다면 그 확률은 20퍼센트까지 떨어진다"라고 적혀 있었고, 칼과 나는 서로 눈빛을 주고받았다. 둘 가운데 누구도 이 말에 동요하지 않았다.

"암울하네요." 칼에게 얘기했다. "하지만 이 숫자들은 모두 현대의학으로 치료 받는 환자들에게 국한된 것이니 거슨요법의 환자들은 예외겠죠. 그거 알아요?" 어투를 밝게 바꾸며 말했다. "우리들은 세상에서 가장 깨어 있는 환자들 같아요. 우리들이 정확히 어떤 질병에 걸렸는지 알고 있고 치료법에 대해 책임을 질뿐만 아니라 어둡고 절망적인 의학계의 발견마저 빠짐없이 놓치지 않잖아요. 회복이 되든 안 되든 우리들은 최소한 현실을 직시한단 말이죠."

"무슨 소리예요, 회복이 '되든 안 되든' 이라뇨? 이 병에 대해 겁먹지 않았다는 사실만으로도 우리들은 회복될 거라는 걸 제가 몇 번이나 말해야 하죠? 그 사실을 머릿속에 꼭 집어넣어요. 안 그러면 더 이상 암울한 기사 같은 건 보여줄 수 없어요." 칼은 그렇게 말하고는 어슬렁거리며 자기 방으로 돌아갔다. 그는 방 앞에 보리싹이 가득 난 쟁반을 내놓고 있었다. 이 보리싹으로 만든 녹즙은 건강한 사람의 피와 가장 가까운 성분을 지녔다고 알려져 대체 식이요법에선 귀중하게 취급되는 물건이었다. 칼의 방에 찾아오는 손님들은 그 쟁반에서 갯보리를 몇 개 집어다 먹을 수 있었다. 보리싹은 씹으면 달달하면서도 강한 맛의 액이 나왔지만 아무리 오랫동안 씹어도 부서지지 않는 섬유질은 뱉어야 했다.

칼이 보리싹을 기르는 것처럼 다른 환자들은 큰 항아리에 편두, 콩, 그리고 알팔파* 등을 길러 수프나 샐러드에 넣어 먹었다. 싹이 튼 씨앗은 식물성 단백질, 효소와 다른 살아 있는 요소들을 많이 함유하고 있었다. 평소 마시는 녹즙에 든 영양분만으로 충분했지만, 그렇게 실내에서 식물을 기르는 것은 나중에 집에서 야채를 직접 길러야 될 때를 대비하기 위함이었다. 아, 그렇다. 집에 가는 것 말이다. 이곳에 온 지 정확히 두 달째 되는 날, 그러니까 3월 20일에 치료소를 떠날 계획이었는데 그날은 춘분에다가 보름달까지 뜨는 날이었다. 나는 이것을 내 삶의 새로운 장을 출발하는 길조로 여겼다. 그렇다면 내가 이제 치료소에 있을 날이 22일이고, 다른 말로 110번의 관장과 11번의 캐스터 오일이 남았고 또 다른 식으로 보면 녹즙 286잔이 남아 있단 소리였다.

그래도 최소한 상상이 가능하고 내가 가늠할 수 있는 정도의 숫자였다. 하지만 내가 실제로 느끼는 시간은 전혀 달랐다. 나는 하루하루를 보내며 집에 돌아갈 날이 얼마 남지 않았다는 것을 알고 있었지만 한편으로는 시간 자체가 그 형상과 의미를 잃어버려 가끔씩 이곳 델 솔에서 영원히 있어야만 하는 게 아닐까 하는 생각이 들기도 했다. 다행스럽게도 후디가 보내 오는 편지는 치료법 바깥 세상에 대해 의식할 수 있게 해 주었고 이것은 나라는 존재를 있게 하는 기본적인 틀을 제공해 주었다. 하루가 멀다고 그에게서 오는 편지에는 녹즙기를 설치했다거나 나를 보살필 사람을 구한다는 등 런던의 집에 작은 거슨 치료소를 만들고 있음을 알려 주었다. 또한 내 안부를 친구들에게 빠지지 않고 전해 주었다. 나는 감사한 마음에 후디야 말로 지난 몇 십년간 내 인생에서 잘

---

* alfalfa. 콩과의 여러해살이 풀.

못된 모든 것들에 대한 보상이라고 생각했다. 그의 도움이 없었다면 나는 집에서 이 치료법을 계속해 나가는 것에 대해서 생각조차 하지 못했을 것이다. 그의 모든 도움에도 불구하고 잘 해나갈 수 있을지 의문이었다.

피부 이식을 받은 다리가 다른 물체와의 접촉을 감지하기 시작했다는 사실이 잊혀 질 쯤 몸에 또 다른 회복의 조짐이 보였다. 어느 날 아침 평소처럼 직원이 식사를 가져다주는데 그녀에게서 어떤 향기가 나는 것이었다. 2,3일 정도가 지난 뒤 그녀가 똑같은 향기를 더욱 강하게 내뿜고 있다는 사실에 나는 놀라지 않을 수 없었다. 또 이틀이 지나자 향기는 더욱 강해져 코가 감당할 수 없을 정도였는데, 그녀가 일부러 갈수록 강하게 향수를 뿌리고 있는지 의심이 들 정도였다. 그렇게까지 하지는 않았을 텐데, 왜 향기가 이렇게 강해지는 걸까. 이런 물음이 머릿속에서 떠나지 않았을 뿐 그녀가 왜 이 향기를 선택했는지는 그다지 신경이 쓰이지 않았다. 결국 나는 그럴듯한 답을 찾을 수 있었다. 그 여자가 뿜어내는 향기는 일정했지만, 은은한 향기가 강한 냄새로 느껴질 정도로 내 후각이 날이 갈수록 좋아지고 있었던 것이다.

이 가설을 실험해 보기 위해 나는 오랜 휴식 뒤에 자신의 후각을 다시 활성화시키려는 사냥개처럼 치료소를 돌아다니며 냄새를 맡았는데 후각이 틀림없이 예전보다 발달되었고 거의 어렸을 때 수준으로 돌아갔다는 사실을 발견할 수 있었다. 정말 기쁜 일이었다. 나는 여러 가지 냄새가 섞여 있는 공간에서 후각을 시험해 보기 위해 녹즙 만드는 것을 구경하는 척하며 주방으로 향했다. 여자아이 둘이서 산더미처럼 쌓인 당근과 사과를 씻고 있었고 히포크라테스 수프가 가득 담긴 솥을 휘젓는 사람, 양파와 마늘을 다듬는 사람이 있었다. 그들의 작업을 지켜보고 서 있자니 제각기 조화롭게 코로 들어오는 냄새의 강렬함과 선명함에 놀라지 않을 수 없었다. 정말 대단한 경험이었다. 그것은 마치 다른 사물을 거울로 흐릿하게 보는 것이 아니라 마주 대하여 보는 것과 같았다. 언젠가 샬럿이 이 치료법의 부수효과로서 청력이나 시력을 되찾는 환자들에 대해 이야기 하던 게 생각났다. 난 두말할 나위 없이 몸의 독소가 제거되면서 후각이 다시 살아나는 효과를 본 것이다. 물론 이제부터는 나쁜 냄새도 더 강하게 날 것임이 분명했지만 치료법의 부산물에 기뻐하지 않을 수 없었다.

얼마 지나지 않아 다른 감각들도 좋아지고 있다는 것을 느꼈지만 조금씩 나아지는 것을 가늠하던 그 여직원의 향기 같은 것은 없었다. 하지만 주방의 직원들이 만들어 내는 소음이 매일매일 더 크게 들렸던 것도, 라디오를 들을 때 볼륨을 가장 낮춰서 듣게 된 것도 다 청력이 회복되었기 때문이라는 사실을 이제는 이해할 수 있었다. 또한 두 눈 가운데 상대적으로 나빴던 왼쪽 눈의 초점이 흐려지는 문제가 왜 갑자기 사라졌는지도 깨닫게 되었다. 이런 점차적인 감각의 회복과 그것이 뜻하는 더 큰 회복에 대한 암시는 정말 멋진 일이었다. 만약 몸에 쌓여 있던 독소의 제거를 통해 중년의 오감을 젊었을 때의 상태로 되돌린다는 불가능한 일이 성취된다면 나이가 들면서 생기게 되는 다른 문제들도 어쩌면 정상으로 되돌릴 수 있다는 얘기가 성립된다. 거슨요법을 통해 완쾌된 환자들이 80살이 넘도록 정정하고 활기찬 모습으로 살아 갈 수 있는 것도 어쩌면 그들의 뒤바뀐 생활습관이 몸에 오물이 스며드는 것을 막기 때문이 아닐까 싶었다. 나이를 먹는다는 것은 몸에 독소가 점차적으로 쌓이고 쌓여 결국에는 체내에 있는 기관들이 이런저런 식으로 고장 나는 것이 아닐까? 75살의 나이에 당뇨와 우울증 때문에 거슨 박사를 찾아온 알베르트 슈바이처(Albert Schweitzer) 박사가 짧은 시간 안에 치료가 되어 90살이 넘도록 아프리카에서 일할 수 있었다던 얘기가 기억났다.

　그런 질문들을 그늘 아래서 계속 되새겨 보던 차에—환자들은 모두 강한 햇볕을 절대로 쬐어서는 안 됐다—적어도 한 가지에 대한 대답이 바로 코앞에 있었다는 사실을 깨달았다. 지금까지 자주 지켜봐 온 나이 든 부부가 방에서 밝은 바깥으로 나오고 있었다. 아내인 플로라는 치매 증상이 악화되어 뭔가를 기억하거나 말할 수 없는 동시에 움직일 수도 없고 지속적인 무기력 상태에 빠지는 알츠하이머병을 앓고 있었다. 그녀는 77살에 하얀 백발, 그리고 불행해 보이는 크고 어두운 눈을 지닌 사람이었다. 남편인 마리오는 아내보다 6살 위였다. 그는 건장하며 억척스러운 사람이었고 자신의 아내에게 모든 것을 헌신하는 사람이었다. 그는 언제나 아내의 손을 놓지 않으며 절대 자신의 눈 밖에서 벗어나는 일이 없도록 했고 천천히 인내심을 가지고 그녀가 충분한 운동을 할 수 있도록 같이 이곳저곳을 돌아다녔다. 플로라는 자신의 가늘고 불안한 다리로 남편을 따라다니며 마치 아무런 할 말이 없다는 듯 조용하기만 한 아이 같았다.

　한데 그녀가 조금씩 이야기를 하기 시작했다. 내가 그녀를 지켜보기 시작했던 때보다 증세가 눈에 띄게 호전되어 있었다. 플로라가 처음에 절망적인 상태로 실려 왔을 때 걷는 것은 물론이고 서는 것조차 불가능했다. 한 달이 지나자 그녀는 움직일 수 있었을 뿐만 아니라 소화기능도 되찾았고 어느 정도 말을 다시 할 수 있게 되었으며 기억력도 일부 돌아왔다. "이젠 짧은 단어도 문제없이 말하실 수 있게 됐어요." 조이가 말했다. "어제는 아버지를 토라지게 하고 나한테는 화를 내더라고요. 어머니가 예전의 무기력 상태에서 벗어나서 너무나 기뻐요. 한데 거슨 요법은 참 힘드네요!"

　조이와 그녀의 남편 로저스는 치료소 뒤뜰에 이동식 트레일러를 가져다 놓고 그곳에서 살고 있었다. 그들은 플로라를 돌보기 위해 평소 여기저기 돌아다니는 자기들의 삶의 방식을 포기했다. "우리 아버지가 하기엔 너무 벅차요." 조이가 말했다. "올해 83세나 되셨는데 어머니의 병이 낫기만을 바라세요. 이곳에 오기 전까지 다른 병원에서 처방받던 약은 어머니의 증세를 더욱 나쁘게 했어요. 우린 이것 외에는 다른 방법이 없었죠." 조이는 치료법이 효과가 있었으나 완전히 수긍하는 것만은 아니었다. 철저한 채식주의자인 그녀는 간즙과 주사를 탐탁지 않게 생각했다. 그리고 날것만 먹는 것으로 알려진 그녀는 환자들 식단에 조리된 음식이 너무 많다고 생각했다. 그 무엇보다도 상담을 해 준다거나 명상, 요가, 그리고 마음의 시각화 등을 통한 정신적인 지원이 치료소에 없다는 사실을 나와 마찬가지로 걱정했다.

오직 몸의 치유에만 열중한다면 어떻게 환자들이 건강한 삶의 균형을 되찾을 수 있단 말인가? 나는 한숨을 쉬며 성스러운 고대 그리스의 치유 신전과도 같은 곳을 찾는 꿈에 대해서 말하고 그 꿈이 어떻게 육체적인 잡일과 몸만을 향한 관심 때문에 사라지게 되었는지 설명해 주었다. "그런 신전을 찾을 수 없다면 스스로 만드는 수밖에 없겠죠." 조이가 말했다. 좋은 생각이긴 하지만 그녀의 말을 심각하게 받아들이지도, 받아들일 수도 없었다.

조이는 다정하며 감각적이고 평범하지 않은 여자였다. 중년 여성으로 자신이 누리던 나이 든 자의 풍요로움을 버리고 자신의 구원을 여러 가지 방면에서 스스로 찾고 있었다. 치료소를 떠나기 2주 전부터는 자신의 남편인 로저스와 함께 많은 시간을 같이 보냈다. 로저스는 키가 크고 금색 머리칼을 가진 바이킹 같은 남자였다. 키가 작고 까무잡잡한 피부의 멕시코 여자 아이들이 몰래 등 뒤에서 그를 바라보며 한숨을 쉴 정도로 그는 미남자였다. 가끔씩은 칼이 함께 했고 플로라, 그리고 마리오와 함께 앉아 그 할머니에게 대화와 에너지를 불어넣었다. 우리는 할 수 있는 만큼 그녀가 만들다 만 질문들에 대답하려고 노력했다. 가망 없는 치매의 절벽에서 점점 멀어지는 플로라의 모습을 보며 내가 암의 분야에서 그런 것처럼 그녀가 다른 병든 노인네들을 위한 실험용 쥐의 역할을 하고 있다는 생각을 떨쳐 버릴 수가 없었다. 정확히 어떻게 우리의 경험들이 정리가 되어 다른 이들을 위해 제공될지는 확실하지 않았다.

짧은 시간 동안에 조이, 그리고 로저스와 함께 나누었던 우정의 풍경은 매일 아침 창밖으로 볼 수 있었다. 뒤뜰의 잔디밭 위에 가부좌를 틀고 앉아 명상을 하고 있는 조이의 모자는 세상과 자신을 단절하려는 듯 앞으로 푹 기울어져 있었고, 검은 머리카락은 털로 만든 깃처럼 자신의 목을 감쌌다. 로저스는 몇 미터 떨어져 앉았다. 가끔 그는 철로 된 줄이 달린 류트(lute) 모양의 아프리카 악기를 연주했다. 그 소리는 부드럽고 되풀이되며 한없이 아름다워 그 연주가 명상이 되었을 정도였다. 둘 사이에서 만들어지는 고요함과 평화는 손으로 잡으려 하면 잡힐 것만 같았다. 나도 그런 명상의 맛을 알고 있었으나 지금은 어쩔 수 없었다.

그렇지만 내 의식 속에 무사히 남을 수 있던 꿈 하나가 마음을 달래 주었다. 꿈속에서 알 수 없는 한 여자가 나타나 내게 위로 올라갈수록 무한하게 큰 원을 그리고 있는 별의 나선을 보여주었다. 그녀가 말하길 어떤 사람들은 이것을 은하수로 착각한다고 했다. 그녀는 더 이상 아무 말도 하지 않았지만 그 꿈에서 나온 어떤 힘이 내게 계속 남아 있었다.

며칠 뒤 우울한 마이크는 옷을 모두 차려 입은 채 침대에 누워 자기가 가져온 휴대용 텔레비전만 보면서 하루 대부분의 시간을 보냈고 식사도 자기 방에서만 했다. 레티샤는 그런 마이크에게 왜 이 치료법이 상당한 노력과 헌신의 자세가 필요한지에 대해 좋게 말해 주려고 했지만 끝내 마이크는 무관심했고 자세를 바꾸려 하지 않았다고 했다. "캐스터 오일도 안 먹기 시작했어요." 그녀는 화가 난 목소리로 말했다. "입맛에 안 맞는데요. 세상에, 그럼 누군 입맛에 맞아서 먹는데요? 그러니 상태가 악화될 수밖에." 모두 걱정하며 한숨을 내쉬었다. 각종 루머와 가십을 알고 있는 필리스가 목소리를 낮추며 마이크는 여태껏 계속 규칙을 따라오지 않았다고 말했으나 더 자세한 것에 대해서는 우리가 아무리 졸라대도 얘기하지 않았다. 며칠이 더 지나 마이크의 남동생이 자기 형을 만나러 치료소로 찾아왔다. 덩치가 크고 과묵했던 그는 식당에서 우리와 함께 식사를 했으나 치료소나 치료법에 대한 자신의 생각에 대해서는 절대 말하지 않았고 대화가 이틀 동안 단절된 뒤에 자기 형을 데리고 홀연히 떠나 버렸다. 그들은 그 어느 누구에게도 작별의 인사를 하거나 쪽지, 또는 주소 따위를 남기지 않은 채 조용히 서둘러 떠났고 우리들 가운데 마이크와 관계를 유지하고 있는 사람은 없었으나 마치 우리들 가운데 한 명이 죽기라도 한 것처럼 모두 슬퍼했고 또 동요했다.

바로 그날 저녁을 먹은 뒤 임신 때문에 치료소 일을 그만두게 된 직원을 위한 파티에 주방에서 일하는 사람이 환자 전부를 초대해 주었다. 자리 한 가운데에 행복하게 앉아 있는 곧 어머니가 될 사람은 동료 직원들로부터 유용하게 쓸 수 있는 선물들을 받았고 주방장 루이스는 플래시 카메라를 들고 여기저기 돌아다니며 가능한(많은 각도에서)사진을 찍어대고 있었다. 라디오에서는 은은한 재즈가 흘러나왔다. 우리들은 직원들과 함께 자그마한 아기 인형이 장식된 푸른색 케이크와 신선한 과일 샐러드를 나눠 먹었다. 파티는 마치 임신을 위한 축제라도 되듯 시끌벅적하고 화기애애한 분위기였으며 아이 대신 암을 몸속에 간직한 우리 환자들은 감사하는 마음으로 축제에 참여했다. 그 축제는 떠나가 버린 마이크가 남긴 충격을 어느 정도 덜어 주었다.

델 솔에 있을 날도 얼마 남지 않았다. 그래서 나는 자연의학과 그에 관련된 책들을 있는 대로 빌려 마구잡이식으로 읽었다. 나는 샬럿이 추천한 《에세네파 평화의 복음 제 일 권(Book One of the Essene Gospel of Peace)》으로 시작했다. 놀랍게도 그 복음서는 그 옛날의 거슨요법을 위한 지침서였다. 그 책은 예수가 어떻게 아프고 병든 자들의 무리를 고치게 했는지 나와 있었다. 예수가 그들에게 채식을 먹게 하며, 독소를 피하게 하고(당시에는 "혐오스러운 것"이라고 불렸다), 그들의 몸을 청결하게 하고 환자들이 스스로 관장을 할 수 있도록 "사람의 키와 맞먹는 막대기 끝에 호리병을 단 것"을 사용했다고 했다. 그 책에는 싹이 튼 곡물을 태양열을 이용해서 빵으로 만드는 조리법도 적혀 있었다. 재미있는 건 치료소에서 주는 빵의 이름이 에세네빵이었고 책에 나온 요리법 그대로 만들어진——분명 오븐에서 굽기는 했을 테지만——빵이었단 사실이다.

에네세파의 복음서는 조리된 음식을 거슨요법보다도 더 강력하게 반대하고 있었다. "불, 얼음, 또는 물이 파괴한 음식은 어떠한 것도 먹어선 안 된다"라고 예수는 생식의 가치를 높이 샀다. 그 차이점을 제외하면 에세네파의 치료법과 거슨요법은 놀라울 정도로 비슷했다. 하지만 이런 발견에 대한 기쁨을 표현했을 때 한 기독교 광신자에게 쓴소리를 들어야 했다. "그 책은 가짜고 위조된 거예요." 그는 화가 난 목소리로 말했다. "내가 당신이었다면 그런 책은 절대 보지 않았을 거예요." 그에게 이 책을 왜 그리도 싫어하냐고 물어보자 오히려 더 화를 냈다. "당신은," 그가 내게 물었다. "어떻게 우리 주님께서 사람들 앞에 나가 관장 따위에 대해 얘기하셨을 거라고 생각하시나요?" 왜 못하나요, 할 수도 있죠. 난 오히려 허공에 붕 뜬 것 같은 이론가의 방법보다 실질적인 예수의 치료법이 더 마음에 드는데다가 사실 몸을 무시하는 듯한 기독교의 태도는 심각한 잘못이며 그것이야 말로 신봉자들에게 많은 고통과 좌절을 안겨 준다고 생각하는걸요. 하지만 그에게 이런 말을 할 수는 없었다. 국경선을 넘어 저 캘리포니아에서도 창조론자들과 진화론자들이 계속해서 싸우고 있는 마당에 델 솔의 식당에서 신학적 논쟁을 벌이고 싶지는 않았다.

나는 계속해서 여러 가지를 읽어 나갔다. 진흙이 가진 치유의 힘, 과일 식이요법, 실내 야채 재배, 그리고 무엇보다도 거의 모든 학계가 한목소리로 강조하는 듯한 주제인 건강한 대장의 중요성에 대한 책, 소책자, 그리고 기사 등을 읽었다. "우리들은 태어나기 전부터 죽음이라는 미지의 세계에서 먼저 살고 있었다." 앨런 왓츠가 불교의 영향을 받아 한 말이었다. "자르거나 태우거나 지지거나 하는 방식의 고문을 통해 암을 없애려 하는 시도는 철저히 금하고 엄중한 벌을 받아야 할 것이다." 16세기의 의사인 파라셀수스*가 쓴 책에 적혀 있었다. "암은 자연에서 오는 것이기에 치료 또한 자연에서 오는 것이지 의사들로부터 오는 것이 아니다." 나는 나중에 힘들어질 시간을 대비하기 위해 조금이라도 많은 정보를 모으려고 혼신을 다했다. 집에 돌아가게 되면 책 읽을 정도의 여가시간조차 없을 거라고 생각했다.

칼이 샌디에이고에 있는 집에서 가져온 차를 타고 티후아나에 있는 공예품 가게로 갔다. 그곳에는 엘비스 프레슬리의 모습을 검은 바탕에 은색 기계수를 놓은 액자와 보티첼리가 만든 비너스를 모조한 조그만 석고인형들, 그리고 이상한 모양을 한 로댕의 연인 조각품 같은 조잡한 물건들로 가득 차 있었다. 하지만 무언가 하나는 사가겠다는 일념으로 가게를 돌아다녔고 고양이와 올빼미의 모습을 한 조그만 항아리를 구

---

* 스위스의 의사이자 여행가로 의학에 화학의 개념을 도입함.

입했다. 그리고 나서는 성모 마리아의 모습이 프랑스 향수를 광고하는 데 사용된 포스터가 걸려 있는 한 허름한 미용실에 들어가 머리를 다듬었다. 이제 갈색, 베이지색, 회색, 그리고 하얀색이 뒤죽박죽 섞여 버린 내 머리카락은 마치 어디로 가야 할지 서로 모르는 여러 색깔의 불쌍한 양들의 무리 같았다. 아, 불쌍한 후디! 나이 든 청소년처럼 이렇게 얼룩덜룩해진 얼굴과 너저분한 머리모양을 한 나의 모습을 맞아야 하다니. 그래도 최소한 아직 살아 있는 나를 맞이하긴 하겠지만 말이다.

치료소에서 보내는 마지막 토요일에 샬럿과 나는 작별의 분위기 속에서 대화를 나누었다. 그녀는 세대가 바뀔수록 질병의 발병 나이가 낮아지는 산업화된 서양의 문제에 대해 우려하고 있었다. 그 원인과 결과의 고리가 뚜렷이 나타나 있었지만 권력을 잡은 사람들은 그것에 대해 방관만 하고 있으니 그 시작부터 오류를 내재하고 있는 서양의 생활방식은 개선되지 못하고 있었다. 미국에서 유아가 당뇨에 걸릴 확률은 매년 6퍼센트씩 증가하고 있지만 아직도 깡통으로 파는 이유식은 설탕을 20퍼센트나 함유하고 있었다. 18살 이하 청소년의 사망원인으로서 암이 사고사에 이어 두 번째 자리를 차지하고 있음에도 불구하고 의학계 전문가들은 암의 원인이 되는 삶의 방식을 비난하지 않고 온갖 기계들만 만지작거리고 있었다. "올해에만" 그녀가 말했다. "78만 5000명이 암에 걸릴 것으로 예상되고 있어요. 이젠 4명 가운데 1명은 암에 걸리는 시대가 된 거예요. 1936년에는 14명 가운데에 1명이 걸렸어요. 그런데 5년 전, 그러니까 1976년에 미 상원에서 국민들에게 소금, 설탕, 고기, 그리고 정제된 음식들에 대한 섭취를 줄이라는 권고를 했을 때," 그녀는 분개하며 계속해서 얘기했다. "미국의학협회에서는 질병과 식습관이 연관되어 있다는 증거가 없다며 그 소릴 무시했죠. 상원에서 작성한 자료들은 어디론가 사라져 버리고 말이죠."

나는 샬럿을 동정 어린 눈빛으로 바라보았다. 그녀는 정말 용감하고 외로워 보였다. 자신들을 철저하게 방어하는 현대의학계라는 코끼리를 상대하며 이기리라는 희망조차 없이 조금씩 조금씩 전진해 나가고 있는 그녀였다. 하지만 진정한 변화는 밑뿌리에서부터 일어날 것만 같았고 사람들이 스스로 건강을 챙기기 시작한다면 나 또한 그들 곁에 있으면서 도와주고 싶었다.

"이젠 작별인사를 할 때가 됐네요." 샬럿의 강의가 끝난 뒤 그녀에게 말했다. "닷새 뒤에 런던으로 돌아가는 비행기를 탈 테니 그 전에 당신을 다시 볼 기회가 없겠죠. 모든 것에 대해 정말 감사드려요. 보고 싶을 거예요. 런던에 돌아가면 힘들어지겠죠?"

"제 딸 마거릿이 그곳에 있으니까 어려움에 부딪히시면 그 아이가 도와줄 거예요."

"물론 저도 알아요. 하지만 상황이 나빠지게 되면 급히 들어갈 수 있는 치료소가 없잖아요. 사실 전 조금 무서워요."

"그게 정상적인 거예요. 이곳에 있다가 집에 돌아가는 환자들 가운데 대부분이 두려워하죠. 마치 탯줄을 다시 끊는 거와 마찬가지니까요. 처음 몇 주 정도는 힘들겠지만 시간이 지나면 익숙해질 거예요. 그런데 당신이 처음 이곳에 왔을 때보다 얼마나 나아 보이는지 알아요? 비교가 안 될 정도에요. 당신의 종양이 작아지지 않았다는 것을 저도 알지만 그런 건 상관없어요. 끝내 작아지는 일 없이 그 덩어리만 죽어서 더 이상 해를 끼치지 않게 될 수도 있어요. 종양이 더 커진다거나 다른 곳에서 또 튀어나오지 않는 이상 걱정하실 것 없어요."

나는 고개를 끄덕였다. "저도 그렇게 생각해요. 하지만 제가 걱정하는 건 이곳에 두 달 동안이나 있었는데도 한 번도 명현현상이 일어나지 않았다는 사실이에요. 다른 건 다 나타났는데 말이죠."

"저도 그것에 대해선 유감이에요." 샬럿이 말했다. "어떤 환자들에게
는 좀 늦게 나타나는 경우도 있고 극소수는 명현현상을 겪지 않은 채 회
복되기도 하죠. 하지만 당신이라면 언젠가는 꼭 명현현상이 나타날 거라
고 생각해요. 게다가 지금쯤이면 당신도 명현현상이 나타날 때 어떻게
대처해야 되는지 아시잖아요? 잘 아시겠죠. 다 괜찮을 거예요."

　샬럿은 내게 집에 돌아가는 동안 비행기 안에서 보내게 될 시간에 대
해 주의를 주었다. 열대여섯 시간 정도 관장을 하지 못하기 때문에 하
루에 다섯 차례 관장을 통해 빠른 속도로 독소가 빠져나가던 몸에 상당
한 충격을 줄 수 있고 간이 혼수상태에 빠질 만큼 탑승시간이 길지 않
지만 어느 정도 피해가 될 거라고 했다. 또한 그녀는 비행기를 타면서
제공되는 어떠한 기내식도 먹어서는 안 된다고 했다. "지금 당신의 몸
은 소금과 화학 약품으로 가득한 간식거리로 말미암아 심한 동요를 일
으킬 수 있는 상태에 있어요." 그녀가 설명했다. "당신이 비행기에서 먹
을 수 있는 음식을 매기가 줄 거예요. 혹 다 떨어지게 된다면 다른 음식
을 먹느니 차라리 굶으세요."

　우리는 악수를 나눴다. 나는 차가 있는 곳까지 그녀를 바래다주었고
라 글로리아를 향해 점점 멀어지는 그녀의 모습을 향해 손을 흔들었다.
무언가를 잃게 되었다는 느낌 속에 내가 지금까지 얼마나 샬럿의 격려
와 위안에 기대고 있었는지 깨닫게 되었다. 그녀가 나를 대신해 싸워
승리해 주길 바랐던 것 같기도 했다. 이건 내 안에 있는 기대기 좋아하
는 어린아이가 수면 위로 머리를 내밀어 어떤 어른이 마법 같이 나타나
모든 걸 이끌어 주고 해답을 제시해 주고 용이나 게처럼 생긴 괴물을
처치해 다시 태양이 빛날 수 있도록 해 주길 바라고 있었던 것이다. 불
쌍한 샬럿. 얼마나 많은 환자들이 이미 무거운 짐을 짊어지고 가는 샬
럿의 무거운 어깨에 기대고 있을까. 나를 포함한 환자들 가운데 몇몇은

그녀를 모든 해답을 지닌 우주의 어머니 같은 존재로 생각하고 있었는데, 그녀의 바쁜 일상이 스스로 그렇게 느끼지 못하게끔 하는지도 모르겠다. 내가 그녀에게 해 줄 수 있는 최선의 행동은 더 이상 그녀에게 기대지 않고 다시 한 번 내 두 다리로 당당하게 서는 거다.

델 솔에서 보낸 마지막 밤에 나는 침대 위에 앉아 요 며칠간 아플 정도로 심하게 팽팽한 느낌이 드는 오른쪽 다리를 살펴보았다. 놀랍게도 피부이식을 한 부분의 오른쪽 위에 새로운 살이 돋아나고 있었다. 내 눈을 믿을 수가 없어 만지고 또 만졌는데, 이 치료법을 시작한 지 8주가 되는 이 시점에 다리가 스스로 치유하기 시작했다는 사실을 의심할 여지가 없었다. 개인적으로는 다리가 낫는 것보다 종양이 먼저 사라지는 게 더 좋았을 것이라 생각했지만 내 몸은 그렇지 않았나 보다.

나는 이러한 발전에 뛸 듯이 기뻤고 감동을 받았다. 분명히 내 몸은 스스로를 치유할 수 있는 능력이 있었던 것이다. "장애물을 걷는다면 결과가 보일 것이다"라는 라자 요가의 격언을 실증하는 증거였던 것이다. 결코 우둔하지 않은 이 몸이 또 어떠한 마술과 작은 기적들을 일으킬지 누가 알 수 있을까?

14 불행한 귀향

델 솔에서 보낸 마지막 날 아침, 테이블 위에 놓인 온도계가 아무 이유 없이 바닥으로 굴러 떨어져 산산조각 나 버렸다. 그 작은 사건은 세 달 전에 목에 걸려 있던 회사 출입증이 갑자기 떨어진 일만큼이나 나를 동요시켰다. 내 인생에서 한 단계를 마감하려면 무언가 상징적인 물건이 때를 기다려 부수어져야 하는지도 몰랐다. 운 좋게도 이제 나에겐 다음 단계로 나를 인도할 새롭고도 상징적인 물건들은 많이 남아 있지 않았다. 간 주사를 위한 바늘과 주사기——혼자서 할 수 있는 법을 매기가 가르쳐 주었다——그리고 6개월 치의 약이 들어 있는 큰 상자, 녹즙을 만들 때마다 쓰는 천, 항암효과로 잘 알려진 허브티 상자, 그리고 찜질 할 때 쓰는 몸에 좋은 진흙들이 있었다. 개트윅 공항의 세관 직원들이 이 물건들을 보고 뭐라 할지는 하늘만이 알고 있을 것이다.

방에서 나오기 전에 잠시 앉아서 지금 내가 처해 있는 상황을 다시 한 번 점검해 보았다. 레녹스와 그의 현대의학으로부터 떨어져 나온 지 거의 세 달이 다 되어 가고 있었다. 길어봤자 6개월을 넘기지 못할 거라며 레녹스가 내게 선고한 기간의 절반을 버텨 냈다(최소한이라고 했던 6주 는 이미 지나간 지 오래였다). 나는 예전보다 모든 면에서 더 좋아졌다. 당뇨와 관절염이 사라졌으며 수술한 오른쪽 다리의 살도 부분적으로 되살아나고 있었다. 그리고 무엇보다 멜라노마라는 빠르게 확산되는 암에 걸렸음에도 불구하고 처음 이곳에 도착했을 때부터 가지고 있던 한 개의 종양 외에는 아무것도 없었다. 그 뜻은 요란스럽지 않으며 조 용한 이 치료법이 제 역할을 해 왔다는 것이다. 지금까지는 순탄했다. 그렇지만 빠른 회복에 자만심이 생겨 치료법의 강도를 풀었다가 그 값 을 톡톡히 치른 사람들처럼 되어서는 안 되겠다고 스스로 다짐했다. 그 래, 절대 자만하지 않을 테다. 확실히 이 치료법이 강요하는 답답하고 몸만을 중시하는 생활습관에 숨 막혔지만, 그 정도라면 살기 위해 지불 해야 하는 적당한 대가라고 생각했다. 치료소에 있는 동안 나는 주어진 일을 해낼 수 있는 강인함과 집중력을 발달시킨 것 같았다. 앞으로도 균형을 잡는 것은 내 몫이었다.

　모두와 나눈 작별인사는 이상하리만치 시원스러웠다. 평소에 싫어하 던 환자들과도 말이다. 모두의 미래가 불확실한 만큼 내가 빠져서 지금 까지 서로가 공유해 오던 일상이 깨어지는 것 같아 마음이 불편했고 이 제 곧 떠난다는 마음에 긴장감이 가중되었다. 갑자기 치료소야 말로 이 세상에서 나의 생존을 가능케 해 주는 유일한 장소처럼 보였다. 나는 지금 이곳을 떠나면서 거대한 실수를 범하고 있는 것이 아닐까?

　싱숭생숭한 감정 속에 마지막으로 둘러보니 평소에는 그렇게 싫기만 하던 환자들도 이제는 받아들일 수 있을 것만 같았다. 그리고 내가 좋 아하던 사람들을 만났는데 아예 떠나기조차 싫어지는 것이었다. 나는 어둑한 방에서 며칠 동안 침대에 몸져누워 있던 도리스 옆에 앉아 애기

를 나누었다. "나에게 높은 기준을 갖게 해 주어서 정말 고마워요." 그
녀에게 말했다. "당신은 항상 자신을 아름답게 가꾸었죠. 머리도 언제나
단정했고. 그래서 스스로 해이해 지려고 할 때는 당신 곁에 있다는 것만
으로도 용기를 얻을 수 있었죠. 당신은 내게 큰 힘이 되어 주었어요."

　도리스는 눈을 크게 뜨며 "뭐, 저야 옷이 좋아서 그러는 거지만"이라
고 웃으며 얘기했다. "제 머리가 항상 단정했다니요? 모두 제가 가발을
쓴다는 걸 안다고 생각했어요. 그게 아니었다면 어떻게 머리카락이 그
렇게 항상 곧고 부드러웠겠어요? 그래도 당신의 사기를 북돋았다니 기
쁘네요. 실은 제 자신의 사기를 유지하는 것만으로도 벅차요." 조명이
어두운 방안이었지만 베개에 들쳐진 가발 아래로 그녀의 흰 머리카락
을 볼 수 있었다. 슬펐다. 수비에 허점을 발견한 듯. 우리는 서로 악수
를 나눴다. 그녀의 손은 차갑고 물렁물렁했다. 떠나기 전에 "창문의 커
튼을 걷을까요?" 하고 물었지만 그녀는 괜찮다고 대답했다. 눈이 피곤
하다고 했다. 몸 전체가 그러했듯.

　내가 레티샤에게 찾아갔을 때 그녀는 단단히 화가 난 상태여서 우울
한 작별인사를 할 수 있는 기분이 아니었다. 그녀는 내 앞에서 현대의
학의 의사들과 특히 암 전문가들을 맹렬히 공격했고, 우리들의 식단에
알칼리성이 너무 많아 자기 손톱에 좋지 않다고 불평했고, 낙엽으로 만
든 정교한 풍경화를 보여주었으며 나중엔 전 유럽에 자신의 안부를 전
할 것을 명령했다. 나는 사랑과 감동에 찬 눈으로 그녀를 지켜보았다.
그녀의 작고 나이 든 몸에는 활활 타오르는 불꽃과 함께 연약함, 외로
움, 그리고 외딴 세계에서 피곤한 것에 방해 받지 않는 용기가 내재되
어 있었다. "이런 곳에서 지겨워 죽으려 하는 게 아니라" 그녀가 말했
다. "지금쯤이면 그리스에서 그림을 그리고 있어야 할 텐데." 그래서 나
는 그녀에게 운이 따른다면 얼마 지나지 않아 집으로 돌아가 팔레트를

들어 그림 연습을 할 수 있는 날이 올 것이라고 했다. "물론이죠, 그렇고 말고요, 그리스에 갈 시간이야 충분히 남았어요"라고 말하고는 내게 대장(大腸) 관리를 철저히 할 것을 당부했다. 이런 상황에선 그게 작별 인사나 마찬가지였다.

칼과의 고별은 길지 않았다. 그는 개인적인 일로 라 글로리라에 가려던 참이었다. 종달새가 자주 찾아드는 꽃이 핀 한 그루 나무 가까이에서 얘기했다. 나는 붉은색 곱슬머리로 둘러싸인 그의 얼굴을 마지막으로 바라보았고 우리가 많은 시간 동안 예수님의 신성에서부터 무지방 요거트를 만드는 최고의 방법에 이르기까지 여러 주제에 대해서 얘기했음에도 불구하고 서로에 대해서 너무나도 모르고 있었다는 걸 깨달았다. 나는 그의 나이——30대 후반 정도?——나 직장이 무엇인지도 몰랐고 내가 치료소 밖에 있는 그의 모습을 상상하기 힘들었던 것만큼 그도 마찬가지로 나에 대해 전혀 알지 못했다. 그럼에도 불구하고 우리들은 서로 같은 병을 가졌다는 사실에 절친한 우정을 나눌 수 있었고 그것은 내게 큰 힘이 되었다. "당신이 내게 무슨 말 하려는지 알아요." 그에게 말했다. "하지만 이번엔 제가 해 줄게요. 나나 당신이나 모두 성공할 거예요. 반드시 건강해질 것이고 거기에는 의심할 여지가 없어요."

그는 미소를 지으며 내 손을 잡았다. "물론이죠, 비." 그가 말했다. "결국 그 사실을 깨닫게 되어서 기뻐요. 어떨 땐 당신 마음에 있는 불신 때문에 영영 못 깨달을 줄 알았죠. 어쨌든 집에 가면 열심히 하세요. 쉽진 않아요, 그거 하나는 말해 드릴 수 있죠. 자, 실례하겠습니다. 이만 가 봐야 해요. 작별인사는 관두죠." 그는 차에 탔고 먼지를 자욱하게 일으키며 치료소의 뒷문으로 떠났다.

매기가 여행 중에 먹을 식량을 주었다. 두 개의 용기에 나눠 담은 사과와 당근즙, 신선한 과일, 에세네빵 조각 그리고 껍질째 구운 감자였다. 긴 여행 시간 동안에 먹기에는 상당히 적어 보였지만 나를 바래다 줄 운전기사가 빨리 떠나고 싶어 했고 나도 더 이상 출발을 지연하고 싶지 않았다. "간 주사를 놓으실 때 바늘을 곧게 세워야 하는 걸, 꼭 명심하세요." 매기가 작별인사를 전하면서 내게 당부했다. 그녀는 스스로 간 주사 놓는 방법을 가르쳐 주었지만 내가 그걸 제대로 알아들었는지 확신이 서질 않는 눈치였다. 얼굴이 낯익은 사람들이 저 멀리서 작별인사를 보내면서 내게 행운을 빌어 주었다.

"이제 가죠." 기사에게 말했다. "조금만 더 있으면 감정이 북받칠 것 같네요."

아디오스(Addios), 건강해요, 나중에 봐요, 완쾌되길 빌어요. 우리는 미국 국경을 향해 출발했다. 태양 빛이 태평양에 퍼져 은색으로 빛났다.

국경 경비대는 내 비자에 별다른 흥미를 보이지 않았고 여권에 도장조차 찍어 주지 않았다. 하지만 효능에 논쟁이 일고 있는 제암제(制癌劑) 라에트릴을 반입하려는지 확인하기 위해 내 짐을 뒤졌으나 나는 그런 것을 가지고 있지 않았다. 그런 건 없다고 반복해서 말했지만 내 말에는 아랑곳하지 않았다. 거의 무법지대와도 같은 멕시코의 분위기에 익숙해졌던 터라 경비대의 딱딱함이 우습게 느껴질 정도였다. "저 사람들 너무 신경 쓰지 마세요." 미국 국경을 지나자 기사가 내게 말했다. "저 사람들은 내 얼굴을 아는 사람들이에요. 내가 샌디에이고서 환자들을 데려온다는 사실을 잘 알고 있죠. 하지만 저 사람들이 모르는 사실은 우리 치료소 환자들이 라에트릴을 거의 사용하지 않는다는 거예요. 경비대는 우리랑 켈리, 혹시*, 콘트레라스나 다른 치료소들을 구별하지 못해요. 저들한테 우리는 모두 티후아나의 암 치료 단체일 뿐이죠. 라

---

* 혹시(Hoxsey)요법을 말함.

에트릴 외에는 관심도 없어요." 나는 고개를 끄덕였다. 그런 건 아무래도 상관없었다. 먼지 많고 황폐한 멕시코에 머물다 캘리포니아에 오니 풀숲이 우거진 에덴동산이 아닐 수 없었다. 언젠가 다시 티후아나로 돌아가 나무를 잔뜩 심어 보고 싶었다.

외로움이 본격적으로 나를 짓누르기 시작한 건 샌디에이고 공항에 도착하고 나서였다. 잔뜩 졸아 버린 마음으로 '난 괜찮아, 더 이상 붙잡고 있을 탯줄 같은 건 없는 거야, 다시 어른처럼 행동하는 거야' 라고 생각했다. 뭐라 해도 예전에는 분명 경험 많은 어른이었다. 묽은 죽, 삶은 과일, 카밀레차, 캐스터 오일, 관장, 이른 취침시간, 엄격한 규칙, '거슨 박사' 라는 아버지 같은 인물, 그리고 내가 이곳 병원에 오기 오래전부터 생겨난 치료법에 대한 전적인 의존이 나를 어린아이로 되돌려 버리기 전에는 말이다. 그럼에도 불구하고 아직도 어른의 가면을 쓸 수 있었다.

난 게이트 밖에 있는 의자에 앉아 사람들이 여기저기 돌아다니는 모습을 지켜보았다. 처음에는 치료소에서 생활하는 제한된 수의 사람들과 지내다가 갑자기 이렇게 많은 새로운 사람들을 볼 수 있다는 게 참 재밌기만 했는데 시간이 지나고 흥이 사라지자 사람들 대부분이 얼마나 건강하지 않게 보였는지 놀라지 않을 수 없었다. 아주 조금의 예외를 제외하곤 모두 다 비대하게 살쪄 있었고, 자세가 굽었거나 한쪽으로 기울었고, 창백한 얼굴에 퀭한 눈을 하고 있었다. 여자들의 진한 화장도 나를 놀라게 했다. 사람들의 얼굴에 깃들어 있는 긴장감도 마찬가지였다.

하지만 정말 이상했던 것은 이런 대부분의 사람들이 턱을 일 초라도 쉬게 하는 것은 위험한 일이거나 죄악이라도 되는 양 다들 땅콩, 과자, 껌 등을 씹고 있었다는 점이다. '다들 정신이 나간거야, 누군가 저 사람들한테 자신의 몸에 그렇게 독소를 퍼부어서는 안 된다고 말해줘야 할 텐데. 그저 보는 것만으로도 얼마나 건강이 안 좋은지 알 수 있는데…'

암 치료소에서 갓 떠나온 중환자인 내가 이곳에 이렇게 앉아서, 사회가 건강하다고 규정한 이 사람들에 견주어 훨씬 더 건강해 보인다는 점을 발견했다는 사실에 웃음이 나왔다. 우린 비록 심각한 질병을 앓고 있을지 몰라도 비교적 건강해 보였고 평범한 사람들보다 몇 백 배는 더 건강한 생활습관을 가지고 있다고 자부했다. 꼭 후디에게 이 얘기를 해야겠다. 그도 아마 웃어대겠지.

후디는 내가 로스앤젤레스에서 떠나는 시점을 기준으로 해서 12시간도 채 안 되는 곳에서 나를 기다리고 있었다. 그는 개트윅 공항에서 평소처럼 강하고 믿음직한 모습으로, 결단력 있는 남자의 모습으로 나를 기다리고 있을 것이다. 무엇보다도 그는 비참해 지기 싫어 나를 잊기 위해 노력한 두 달 동안의 외로움에 종지부를 찍을 것이다. 이젠 나도 지금껏 긴장했던 마음을 풀 수 있었다. 안도의 한숨을 깊이 내쉬고는 당근즙을 마셨다.

하지만 내 이런 기쁨은 로스앤젤레스 공항에 도착한 뒤 기계적인 문제 때문에 제 시간에 비행기가 떠날 수 없다는 사실을 알게 되면서부터 사그라지기 시작했다. 지연시간은 계속 늘어만 갔고 결국 사람들에게 호텔 식사가 한 끼 제공되었다. 때는 이미 저녁이었다. 나는 가져온 음식을 모두 먹어 버린 상태였는데 배에서 음식을 달라고 비명을 질러대는 통에 샬럿의 지시에도 불구하고 샐러드와 삶은 감자를 먹어 버렸다. 그 음식들은 맛도 최악이었고 무엇보다 내게 죄책감이 들게 했다.

공항에 돌아온 나의 몸 상태는 말이 아니었고, 생존에 필요한 절대적인 생활습관을 어겨 버린 환자의 불안감이 나를 휘감았다. 순간적으로 난 인슐린이 떨어진 당뇨 환자의 기분이 어떤지, 생명이 달린 알약이 떨어져 버린 심장병 환자의 기분이 어떨지 알 수 있었다. 내 몸이 뒤죽박죽되기 전까지 얼마나 오랫동안 녹즙, 관장, 그리고 약들 없이 버텨

낼 수 있었는지 알지 못했다. 샬럿은 긴 비행기 여행이 문제를 일으킬 수도 있다고 했다. 그렇다면 지연된 비행기 이륙시간은 거기에 또 어떤 문제를 추가할까? 집에 돌아간다는 흥분이 사라져 버렸다. 내가 정말 원하는 것은 다시 치료소로 돌아가는 것이었다.

잘못된 방송이 몇 번 나온 끝에 예정시간보다 6시간 늦게서야 비행기는 이륙할 수 있었다. 몸은 피로에 지쳐 있었고 나는 승무원에게 몸이 아파서 좀 쉬고 싶다고 얘기했다. 그녀는 비어 있는 세 자리에 누울 수 있게 해 주었고 나는 그대로 잠 속으로 빠져들었다. 두 시간 뒤 눈을 떴을 때 나는 죽을 것만 같이 아팠다. 뒤통수에 도끼가 하나 꽂혀 있는 듯했다. 가끔씩 도끼의 날이 내 머릿속에서 꿈지럭댈 때마다 강한 고통이 밀려왔다. 위장은 누군가가 일부러 뒤집어 놓고 독을 통째로 들어부어 넣은 것 같았다. 밀려오는 메스꺼움은 예전에 배로 캐나다에 갔던 그 최악의 시간들보다, 마르세유에서 조개 독에 중독되어 고생했던 때보다, 내가 지금까지 경험했던 그 어느 때보다 더욱 심각했다. 나는 오한에 부들부들 떨었고 떨림이 멈추었을 때 내 몸에 열이 매우 높다는 걸 알 수가 있었다.

나는 겁에 질리고 힘이 빠진 채 가만히 누워 몸속에서 태풍처럼 몰아치고 있는 고통을 이해해 보려고 노력했다. 대체 왜 이러는 거지? 혹시 내가 죽어가는 건 아닐까? 그동안 잠잠했던 암이 드디어 총공격을 시작한 건 아닐까? 혈압이 낮은 내가 뇌졸중을 겪을 리는 없을 테고. 혹시 심장 발작? 호텔에서 먹은 음식이 잘못된 건가?

내가 지금 어떤 심각한 병에 걸린 것인지 차근차근 생각해 보다가 한순간에 내가 지금 왜 이러는지 깨닫게 되었다.

내게 일어나고 있는 것은 처음이 언제나 가장 힘든 명현현상이었던 것이다. 두 달 동안 치료소 시설과 전문가들에게 둘러싸여 있을 땐 잠잠하다가 희망도, 탈출구도 없는 얼어붙은 캐나다의 불모지 몇 천 피트 상공에서야 명현현상이 일어난 것이다. 내 몸이 문명 세계에서 이보다 더 부적절한 장소를 찾을 수는 없었다. 이런 상황에서 도움이 되는 것이라곤 관장밖에 없는데 비행기에서 내려 알래스카나 래브라도로 갈 수 있는 것도 아니었다. 근처에는 묽은 죽이나 박하차도 없었으며 앞으로 5분도 더 살기 힘들 것 같은 판국에 9시간이나 이 비행기 안에 갇혀 있어야 했다. 나는 살아가면서 인생이 나에게 던져 대는 아이러니에 익숙했지만 이건 장난의 수준을 벗어난 것이었다. 그럼에도 불구하고 이 상황을 인정할 수밖에 없었다.

예전부터 치료법 자체를 의심했던 내게 벌이 내린 것이다. 내가 만약 치료법을 문자 그대로 철저하게 따랐더라면 명현현상은 나타나지 않았을 것이다. 한데 주변 상황이 나로 하여금 규칙을 어기게끔 만들자 몸은 강한 반응을 보이며 내가 지금까지 그토록 원하던 명현현상을 만나게 된 것이다. 물론 이곳처럼 그것을 즐길 수 없는 상황을 바라지는 않았지만.

몸이 더욱 아파 왔고 잡생각들이 한순간에 사라져 버렸다. 화장실 거울을 통해 본 얼굴은 소름끼칠 정도로 노랬다. 담즙이 매서운 반응을 보여 순식간에 황달이 생긴 것 같았다. 내 간이 위험에 처해 있었다. 최악의 상황이 벌어지고 있는 것이었다. 나는 비틀거리며 자리로 돌아갔다. 여승무원이 급하게 달려와서 필요한 게 없냐고 물었다. 갈증이 심했지만 감히 차나 커피를 마실 용기는 나지 않았다. 그녀는 내게 신선한 오렌지 주스를 권했고 나는 받아들였다. 그러나 승무원이 내게 건네준 것은 깡통에서 갓 나온 오렌지 주스였고 위가 그것을 받아들이지 않았다. 평범한 물도 별다를 바 없었다. 그래, 더 이상은 못 마시겠다. 머릿속이 천천히 어둠속으로 빠져 들어가는 느낌이었다. 이것이 바로 몸의 독소를 빼내는 과정으로 거슨 박사의 초기 환자 가운데 몇 명의 목숨을 빼앗은 그 무서운 간성혼수라는 것일까? 아냐, 아마도 독소가 그냥 내 머릿속에서 흐르고 있는 걸 거야. 오, 하느님. 제발 정신을 잃지 않게 해 주세요. 하지만 도대체 왜 잃으면 안 되는 거지? 잠깐 동안 생각했다. 만약 정신을 잃는다면 아무것도 느끼지 못할 텐데.

내가 이 몸에서 빠져나갈 수만 있다면. 아니면 이 비행기에서라도 나갈 수만 있다면. 007영화에서처럼 다른 승객들에게 폐를 끼치지 않으면서 몰래 이곳을 빠져나가 볼까. 내 머리 위에 있는 창문을 응시하며 생각했다. 그러나 아무 일도 일어나지 않았고 눈꺼풀 속에 친절한 안개가 드리워짐과 동시에 나는 잠에 빠져들었다.

개트윅에 도착했을 때 누군가의 부축을 받아 가며 출입구를 나가는 것이 어슴푸레 느껴졌다. 승무원들은 이제 더 이상 나를 돌보지 않아도 된다는 사실에 분명 기뻐했을 것이다. 내 눈도 마음도 흐리멍덩했지만 작은 전자동 카트에 내 짐들과 함께 실려서 입국 심사소와 길게 늘어져 있는 줄을 지나쳐 나가는 것이 느껴졌다. 밀수업자라면 내가 이렇게 쉽게 입국하는 것을 부러워하지 않을까? 이렇게 아파야 한다면 한 번 더 생각해 보겠지만. 그리고는 후디가 보였다. 내 눈으로는 그에게 초점을 맞출 수가 없었는데 대략적인 형상이 후디였다. "늦어서 미안." 나의 팔을 잡는 그에게 그렇게 중얼거렸다. "이렇게 돼서 정말 미안해. 이런 식으로 집에 오려던 건 아니었는데." 하지만 그 다음에 그가 내게 뭐라고 했는지는 듣지 못했고, 후디는 나를 차에 태워 집으로 향했다. 나는 그의 옆에 앉을 수 있어 기뻤다. 하지만 그 밖에는 아무것도 인식할 수 없었고 지금까지 그토록 그에게 말하고 싶었던 것들이 단 한마디도 떠오르질 않았다. 나중에 내가 처음 공항에 도착했을 당시에 대해 후디가 말하길, 내 누렇게 뜬 얼굴이 아니라 입고 있는 옷을 통해 나를 알아 봤으며 처음엔 나의 모습에 겁을 먹었다고 했다.

집에 도착해서야 정신세계를 메우고 있던 안개가 조금 걷혔고 후디가 내 집 큰 거실에 만들어 놓은 축소판 거슨 치료소를 보았을 때 너무나도 기뻤다. 녹즙기 두 대 그리고 강력한 분쇄기와 수압을 사용한 압축기가 있었고 야채 선반, 샐러드 용기, 제분기, 여러 종류의 강판, 그릇과 여러 도구들이 테이블 위에 놓여 있었다. 또한 약 13킬로그램의 당근, 사과 한 상자와 다른 야채를 담은 상자 여러 개가 보였는데 그것들은 모두 유기농 식품이었다. 주방에 있던 벽걸이식 찬장은 포리지(Poridge)용 귀리, 생꿀, 말린 자두, 건포도, 무화과 열매와 대추, 편두, 완두콩, 싹을 틔우기 위한 보리 씨앗 등 거슨요법을 하면서 먹어도 되는 음식들로 가득 차 있었다. 후디가 준비한 이 훌륭한 음식들과 마거릿 스트라우스가 작성한 필수 품목들이 더해져 때 아닌 추수감사절을 기념하듯 느껴졌다. 나는 정신적으로 혼란한 상태였음에도 불구하고 내가 치료법을 지속하는 데 필요한 이 모두를 준비하기 위해 기울인 후디의 정성과 사랑에 커다란 고마움을 느낄 수 있었다. 이런 감정을 후디에게 전하려 했으나 그는 내 말을 부드럽게 낚아채고는 부엌에 관한 설명을 해 주고 일주일에 한 번씩 유기농 식품들이 올 것이라고 말해 주었다.

후디는 거슨요법 유경험자인 도로시를 고용했는데 마침 휴무일인 토요일이라 집에 없었다. 그러나 그녀는 상당한 양의 히포크라테스 수프를 준비해 놓았고——그 수프는 멕시코에서 먹던 것과 똑같은 냄새가 났고 500년 전 코스 섬에서 풍기던 냄새와도 아마 똑같았을 것이다——관장할 때마다 꺼내 쓰기 편하도록 커피 역시 항아리에 담아 두었다. 나는 오랫동안 마약을 하지 못한 중독자처럼 그 항아리로 재빨리 달려갔다. "미안해, 자기." 약간 창피해 하며 후디에게 말했다. "지금 위층으로 가서 당장 관장을 해야 될 것 같아. 지금 내 상태를 좋게 할 수 있는 건 이거밖에 없거든. 좀 이상하게 들릴지 모르지만… 지금 당장은 설명하기가 힘들어."

그는 고개를 저었다. "설명할 필요 없어." 그가 말했다. "당신이 가 있는 동안 거슨 박사의 책이랑 재키 데이비슨의 책도 읽어 봤어. 치료법이 대체 어떤 것인지 알고 싶었거든. 그래서 난 당신이 왜 그렇게 기분이 안 좋은지도 알고 왜 관장이 필요한지도 잘 알아. 위층에서 필요한 게 있으면 소리를 질러. 화장실에 정제된 물이 담겨 있는 물병이 보일 거고 복도에도 열한 병이 더 있어. 그러니까 하루나 이틀 정도는 충분할거야."

나는 후디의 친절함과 내가 처한 이 어색한 상황이 불러일으키는 다소 유쾌하지 못한 이해심에 감동한 채 위층으로 기어올라 갔다. 그는 내가 무어라 정의하기 어려운 모습으로 변해 있었다. 위험을 대충 예상하며 가벼운 마음으로 도박을 즐기듯 자기 뜻대로 일이 풀리지 않아도 크게 신경 쓰지 않는 그의 유쾌하고 태평스러운 모습은 그대로였지만, 이제 그에게는 현실을 있는 그대로 받아들이고 그것을 건드리거나 피하려고 하지 않는 새로운 힘이 느껴졌다. 만약 우리가 대장, 해독, 질병, 그리고 분노 등 치료법에서 가장 받아들이기 힘든 면을 견디어 낸다면, 또한 정상적인 생활로부터 벗어난 오랜 투병 기간을 서로 극복해 낸다면, 우리 관계는 그 어떤 역경도 이겨낼 것이며 나 역시도 살아남아 그동안 그가 겪어 왔던 힘든 시간들을 보상해 줄 것이다.

집에 돌아와서 첫 번째 한 관장을 통해 나는 커피 관장이 지닌 위대한 해독의 힘을 다시 한 번 실감할 수 있었다. 첫 번째 관장을 하자마자 상태가 놀라울 정도로 호전되었다. 더 가볍고 깨끗한 느낌이 들었으며 고통도 크게 줄었다. 곧바로 뒤따른 두 번째 관장은 나를 완벽하게 되살려 주었다. 약간의 피곤함과 기운 없음을 제외하고는 몸이 정상으로 돌아왔다. 폭풍이 할퀴듯 하던 배도, 쪼개질 것 같던 머리도, 누렇게 뜬 피부와 초점을 잃었던 눈도 모두 정상으로 되돌아왔고 이제 더 이상 몸에서 열이 나거나 안개 속에 갇혀 있는 듯한 느낌이 들지 않았다. 활력이 다시 내 몸 안으로 스며들어 오고 있었다. 안도감에 빠져 든 나는 지금까지 해 보고 싶었던 것들을 한 번에 모조리 다 하고 싶어 졌다. 후디와 얘길 하고 친구에게 전화를 걸며 정원을 거닐고 우편함을 확인하고 좀 쉰 다음에 샤워를 하고 짐을 풀고 싶었다. 그리고 이렇게 무사히 집에 돌아왔으며 아직 완쾌되진 않았지만 적어도 처음 떠날 때보다는 훨씬 좋은 상태라는 게 너무나도 기뻤다. 무한한 가능성이 내 앞에 열리기 시작한 순간이었고 평소와 다름없지만 그래도 즐거운 기분으로 집 안 구석구석을 돌아다녔다. 그런데 후디가 "지금쯤이면 녹즙 마셔야 할 시간 아닌가?"라고 물었다.

오, 세상에. 거슨 박사님, 저의 죄를 용서해 주세요. 마지막으로 녹즙을 마신 게 언제인지 기억조차 할 수 없었고 만약 후디가 내게 말해 주지 않았다면 전혀 기억해 내지 못했을 것이다. 이런 식으로 임무를 소홀히 하는 것을 이제 멈추어야만 했다. 나는 가져온 치료법 서류들 가운데 녹즙 만들기에 관련된 책자를 꺼내 기계 뒤에다가 붙여 놓고 한숨을 내쉬었다. 어디서부터 시작을 해야 되나?

"치료소에서 직원들이 30여 명 분의 녹즙을 만드는 건 많이 봐 왔지만 나 혼자서는 한 잔도 만들어 본 적이 없고 자신도 없어."

"설마 그렇게 어렵진 않겠지." 그가 말했다. "설명서를 한번 읽어볼까?"

일단 도로시가 하루 분량의 녹즙을 만들 수 있을 만큼의 사과와 당근을 씻어 놓았다. 나는 각각 3.6킬로그램씩을 잰 다음 사과를 조각내고 당근의 머리와 끝 부분을 잘라낸 뒤 조심스럽게 분쇄기 안에다 넣었다. 그 강력한 미국산 기계는 굉음을 토해 내다가 가느다란 울음소리를 내더니 안에 있던 것들을 걸쭉한 액체로 바꿔 놓았다. 멕시코에서 직원들이 녹즙을 만들던 기억을 더듬어 커다란 접시 위에 녹즙을 짜내는 헝겊을 놓고 그 위에다가 페이퍼 타월을 얹은 뒤에 걸쭉한 액체의 반을 가운데에 쏟아 붓고는 둘둘 말아서 압축기의 철 쟁반 위에 올려놓았다. 나사를 조이고 레버를 삽입한 다음에 위에서 아래로, 위에서 아래로 올렸다 내렸다 반복했으며 이윽고 기계가 뿜어내는 2톤의 수압이 만들어 낸 녹즙이 큰 컵 속으로 흘러내려 담겼다.

남은 걸쭉한 액체도 똑같은 과정을 거쳐 녹즙이 되었다. 두 번 과정에서 8온스의 녹즙 한 컵이 만들어졌다. 분쇄기에서 꺼낸 종이 안에는 대리석 타일처럼 납작하게 눌린 찌꺼기가 있었다. 녹즙 만들기는 내게 힘에 부치는 매우 어려운 일이었지만 왠지 처음에는 직접 만들어 보는 것이 중요하다는 생각에 후디에게 양보하길 거부했다. 가끔은 녹즙이 철판에서 내 얼굴로 튀기도 했다. '힘을 너무 많이 줬어.' 스스로 야단쳤다. 결국에는 내가 손수 만든 녹즙이 컵 속에서 반짝이고 있었다. 그리고 다음엔 약을 넣을 차례였다. 1리터 정도 되는 정제된 물에 칼륨과 나트륨이 섞인 것을 부어 넣고 빠르게 저었다. 조그만 병에는 얼마 되지 않아 루골액(Lugol Solution)이 생성되어 있었다. 나는 녹즙에 루골액을 적당히 섞었고 녹즙 한 컵에 목숨이 달려 있는 것처럼 마셔대기 시작했다. "캘리포니아산 당근이 더 달고 진했는데." 왠지 슬펐다. 우리들은 거실 테이블에 마주앉았다. 그 녹즙 한 컵을 만드는데 30분이 소요됐다.

"익숙해지면 훨씬 더 빨라질 거야." 내 생각을 읽어 낸 듯 후디가 말했다.

"그래야만 할 거야." 그에게 말했다. "한 번 할 때마다 저 두 기계를 다시 분해하고 씻고 정리해 한 번이 끝나고 나면 바로 그 다음 녹즙을 마셔야 된다는 소리야. 이 모든 걸 하루에 열두 번씩 해야 하고. 익숙해져서 속도가 빨라진다고 그 사이마다 10분에서 12분 정도밖에 시간이 나지 않는다는 건데 그걸 어떻게 해낼 수 있을지 모르겠어."

"기다려 봐, 당신이 그걸 다 할 필요는 없는 거잖아." 그가 말했다. "주간에는 도로시가 대신 해 줄 거고 주말이 되면 내가 하러 올 테니까. 벌써부터 버거워하지 마. 우린 어떻게든 해낼 거야. 녹즙이 필요한 만큼 얼마든지 마실 수 있어."

나는 고개를 끄덕였지만 너무 우울한 나머지 아무 말도 할 수 없었다. 누군가가 옆에서 계속 도와준다고 해도 집에서 거슨요법을 계속한다는 것은 상당히 힘든 일이 될 것임을 이미 오래전부터 알고 있었다. 소름 끼칠 정도로 노력을 요구하는 치료법을 실제로 행해야 할 시간이 다가오자 나는 겁을 먹었던 것이다. "불가능에 가까울 거야. 아침에 일어나서 저녁까지 멈추지 않고 계속 뭔가를 하고 있어야만 해. 그리고 만약 도로시가 병이 나거나 그만두면 내가 다 해야 하는데 그땐 어떡하지?"

후디는 자신의 크고 따뜻한 손으로 내 손을 잡았지만 나의 걱정을 해소하려는 노력은 하지 않았다. "우린 어떻게든 해낼 거야." 그가 말했다. "왜냐하면 그 외에는 다른 길이 없으니까. 이제 곧 녹즙을 또 마셔야 돼. 시간이 없어. 다음에는 어떤 녹즙이지?"

"야채 녹즙이야. 당근 사과 녹즙보다 더 복잡 한 건데. 내 책자 어디에 있지?"

붉은 배추, 상추, 양갓냉이, 녹색 피망, 그리고 사과를 씻어 잘라낸 다음에 방금 당근 사과 녹즙을 만들며 했던 모든 과정을 반복했다. 이번 녹즙은 더 오래 걸렸다. 팔에 힘이 빠져 버린 관계로 나머지는 후디에게 맡겼다. 붉은 배추는 녹즙에 진한 보라색 빛을 더해 주었다. "저걸 보고 녹즙이라고 하는 거구나." 기계 씻을 준비를 하며 후디가 말했다. 그는 다른 모든 것들과 마찬가지로 기계를 씻는 일 역시 신속하고 세심하게 처리했다. 녹즙을 마시자 새콤달콤한 맛이 기운을 돌게 했다. 거실에서 열심히 일하고 있는 그의 모습을 보니 우리가 처한 이 상황에 웃지 않을 수 없었다.

"내 불쌍한 사람," 그에게 말했다. "당신은 일을 참 잘해. 배추 뭉치나 당근 녹즙보다는 빨간 장미랑 좋은 와인 한 잔이 당신 스타일에는 더 어울리겠지만 말이야. 대체 우리가 어떻게 하다가 이런 지경에까지 되어 버렸는지 모르겠지만 도망가지 않아 줘서 참 고마워."

"바보 같은 소리 하지 마. 당신이 돌아왔는데 내가 왜 도망을 가겠어. 당신이 멕시코에 있을 땐 일주일에 한두 번 정도 짐을 싸서 찾아가고 싶은 충동도 있었지만 그땐 전화를 하려고 해도 연결도 되지 않았지. 내 전화를 받는 사람이라고는 자기들의 형편없는 전화 시스템에 대해 불평하는 멕시코 교환원뿐이었니까. 그땐 정말 짜증도 났었지. 하지만 이젠 당신이 치료를 다 끝내기 전까진 누구도 도망가지 않아. 치료가 끝난 뒤엔 같이 어디론가 도망가자. 일단 간즙을 마시기 전에 좀 쉬지 않겠어? 그게 아마 가장 힘든 일이 될 것 같은데."

별로 쉬고 싶지 않아서 대신 이곳저곳에 전화를 걸었다. 기쁜 일이든 슬픈 일이든 곧잘 울곤 하는 어머니는 내 전화를 받고는 정말 많이 울었는데 나중엔 진정됐다. 어머니가 가장 알고 싶었던 것은 내가 낯익고 안전한 런던에 돌아와 잘 있느냐는 것이었다. 캐서린과 존은 나를 환영하며 맞아 주었고 다음 날 집에 찾아오겠다고 했다. 그 밖에도 몇 군데에 더 전화를 걸었다. 그건 마치 무덤에서 되살아나 '나 다시 살아났다!' 하고 외치는 것 같았으며 친구들과의 관계가 다시 이어지는 자그마한 소리가 들리는 듯했다.

거실에서 후디와 나는 잘못하면 간을 넣은 당근즙을 만들지 못할 뻔했다. 서로 협동하면서 온갖 난장판을 만들었음에도 불구하고 후디가 근처 정육점에서 구해 온 어린 송아지 간은——먹기에는 너무 맛이 없어 보통 약국 같은 곳에서만 사 가는 그런 종류였다——내가 멕시코에서 하루에 세 잔씩 먹던 것의 삼분의 일밖에 안 되는 즙이 나왔다. 후디는 기계를, 난 간을 탓했고 후디에게 치료소에 있었을 당시 플로리다로부터 공급되는 간이 하루 늦었다면 환자들의 걱정 때문에 치료소가 발칵 뒤집혔다는 얘기를 해 줬다. "치료법에 대해 뭘 배우느냐가 중요한 게 아냐." 그에게 설명했다. "스스로 세뇌를 시키게 되는 거지. 예를 들어, 간즙이 최대의 방어이고 회복에서 가장 중요한 녹즙이라 여기면서부터는 그걸 마법 걸린 부적쯤으로 생각하게 된 나머지 하루나 이틀 정도 공급이 끊겨도 자신감이 무너지고 최악의 경우가 일어날까봐 두려움에 떨게 되는 거야. 나도 그러고 싶진 않지만 어쩔 수가 없어."

간즙을 마시고 난 뒤의 설거지는 번거롭고 오래 걸리는 일이었지만 후디가 대신해 주었다. 그동안 나는 돌아다니면서 식사를 준비하려고 했지만 해야 하는 일이 너무 많아, 생각을 떠올릴수록 난 당황하기 시작했다. 요리하고 먹고 씻고 녹즙을 세 잔 더 만든 다음에 관장을 두 번 더하고, 싹이 트게 씨앗을 적셔 놓고, 내일 관장할 때 쓸 커피 농축액을 1리터 만들고, 녹즙 만들 때 쓰는 헝겊을 씻고 삶고… 한 인간이 감당하기엔 너무나도 벅찬 양이었다. 다행히도 두려움은 이내 가라앉았다. 치료법의 번거로움과 요구되는 노력에 대해서는 불평하면서 회복되는 것은 당연한 결과라도 되는 듯 정작 질병 자체에 대해서는 전혀 신경 쓰지 않는 내 자신이 이상하게 생각됐다.

"봐봐. 우린 다 해냈잖아. 내일 아침에 먹을 과일까지도 끓여 놨어."

두 시간이 지난 뒤 후디가 전쟁에서 이긴 로마의 장군처럼 다시 깨끗해진 거실을 둘러보며 내게 말했다. 하지만 우리라는 말은 그의 겸손일 뿐이었다. 대부분의 일을 그가 했으니까. "아직 시차적응도 안 됐을 텐데 들어가서 이제 그만 자도록 해. 사실 아직까지 당신이 깨어 있다는 것이 신기했어. 가서 자고 싶은 만큼 자도록 해. 내일도 내가 와서 녹즙을 만들게." 힘들고 지친 날이었는데도 이렇게 차분하고 밝다니. 후디는 정말 좋은 남자였다.

"당신은 나한테 너무 과분해." 그렇게 말하고는 곧장 침실로 들어갔다.

이제 창문 아래로 내려다보이는 것은 태평양이 아니라 템즈 강이었고 다른 거슨 환자들과 함께 있는 대신 나는 혼자서 헤세 박사가 '영웅서사시'라 일컬은 치료법과 밀담을 막 나누려는 참이었다. 이 모험은 겁에 질릴 만큼 웅장했다. 어둠 속에 누워서 세상의 모든 것들을 배제하고 앞으로 견뎌내야 할 16개월을 떠올렸다. 그건 마치 비밀 기사단에 가입한 유일한 수녀가 기사단의 규율을 준수할 것을 맹세하는 것과도 같았다. 목숨을 위협하는 질병을 아주 기초적인 도움만을 받아 가며 집에서 치료한다는 건 정말 말도 안 되는 일이었다. 하지만 내 안에는 육체적인 것 외에도 뭔가 치료법만큼이나 중요한 현상이 벌어지고 있음을 알 수 있었다.

그건 대체 무엇일까? 그 현상을 알아내고 정의해 보려고 시간을 투자했지만 정신적인 면에서 접근할 수 없어 머릿속에서 이미지를 형상화하는 방법을 다시 한 번 써 보았다. 내 머릿속에 떠오른 그림은 굉장히 큰 깔때기였다. 깔때기의 꼭대기는 주변의 아름다운 경관으로 인해 아름답게 비추이고 있었지만 밑 부분은 어둠속에 가려져 있었다. 감긴 눈 속에서 깔때기를 보고 있었는데 갑자기 내가 마치 깔때기의 반쯤 되는 부분, 즉 튜브가 되는 곳에 끼어 있는 듯한 느낌이 드는 것이었다. 역시 그랬다. 생각이 제 역할을 다 하지 못할 땐 언제나 이미지를 떠올리는 수가 있었다. 내가 무엇인지 알아내려던 내적인 현상은 확실히 깔때기와도 같은 존재였으며, 그 현상은 나를 비좁은 곳으로 밀어 넣으려 하고 있었다. 강하고 건강하며 밝고 걱정 없는 깔때기 윗부분으로부터 더 불편하고 불안정한 곳으로 끌고 온 것이 이 질병의 첫 번째 단계였다. 비좁아지기 시작하는 튜브와도 같은 이 병의 두 번째 단계는 내 삶을 완전히 거두어 갔고 치료법이 요구하는 엄격한 삶을 주었지만 그곳에서 나는 여러 사람들과 만나며 공부를 하고 많은 경험을 할 수 있었다. 하지만 이제 나는 마지막 단계인 비좁은 튜브 안을 16개월 동안 새벽부터 저녁까지 짜여 있는 빡빡한 스케줄과 없는 것이나 다름없는 여가시간, 최소한으로 사람들과 접촉하기, 혼자라는 외로움 속에서 헤쳐 나가야 했던 것이다.

궁지에 몰려 모든 것을 빼앗기고 평범한 세상에서 추방당한 채 외로운 곳에 홀로 내몰리게 되어 정신적인 면에서의 죽음과도 같았다. 그리고 좁은 튜브가 이어지는 어두움도 그다지 마음에 들지 않았다. 하지만 이 여행을 하겠다고 스스로 선택한 것이니 차분하게 그 목적지가 어디가 될지 앞으로 나아가야만 한다는 생각이 들었다.

내가 잠에 빠져들기 바로 직전 반쯤 잊어버리고 있었던 예전에 정말 좋아하던 불교 명상에서 사용하던 이야기가 떠올랐다. 그것은 보석장수에게 반지를 주며 어려울 때는 힘이 되어 줄, 그리고 성공했을 때는 자신이 탈선하지 않도록 도와줄 문구를 적어 달라고 부탁한 한 인도 왕자에 관한 이야기였다. 궁리 끝에 보석장수는 문구를 하나 적어 그 반지를 왕자에게 되돌려 주었는데 거기에는 아래의 세 단어가 적혀 있었다. "모두 지나갈 것이다."

15 간병 도우미들

후디와 나는 첫 번째 주말에도 치료법을 빠뜨리거나 따분하고 끝이 없는 일로 서로에게 짜증내는 일 없이 무사히 넘길 수 있었다. 물론 모든 일을 그가 다 해 주었고 나는 아직도 그 끔찍한 여행에서 쌓인 피로가 다 풀리지 않아 피곤했다. 하지만 저녁 식사를 한 뒤 캐서린과 존이 봄꽃을 한 아름 가지고 찾아왔을 땐 춤이라도 추고 싶을 만큼 신이 났다. 실제로 우린 바보들처럼 춤을 춰 댔는데 캐서린은 한숨 돌리려 소파에 앉으며 내 손을 잡고서 "멕시코"라고 적힌 나무 상자 안에 담겨 돌아오지 않은 게 다행이라는 식으로 안도해 했다. 모두에게 하고 싶은 말이 너무나도 많았지만 평소 같지 않게 조용히 앉아 만족감에 주위를 둘러보았다. 이 기나긴 여정의 또 다른 이정표에 도착한 지금, 편지를 읽는 대신 나의 가장 친한 친구들과 이렇게 함께 앉아 그들의 목소리를 들을 수 있다는 사실에 다시금 안도감을 느꼈다.

"살 빠졌네." 여자들끼리 수다도 떨고 스스로 치유하고 있는 피부이식 부위의 흉터를 보기 위해 캐서린과 위층에 올라갔을 때 그녀가 말했다.

"너랑 마지막에 봤을 때보다 3킬로그램이나 빠졌어."

"그런 뜻만이 아니야. 식단이 그렇다는 사실을 알고선 당연히 살이 빠질 줄 알았지. 그런데 넌 지금 존재 자체가 조금 가벼워 보인다고나 할까. 몸을 구성하는 분자의 밀도가 떨어진 듯 말이야. 뭔가 득도한 것처럼 보여."

"득도? 고마워, 지금까지 아무도 내게 그런 말을 해 준 사람이 없었는데. 그렇지만 난 완전히 정상이야. 지금부터 날 지켜보면서 너의 관점에서 내가 어떻게 보이는지를 말해 줘."

"기꺼이 그렇게 해 줄게." 캐서린이 말했다. "하지만 차도가 있는지 제대로 확인할 방법이 있긴 한 거지?"

"글쎄, 그다지. 혈액 검사나 소변 검사가 있긴 하지만 많은 걸 알 수는 없어. 난 내 다리로 내 몸이 얼마나 나았는지 가늠해 볼래. 살이 계속 자라기만 한다면 내 몸속에 있는 여러 가지 기관들이 고장 나 있지 않다는 얘기일 테고 이런저런 걱정할 필요가 없겠지. 내 불쌍한 다리가 스스로 치유하기 시작한 걸 알았을 때 내가 얼마나 기뻤는지 넌 모를 거야. 정말 경이로웠고 도마뱀의 잘린 꼬리가 다시 자라듯 신기하기만 했지. 예를 들어 예전과 같은 모습으로 돌아가려면 살이 얼마나 다시 자라야 하고 언제 멈춰야 하는지 내 몸이 어떻게 알 수 있지? 그리고 그게 암세포와는 정반대되는 행동이라는 거 알아? 암세포는 언제 성장을 멈춰야 할지 모르기 때문에 세포가 미친 거나 다름없지. 하지만 그에 견주어 지금 내 다리 세포는 영리한 것 같아."

"야, 지금까지 살면서 영리한 머리는 많이 봐 왔지만 영리한 다리는 네가 처음인걸?" 캐서린이 내 다리를 보며 얘기했다. 피부이식 부위 아래로 새 살이 돋아나고 있었다. 내가 처음으로 이를 알아채고 나서 며칠이 지나지 않았는데도 새살은 금세 강하고 두껍게 자랐다. "내가 할 수 있는 일이라고는 그 기적 같은 다리에 고개를 숙이는 것밖에 없네." 그녀는 말했다. "아마 넌 지금 의학사(史)에 한 획을 긋고 있는 거야. 그러니 제발 조심 좀 해. 버스 밑에 깔리거나 하지 말고. 새살이 많이 자라면 버스로 사람들을 실어 와 네 다리를 보게 해 주는 거야. 만져 보게도 하고. 물론 입장료는 받아야겠지?"

"박물관처럼 말이지? 좋은 생각이다. 이 값비싼 치료법이 다 끝나면 바구니를 들고 다니면서 구걸을 시작해야겠다. 기적적으로 재생된 다리만 있으면 돈을 많이 벌 수 있을 거야."

"아마 그것 말고도 다른 방법이 있을 거야. 때가 된다면." 캐서린이 말했다. 몇 년 동안 우리는 서로 경제적으로 넉넉할 때와 그렇지 못한 때를 보아 왔고, 아무리 상황이 어처구니없는 요구를 해 와도 어떻게든 방법이 있게 마련이므로 그런 것들을 걱정하는 것은 시간낭비라는 데 동의하고 있었다. "아무튼 다리하고 돈에 관한 걸 빼면 지금 자신이 어떻게 느껴져?"

잠깐 동안 그 질문에 대해 생각해 보았다. "전쟁을 한바탕 치른 기분이야. 집안일에 치이고 치료법 때문에 감옥에라도 들어간 것처럼 꼼짝없이 갇혀 버리고. 내가 지금 뭘 하고 있고, 왜 하고 있는 건지도 알지만 치료법에서 벗어난 내 자신을 인식할 수가 없어. 아직도 나의 내면을 찾을 수가 없어. 존이랑 너를 보게 되면서 내가 지금까지 얼마나 내면으로부터 벗어난 삶을 살고 있는지 다시금 생각할 수 있게 해 줬어. 어젯밤엔 나의 내면과 외형이 얼마나 점점 더 작아지고 있었는지 새삼 깨달았지. 그건 마치… 식물이 처음에 싹텄던 씨앗 안으로 다시 억지로 들어가야만 하는 심정이랄까. 이해가 되니?"

"나한테는 그럴싸하게 들리는걸. 물론 식물학자라면 어떤 말을 할지 모르겠지만. 씨앗으로 되돌아가는 건 다시 태어나기 위한 자연스러운 절차 같은걸. 아, 친구야. 큰일 없이 네가 다시 나을 수 있었으면 정말 좋겠다. 넌 언제나 뛰어난 정원사라고 자처했잖아. 지금 자신의 모습을 볼 수 없다고 해서 크게 걱정하지 않아도 될 거야.”

“하지만 난 육체만을 돌봐야 하는 세계로 추방당하고 싶지 않아!”

“추방당하는 게 아냐. 너도 나만큼이나 이 사실을 알잖아. 자신이 잠시 동안 느끼지 못하더라도 언제나 내면은 변함없이 작동하고 있는 거야. 그걸 믿고 잠시 잊어버리고 있는 것이 나을지 몰라.”

“아… 그래. 가끔씩 내가 어때 보이는지 얘기만 해 준다면야. 그래 주지 않는다면 난 길을 잃고 방황하게 될 거야.”

“넌 잘해 낼 거야. 하지만 언제든 얘기해 줄게.”

우리들은 아래층에 있는 남자들에게로 되돌아갔다. “당신이 마실 수 있는 거라곤 당근 녹즙뿐이지만” 존이 물어봤다. “우린 스카치 좀 마셔도 될까?” 나는 그다지 술을 마시고 싶지 않았다. 캐서린이 자신의 잔에 담겨 있는 위스키 냄새를 맡아 보라고 했을 때 예전에는 그렇게도 달콤했던 스카치 향기가 빨래 세제 향만큼이나 역하게 느껴졌다.

“세상에나. 완전히 회복되고 나면 내 삶에서 몸에 나쁜 거라곤 아무것도 남아 있지 않을 거야.” 내가 불평했다. “난 그냥 건강하기만 하고 아무 재미도 없는 사람이 될 거야. 누가 담배도 안 피는 채식주의자랑 같이 있고 싶겠어? 치료법이랑 충돌하지 않는 즐거움은 없는 걸까?” 몇 가지 흥미로운 제안들이 나왔고 대화에도 아직 활기가 가시지 않았지만, 존과 캐서린이 가려고 일어섰다. 나는 그들을 붙잡았으나 소용없었다.

“너도 이제 자야 할 시간이 훨씬 지났잖아.” 존과 캐서린이 그렇게 말하는 순간 어린아이 같은 모양으로 그들을 따라나서려고 했다. 그리고 존과 캐서린은 철없는 어린아이를 타이르는 듯한 어른의 모습으로 나를 말렸다.

그렇게 친구들이 조심스럽게 알려준 잘 시간은 그 뒤로도 오랜 동안 내 생활에서 굳어졌다. 나는 거역할 수 없는 치료 시간표와 내 몸을 돌보는 일이 다른 어떤 것보다 우선시되어야 한다는 사실을 억지로 받아들이지 않을 수 없었다. 친구들의 방문이나 전화마저도 관장이나 치료에 관계된 여타의 시간을 피해서 해야 했다. 나중에는 일요일 아침마다 후디와 함께 잠깐 드라이브 하러 나갈 때도 꼭 당근 사과 녹즙을 챙겼는데, 그 짧은 외출에도 녹즙은 만든 지 두 시간 안에 마셔야 하고, 그 다음에 마실 것은 반드시 정해진 시간 안에 만들어 마셔야 한다는 사실에 얽매여 있었다. 이건 신데렐라보다도 더 까다로운 조건이었다. 신데렐라는 자정만 넘기지 않으면 그만이었지만 나는 '한 시간'을 꼬박꼬박 계산해야만 했으니 말이다. 치료법 초기에는 이 모든 것이 한쪽에서는 녹즙으로, 다른 한쪽에서는 관장으로 공격을 해 오며 고문하는 지옥 같다고 생각했다. 하지만 이런 과장된 환상은 이따금 머릿속에 떠오르는 것이었을 뿐 매일 다섯 번 해야 하는 관장을 네 번으로, 그리고 몇 달 후에 세 번으로 줄였을 땐 완전히 사라지게 되었다. 극도로 민감한 치료법의 압박이 약간이나마 느슨해져서 살 것 같았다.

그렇지만 친구들은 언제나 내게 치료법을 꼭 이렇게까지 엄격하게 지켜야 하는지, 한 시간에 한 번씩 녹즙을 마시는 건 지나친 게 아닌지, 혹시 치료법 자체가 과장된 것이 아닌지 자주 묻곤 했다. 그리고 열세 잔의 녹즙 가운데 여섯 잔만 마시고 남는 시간에 영화라도 한 편 보러 가는 게 어떻겠냐고 조언하기도 했다. 그런 삶의 변화가 치료법보다 오히려 더 좋은 영향을 가져오지 않겠냐면서. 그런 건 충분히 궁금해 할 수 있는 것들이었지만 솔직히 난 그 질문들에 대한 대답을 알지 못했다. 나는 이미 치료법에 모든 것을 걸기로 했으며 그렇게 해야만 치료법이 정말 내게 효과가 있을지를 알 수 있었기 때문이었다. 게다가 실험용 쥐 마음대로 실험 내용들을 바꿀 수 있는 것도 아니었다. 그리고 그것을 떠나 몸의 회복을 바라는 한 환자로서 감히 규칙을 마음대로 바꿀 생각은 하지 못했다. 샬럿의 강의 역시 치료법을 게을리 하거나 규칙을 어기면 어떤 결과를 초래하는지 내게 강한 인상을 남겨 주었다.

내가 집으로 돌아온 뒤 처음 맞은 월요일, 전문 환자 도우미인 도로시가 화려하게 차려 입고 나타났다. 그녀는 키가 크고 강인한 여성이자 약간 평범하기도 했으며, 어떨 땐 엄청나게 시력이 나빠 보이기도 했다. 난 그녀를 따뜻하게 맞이했는데, 그녀가 보라색 눈을 하고 키도 땅딸막한 대머리였더라도 똑같이 그렇게 대했을 것이다. 거슨요법에서 다른 사람의 도움이 얼마나 절실한지 이미 알고 있었기 때문이었다. 도로시는 영국 북부 출신이었으며 여행 경험이 많았고 자연의학에 심오하게 '빠져' 있었다. 그녀는 마거릿 스트라우스의 강의에 참석해 봤으며 거슨 박사 책을 읽어 보았고 환자 한 명을 간호한 적도 있었다. 무엇보다 그녀는 거슨요법에 대해 매우 열정적이었고 이 일에서 가장 이상적인 사람으로 보였기에 난 마음 놓고 주방을 그녀에게 넘겨주었다. 물론 언제나 서로 편하지만은 않으리란 걸 알고 있었다. 무척이나 보고 싶던 벡키가 볼티모어 집에서 써 보낸 편지에는 집안일을 낯선 사람에게 맡기는 것에 대한 어색함을 살짝 내비쳤다. 그녀의 경우에는 근처 교회에서 사람 여럿을 보내 주었는데 어찌됐든 모두 괜찮은 사람들이었지만——벡키가 교회에 몸을 담고 있는 사람들에 대해 나쁜 말을 할 수나 있었을까?——결국 편지에는 "불편한 사람들"이라고 적혀 있었다. 내 경우도 도로시와 언제나 문제가 없지 않겠지만 그래도 다른 말이 있기 전까진 오전 9시부터 오후 5시까지 월요일부터 금요일까지 나와 줄 사람이 있다는 사실에 기뻤다.

도로시는 신속하고 활력이 넘치는 사람이었다. 또한 녹즙과 과일 부스러기를 흘리며 주변을 놀라울 정도로 지저분하게 만드는 사람이었으며 두꺼운 안경에도 불구하고 자신이 걸을 때마다 생기는 끈적끈적하고 지저분한 흔적들을 눈치 채지 못했다. 빠른 속도로 지저분해 지는 주방을 보면서도 그녀가 식사와 녹즙을 제때 만드니 신경 쓰지 말아야겠다고 생각했다. 끈적끈적한 바닥, 지문으로 더럽혀진 유리잔, 지나치게 뜨거운 관장용 커피, 그리고 냄비에 타 들러붙은 수프 따위에 대해선 신경 쓰지 말아야 했다.

철저한 완벽주의자인 후디 또한 내 이런 불만을 감지하고는 어떻게든 풀어 주려고 애썼다. "무시하도록 해 봐." 도로시에 대해 불평을 늘어놓을 때면 그는 그렇게 말했다. "치료법이 끝나면 거실을 다시 장식하자. 벽에 있는 비트뿌리 자국도 사라질 거고 바닥에 얼룩도 그렇게 나쁘지 않아. 중요한 건 저 사람 덕분에 계속 녹즙이 만들어진다는 거지. 다른 것에 대해선 너무 신경 쓰지 마."

맞는 말이었다. 하지만 마음속 깊숙한 곳에선 계속 신경이 쓰였다. 그리고 내 삶에서 가장 중요한 것들로부터 헤어지는 경험을 했는데도 불구하고 거실 바닥에 대한 미련을 버릴 수 없었다는 사실이 이상하기도 했고 한편으론 우습기도 했다. 분명 이론과 실천의 갈라진 틈은 그 어느 때보다 넓었던 것이다.

도로시가 도착한 지 얼마 되지 않아 후디는 종합 진찰과 정기 검진을 위해 나를 몬테그 씨의 병원으로 데려다 주었다. 상담실로 들어서는 나는 외국의 놀라운 얘기들을 짊어지고 돌아온 순례자와도 같았으며, 실제로 몬테그 씨는 나를 검진해 보기 전에 치료소에서 경험했던 것들에 대해 자세히 알고 싶어 했다.

"언젠가 저 역시도 거슨 치료소에 가서 직접 보고 싶군요."

그는 수줍은 미소를 띠며 말했다. 그는 평소보다도 더 조용하고 침착했는데 살이 다시 자라고 있는 내 다리를 보았을 때야 비로소 반응을 보였다.

"정말 특이한 일이군요."

새롭게 자란 부분을 살짝 건드려 보며 중얼거렸다.

"예전에 촬영한 사진을 가지고 계시죠?"

"네, 있긴 하죠, 필름이 있으니 인화해서 드릴 수 있어요"라고 말했지만 내가 정말 알고 싶었던 것은 살이 얼마나 다시 자라게 될는지였다. 그는 도저히 예측을 할 수 없다고 대답하고는 종양을 검사하기 시작했다. 분명 1월보다는 종양이 커졌지만 표면으로만 더 튀어 나와 있어 얼마만큼 자랐는지는 알아 낼 수 없다고 했다. 상당히 커진 종양에 대한 그의 차분하면서도 신경 쓸 것 없다는 듯한 태도가 내게 다시금 안도감을 심어 주었다. 그가 아무리 찾으려고 노력을 해도 더 이상 종양이 없었다는 사실도 마찬가지였다. 내 전체적인 상태는 만족스러우며 치료법을 끝까지 해낼 수 있길 바란다고 그는 말했다.

만약 몬테그가 만족스럽다는 표현을 쓸 정도라면 나의 상태는 상당히 괜찮다는 것이었는데 그는 결코 과장해서 말하는 사람이 아니었기 때문이다. 하지만 그의 묵묵함 뒤에는 언제나 깊은 관심과 친절함이 묻어 났고 끝이 없는 치료법과의 싸움 속에서 항상 몬테그 씨를 찾아 갈 수 있다는 사실은 나를 편안하게 해 주었다.

몬테그 씨 다음으로 내게 커다란 힘을 준 것은 마거릿 스트라우스였다. 정신없이 지난 처음 몇 주간 거슨 박사의 책이나 치료소에서 필기한 내용에서 해답을 찾을 수 없는 문제가 발생하면 언제나 그녀에게 전화를 걸었다. 마거릿의 대답은 언제나 간단명료했으며 치료법에 관해서는 자신의 어머니인 샬럿 거슨보다도 더 양보할 줄 모르는 여자였다.

그들의 엄격함은 치료법에 대한 평판과 환자 모두를 보호하기 위한 것이었다. 그들이 가장 걱정하는 것은 사람들이 거슨요법을 가져다가 자기들 입맛에 맞도록 이리저리 편하게 바꾼 뒤에 효과가 없을 때는 쓸모없는 치료법이라고 치부해 버리는 것이었다.

그러는 사이에 나는 시간에 대한 개념이 완벽하게 바뀌어 버렸다. 시간은 더 이상 아무런 표정 없는 얼굴로 언제나 똑같기만 하다고 생각하게 되었는데 마치 끊임없이 연결되어 있는 소시지처럼 오늘과 내일의 차이를 말할 수가 없었다. 똑같은 일상의 연속이었다. 나는 7시에서 도로시가 집에 오는 9시까지 분주했고, 도로시가 떠나는 저녁 5시에서 8시 반이나 9시까지 바빴는데, 하루일과가 끝나는 시간은 도로시가 얼마만큼 난장판을 만들어 놓았는지에 따라 달라졌다. 그녀가 일하고 있는 동안에는 읽고, 쓰고, 쉬거나 놀러 온 친구들과 같이 있을 수 있었고 어떤 형태로든지 하루에 한 시간씩은 운동을 해야 했다. 매일매일 똑같은 일상은 내 삶을 지탱해 주는 역할을 했지만 그와 동시에 재미를 모두 앗아가 버렸다.

공간에 대한 개념도 역시 바뀌었다. 걷는다고 해야 기껏 집 근처를 벗어나지 못했기에 이 부근의 아주 작고 세밀한 사항을 모조리 다 꿰뚫게 되었다. 템즈강에 있는 온갖 종류의 오리와 기러기를 알게 되었으며 길거리 어느 곳에 금이 가 있는지도 외울 정도였다. 커튼의 종류를 통해 이웃집 사람들이 외부인에게 전하려는 메시지가 무엇인지 깨달았고 그들 정원의 손질 상태, 그리고 울타리 종류도 파악했다. 그리고 주말 아침이 되어 산더미처럼 쌓여 있는 야채를 씻을 때면 오직 그 일에만 집중할 수도 있었다. 확실히 나같이 외향적인 사람은 삶 속에 있는 작은 것들의 소중함을 느끼기 위해서라도 혼자서 갇혀 있는 시간이 필요했던 것 같았고 붉은 배추 잎의 생김새와 그곳에서 은은히 새어 나오는 빛을 느낄 수 있게 되었다는 사실에 흥분되기 시작했다. 하지만 그런 신비스러운 경험은 여느 때와 마찬가지로 역시 금세 지나갔고 평소에 나는 내 자신이 배추처럼 축 늘어진 느낌을 가지곤 했다.

처음 몇 주 동안 꾸었던 꿈 가운데 가장 생생하게 기억에 남았던 것은 레녹스와 관련된 꿈이었다. 꿈속에서 나는 완전히 발가벗은 채 레녹스 맞은편에 앉아 있었고 이 꿈은 발가벗는다는 것이 완벽한 열림, 즉 아무것도 숨길 것이 없다는 걸 의미하는 꿈이었다. 나는 다리에서 새롭게 자라고 있는 살들을 보이며 거슨요법에 대해서 말해 주고 싶었지만 그는 내 말을 듣기는커녕 계속 "잘라 버릴 거야! 잘라 버릴 거야!"라고 소리치고 있었다. 놀랍게도——그런 원시적인 행동은 그의 이미지와는 너무나도 달랐다——그는 자신의 외침에 박자를 맞추며 책상까지 치고 있었다. 더 이상 그를 설득할 수 없다는 생각이 들었을 때 나는 "안 자를거야!"라고 외치고는 문을 박차고 나가 버렸다. 그가 나를 따라와 웃으면서 얘기를 걸다가 오래전에 없어진 옥스퍼드 거리의 마셜 앤드 스넬그로브 백화점 앞에서 나를 멈춰 세웠다.

"들어와서 제 새 사무실을 보시지 않겠어요." 그가 말했다. "건축하는 사람들이 일을 다 끝내면 꽤 괜찮은 곳이 될 거예요." 그와 같이 안으로 들어갔더니 1층 전체가 샹들리에와 고급스러운 가구까지 갖춘 호화로운 대기실로 바뀌어 있었다. 그리고 건축가들과 사다리도 여기저기 있었다. "그런데 문제가" 레녹스가 입을 열었다. "건축가들이 계단을 제대로 설치하지 못한다는 거예요. 도대체 왜 그런지 모르겠고 그것 때문에 모든 게 중지된 상태에요." 정말로 거대한 대기실 가운데에 고풍의 계단이 설치될 준비가 다 끝난 채 놓여 있었지만 분명히 그 누구도 계단을 설치하기 위한 공간을 천장에 확보해야 한다는 생각을 미처 하지 못했던 것 같았다.

"그렇지만 이건 너무 바보 같잖아요." 내가 레녹스에게 말했다. "뭐가 잘못되어 있는지 모르겠어요? 계단이랑 계단에 깔 카펫만 산다고 다 되는 건 아니잖아요. 다음 층으로 올라갈 공간을 확보했어야죠. 이런 식으로는 절대로 다음 층으로 올라갈 수 없을 걸요." 거기에서 꿈이 끝났다.

내가 레녹스를 찾아간다면——물론 옷을 다 차려 입고 말이다——그가 정말 꿈속에서처럼 행동할 것이라고 생각하는 것이 올바른 일일지 나는 알 수 없었다. 하지만 식단과 암은 전혀 관계가 없다고 권위적으로 말하던 레녹스에 대한 기억은 이제 와서 내가 뭐라고 한들, 종양을 제거해 버리는 것이 암을 치료하는 데 결코 좋은 방법이 아니라는 사실을 받아들일 것 같지 않았다. 꿈속에서 그는 분명 1층에서 윗층으로, 즉 질병에 대한 정확한 이해 없이 자신의 틀 안에만 갇힌 듯 보였다. 물론 이런 생각은 주관적이었다. 나는 아직도 그가 쓸데없이 내 다리를 잘라 버린 것에 대해 화가 나 있었고 그런 감정에서 해몽을 주도한 것이다. 하지만 그렇다고 해도 나는 그런 생각을 버리지 않았다.

이러면 너무 불공평한 것일까? 그럴지도 모른다. 꿈에는 언제나 자기 자신의 상태를 표현하는 더욱 깊은 의미가 담겨 있는 법이었다. 어디 한번 살펴보자. 어떤 면에서는 나 역시도 아래층에 갇혀 있다는 것이며 더 높은 곳으로 나를 데려다 줄 계단이나 사다리가 있음에도 불구하고 사용하질 않는다는 말이기도 했다. 나는 치료법을 문자 그대로 철저하게 따르고 있지만 치유를 돕기 위해서는 다른 어떤 것도 하고 있지 않았다. 나는 억눌려 있던 감정이나 매듭짓지 않은 과거사를 끄집어내려고 하지 않았다. 무엇보다도 심각한 건 이 질병의 원인이 됐을 법한 정신적인 문제가 뭐였는지 알아내려고 하지 않았다는 사실이었다.

피할 수 없는 사실이었다. 내면적인 것을 완전히 무시한다면 거슨요법 또한 현대의학처럼 오직 몸만을 중심으로 하는 반쪽짜리 치료법이 되어 버리고 마는 것이다. 내가 알기론 거슨 박사의 책에서 육체적인 것 외의 것에 대해 말하는 구절이 딱 하나 있었다. "성공적인 치유를 위해서는 육체와 정신의 조화를 통해 사람이 전체적으로 치료되어야 한다." 분명 옳은 말이지만 그것으론 충분하지 못했다. 혹 거슨 박사의 카리스마 자체가 설교나 듣기 좋은 말이 없이도 환자의 각성을 불러일으켜 거슨 박사의 생애에는 더 이상 치료법의 정신적인 면을 강조할 필요가 없었는지는 모르지만 그 능력은 거슨 박사의 사망과 함께 사라져 버렸고 아무것도 그 자리를 대신한 것이 없었다. 그 빠져 있는 부분을 채워 넣기 위해 무언가를 하지 않는다면 자신의 새로운 사무실 1층에 갇혀 버린 레녹스처럼 나 역시도 갇힌 신세가 될 것이었다.

이건 언젠가 한번 이미 느껴본 것이 아니었나? 분명 그랬다. 라 메사에 있을 때도 비슷한 생각을 했고 좀 더 깊은 내면의 치유를 경험하고 싶은 욕구가 있었다. 하지만 나의 프라이버시가 릴리와 톰에 의해 침범 당했을 때 아무런 명상도 하지 못했다. 좋아, 다시 한 번 해 보자. 이번엔 어떤 일이 벌어질지 한번 보자.

일단 안정과 명상의 프로그램을 시작했지만 이번에는 도로시가 나타나 점점 갈수록 나를 불편하게 만들었다. 도로시는 일은 잘했지만 그녀가 만드는 난장판은 점점 참기 어려운 수준이 되었으며 모든 것을 다 휘어잡으려는 듯한 태도 역시 참기 어려웠다. 그녀는 내가 스펀지를 들어 끈적거리는 부분을 닦거나 어질러진 것들을 정리하려고 들면 거실에 불법으로 침입이라도 했다는 듯 소리를 질렀다. 우리는 서로 맞지 않는 것이 많았다. 그녀의 덤벙대는 성격은 내 안에 있는 유별나게 청결을 떠는 주부의 모습을 불러냈고 집안의 주인 행세를 하는 그녀의 태도에 내 안의 원시적인 영토 방어 본능이 곤두섰다. 그녀는 힘이 넘쳤지만 나는 연약했고 그녀에게 이래라저래라 할 수가 없었다. 게다가 이리저리 휘둘리는 감정의 소유자인 그녀에게 한소리라도 하려 들면 나를 혼자 내버려 두고 그만둬 버리지나 않을까 겁이 났다.

그래도 가끔은 그녀 역시 밝고, 유쾌하며, 남을 배려해 줘 같이 있는 것이 즐거운 날도 있었다. 하지만 화가 잔뜩 난 채 집에 도착해서는 일이 끝날 때까지 아무 말도 하지 않는 날이 훨씬 더 많았다. 그녀의 말에 따르면 남자 친구와도 일이 잘 풀리지 않고 있었으며 마케도니아 태생의 할머니로부터 이어받은 피가 몸속에서 끓기 시작하면 자신도 주체를 못하고 화를 내게 된다고 했다. 불행하게도 그 당시 할머니로부터 물려받은 성향이 꽤나 발현되었던 것 같았고 할아버지로부터 물려받은 북쪽 지방 선조들의 조용한 성향은 드러나지 못했을 뿐만 아니라 도로시의 행동에선 상당한 양의 억눌린 분노가 엿보였다.

그녀의 시력이 정확한지도 꽤나 의심스러웠다. 그녀가 거실에 만드는 난장판의 꼴을 보면 시력이 박쥐와 흡사한 것 같았으나 확신할 수 없었으므로 일단 덮어 두기로 했다. 5월 초, 일주일에 한 번씩 배달되는 배추 속에 한 개당 평균 12마리의 벌레가 발견되었을 때 나와 도로시의 관계엔 심한 금이 갔다. 주말 내내 난 적잖은 벌레를 골라내어 변기 안에 집어넣고 물을 내렸다. 이건 화학비료를 쓰지 않는 유기농 식품을 먹는 사람이 치러야 하는 대가였다. 그러고는 도로시에게 "배추 안에 있는 벌레는 정말 성가시더군요. 당신은 지금쯤이면 넌더리가 났겠어"라고 말할 때까지 그녀는 벌레에 대해선 기억조차 하지 못하고 있었다. 그녀의 얼굴엔 놀라는 기색이 역력했다. "벌레요? 무슨 벌레요? 전혀 본 적이 없는데요. 어떻게 생긴 거죠?"

순간 가슴이 철렁 내려앉았다. 냉장고에서 배추를 한 포기 꺼내 잎을 벗겨 좀 차가워지긴 했지만 배추 속에 나란히 들어 있는 벌레를 보여

주며 말했다. "여기요. 안 보여요?"

도로시는 잘 모르겠다는 눈빛으로 배추 안을 살펴보았다. "아. 이거 요?" 자신이 보지 못했던 것을 인정하겠다는 목소리로 답했다. 그리곤 아무 말도 오가지 않았다. 난 위층으로 올라가 역겨움과 싸우며 침대에 누웠다. 스스로를 위로할 수 있는 방법이라곤 지난 이틀 동안 벌레가 내 녹즙 안으로 들어갔다면 적어도 그건 유기농이었다고 생각하는 것 뿐이었다. 하지만 그녀의 실수가 계속되고, 어느 정원의 회충이 그녀의 눈을 피해 녹즙 안으로 들어갈지 모른다는 생각이 들자 뭔가 행동을 취 하기로 마음먹었다. 지역 신문에 광고를 내고 적당한 여자 아이가 일을 하겠다고 했을 때 도로시에게 그 사실을 알렸다. 그녀는 왜 자신이 해 고당하는지에 대해 물어보거나 놀래지 않았다. 어쩌면 그녀는 이렇게 될지 예상하고 있었던 것 같았다. 하지만 작별인사를 할 땐 그녀도 한 번 얼마나 가는지 보자는 식의 표정을 버리고 슬프고 당혹스러워 했다. 그때 그녀를 잡고 설명을 하거나 얘기를 해 봐야 했는지 가늠하지 못했 다. 여하튼 도로시는 떠났고 그 뒤로 그녀를 두 번 다시 보지 못했다.

그렇게 희극과 비극이 뒤섞인 도우미들과의 생활이 시작되었다. 도로 시를 제외하면 16달 동안 총 다섯 명의 여자 아이를 고용했다. 한 명은 정말 좋았고 한 명은 괜찮았지만 다른 세 명은 예전 멕시코에서 어느 환자가 말한 "도우미들이 암보다도 더 심각한 문제"라는 의견에 동감이 갈 정도로 형편없는 아이들이었으며 그들의 공통점은 모두 16살에서 22살의 어린아이들이라는 사실밖에 아무것도 없었다. 물론 그 아이들 이 암 자체보다 심각한 문제는 아니었지만 서투른 아이들이 만드는 자 잘한 문제들은 나의 생활을 더욱 더 복잡하고 힘들게 만들었다.

유일하게 정말 좋은 여자 아이였던 해리엇은 도로시 다음으로 고용되 어 3개월을 일했는데 그녀는 훌륭한 도우미이자 좋은 친구가 되어 주었다. 해리엇은 자신이 해야 되는 일들을 빨리 배웠으며 재치와 재미, 활력이 넘치는 아이였다. 게다가 깡통 음식에 절고 부추와 스위드*의 차이도 모르며 살아생전 푸른 고추나 정원에서 재배된 콩 같은 건 본 적도 없는 아이들과 달리 싱싱한 야채가 어떤 건지 알고 또한 좋아했다. 다른 아이들은 모두 자극적이고 엄청나게 단 음식들을 좋아했고 내 식단이 정신 나간 짓이라고 여기는 듯 보였다. 그 가운데서도 가장 형편없던 신디라는 아이는 싱싱한 유기농식품으로 만든 점심에 같이 섞어 먹을 케첩이나 샐러드 크림을 자신을 위해 내가 준비해 주길 바랐고 어떻게 그 두 가지가 없이 사람이 살 수 있는지 이해하질 못했다.

신디는 마음씨가 착하고 조용한 아이였지만 아무것도 가르칠 수 없는 아이이기도 했다. 한번은 똑같은 실수를 여섯 번씩이나 했을 때 내가 하는 말을 듣기나 한 것이냐고 물어봤더니 그 아이는 밝은 웃음을 띠며 "네, 듣기는 들어요. 근데 한쪽 귀로 들어와서 다른 쪽 귀로 그대로 나가 버리거든요"라고 대답하는 것이었다. 신디는 유행가, 담배——정원에서 폈다——그리고 삼류 잡지에서 읽을 수 있는 말도 안 되는 얘기들에 빠져 살았다. 삶에 그러한 자극마저 없어진다면 그대로 폐인이 되어 버릴 것 같은 아이였다.

신디는 오래가지 못했다. 그리고 일을 시작한 지 5일 째가 되는 날 시끄럽게 흐느껴 대던 모델 지망생 폴린도 마찬가지였다. 일하는 데 너무 외로웠고 내 집은 너무 조용해서 참을 수가 없다고 울먹이며 말했다. 옥스퍼드 거리에 있는 청바지 가게에서 일하던 그녀이기에 그렇게 힘들어할 만도 했다. 하지만 힘든 건 나 역시 마찬가지였다. 일을 가까스로 가르쳤더니 얼마 일하지도 않고 그만두었다.

* Swede. 순무의 일종인 루타바가(rutabaga)의 영국식 이름.

　그 뒤로 북런던에서 온 ‘모이라’라는 아이가 들어왔다. 이 아이는 무엇 하나 제대로 이해하지 못하면서 다양한 치료 이론과 기술에만 ‘빠져’ 있었다. 무엇 하나 똑바로 알지 못하는 탓에 이래라저래라 하는 내 간섭만 늘어갈 뿐이었다. 모이라는 도가 지나칠 정도로 무뚝뚝하고 웃을 줄 모르는 아이였는데 가장 강한 지식의 파장을 내뿜는다는 암갈색과 보라색 액세서리로 예쁘장한 얼굴마저 가리고 다녔다. 내가 그녀에게 느낀 파장이라고는 정신을 차려야 한다는 절실한 필요성뿐이었다. 모이라는 불만이 가득하고 계획도, 방향성도, 원인도 없는 반항아였을 뿐이었다. 그녀는 분명 자신의 정체성을 찾는 데 힘들어 하고 있었으며 그녀가 자꾸 읽어 대는 엉터리 철학책들은 그녀를 더더욱 혼란스럽게 만들었던 것 같았다. 그러나 그 아이도 가끔씩은 효율적으로 일을 잘했고 종종 길게 대화를 나누기도 했는데 그런 대화가 그녀에게 조금은 도움이 되었던 것 같았다. 하지만 그렇게 며칠간 평화와 조화의 시간이 지나가면 그녀는 다시 삐뚤어져서는 나를 미움과 적개심으로 대했다. 난 모이라가 권위적인 어른들에 대한 적개심을 나에게 표출하고 있다는 것을 깨달았지만 그 아이의 가족관계를 알고 있던 터라 불쌍하게 여겼다. 허나 그것도 후디가 “보살핌을 받은 것은 모이라가 아니라 당신이야”라고 말하기 전까지였다.

　주방을 우울하게 만들던 모이라의 시대가 미제 녹즙기의 분쇄기 안에 야채 칼을 집어넣음과 동시에 요란하게 막을 내렸다. 나중에 그 아이는 분쇄기 안에 걸려 있던 비트 뿌리 조각을 꺼내려 했다고 말했다. 칼이 걸린 즉시 분쇄기를 멈췄지만 긴 칼날은 이미 휘었으며 안쪽 깊숙이 박혀 빼낼 수가 없었다. 내가 주방에 들어갔을 때 나는 칼의 검은 손잡이가 분쇄기 안에 꽂혀 있는 광경에 놀라지 않을 수 없었다. 그건 마치 녹즙에 관해선 전부나 다름없는 기계의 심장에 모이라가 칼을 꽂은 것처럼 보였다. 칼을 뽑아내려 애를 썼지만 칼은 살해당한 기계의 시체에서 빠져나올 줄 몰랐다.

조금이라도 치료법에 방해되는 것이 두려웠던 나는 광기에 가까운 불안감에 휩싸였다. 그러나 모이라는 조금도 후회의 기색을 보이지 않았다. "어쩜 이건 아주머니가 이 치료법을 그만두고 다른 걸 시도해 봐야 한다는 징조일지도 몰라요." 자신이 위엄 있는 대사제라도 되는 듯한 목소리로 말했다. "징조를 이해하고 흐름에 맞춰 가야만 해요."

그녀에게 주먹을 날리고 싶은 욕구를 간신히 억제하며 소리쳤다. "조용히 해. 네 잘난 척하는 꼴도 이젠 넌더리가 나. 상황을 더 악화시키지 마, 그러지 않아도 심각하니까." 모이라는 또다시 자신이 내 운명의 전달자라도 되는 듯 말하려 했지만 심각한 표정으로 그녀를 조용하게 만들었다. 불행 중 다행으로 솜씨 좋은 이웃집 사람이 간신히 칼을 빼내는 데 성공했고 분쇄기는 고장 나지 않았다. 다음 날 나는 당장 모이라를 대체할 사람을 찾기 시작했다.

마지막 도우미인 콜린은 치료법이 거의 끝나가는 18개월째까지 나와 같이 있었다. 며칠씩 일을 빠지고도 말도 안 되는 이유를 대는 안타까운 버릇만 아니었다면 콜린은 매우 훌륭한 아이였다. 17살도 채 안 된, 억세고 강하며 삶에 이리저리 치이고 그만큼 실패와 절망에 익숙한 아이였다. 콜린은 정갈해서 일을 하러 나오기만 한다면 그녀에게 모든 것을 맡기고 마음 놓고 여유로운 시간을 즐길 만큼 너무나도 믿음직한 존재였다. 하지만 출근시간이 다 되어서야 전화해서는 화려한 변명을 늘어놓을 때에는 내가 스스로 머리띠를 질끈 매고 일에 전념해야만 했다. 그나마 치료의 막바지여서 모든 일을 다 마치고 난 저녁에도 피로에 지쳐 쓰러지는 일은 없었다. 하지만 치료 초기 단계인 1981년 봄엔 그런 힘이 내게 생길 거라곤 상상조차 하지 못했다. 단백질의 섭취가 적은 식단 덕택에 나는 간신히 움직이고 다녀도 다른 일을 할 힘이라곤 남아 있지 않았다. 송아지 간 공급이 무려 2주 동안 끊겼을 때 난 비극의 여주인공처럼 자주 쓰러지곤 했다. 하지만 전체적으론 건강을 되찾아 가고 있었고 고통도 없었으며 명현현상이 더 일어나길 기다리며——비행기 안에서의 명현 이후 더 이상 일어나지 않았다——일주일이 지날 때마다 일기장에다가 또 한 주를 살아남았다고 적었다.

정원에 있는 작은 사과나무가 꽃을 피우기 직전인 어느 화창한 봄날, 평소와 달리 보스턴이 아니라 캘리포니아 도장이 찍혀 있는 벡키의 편지를 받았다. 편지에 그녀는 "이건 당신에게 충격적인 얘기겠지만, 6주 동안 집에서 치료를 계속하다 결국은 라 글로리아로 돌아오게 됐어요. 몸이 감염돼서 큰 항생제 주사를 맞아야 해요. 이것 때문에 치료법에 쓰이는 어떤 약도 먹지 못하게 됐고요. 아르투로 박사에게 연락하니 몸을 다시 안정시키기 위해 치료소로 오라고 하더군요." 필체가 희미하고 삐뚤삐뚤했다. 그녀의 편지를 한 줄 한 줄 읽을 때마다 가슴이 메어 왔다. "비행기 안은 정말 최악이었어요. 이곳에 와서 지금 2주째 침대 위에서 힘겨운 싸움을 하고 있죠. 엑스레이로 폐를 찍었어요. 집에서 찍었던 사진이 도착하는 대로 두 개를 비교해서 뭘 어떻게 해야 할지 결정할 거래요." 울고 있진 않았으나 이미 내 눈에선 눈물이 흘러내리고 있었다. 마치 두꺼운 장막을 사이에 두고 저편에서 벡키의 한없이 미안해하는 목소리를 듣고 있는 듯했다. "그렇지만 당신이 무사히 치료법을 행하고 있다는 소식에 참 기뻐요. 앞으로도 열심히 싸우시길 바라요. 하느님이 함께 하시길 빕니다." 그렇게 편지는 끝나 있었다.

나는 그 즉시 치료소에 편지를 써 벡키의 상태를 물어봤지만 무슨 까닭인지 아무런 연락도 돌아오지 않았다. 지난 1월에 라 글로리아에서 한동안 벡키와 나, 둘 가운데 한 명은 성공하지 못할 것이라는 한때 나를 휘감았던 불길한 예감이 떠올랐다. 내가 그녀에 관해 알게 된 모든 것은 이미 시작부터 그녀가 자신의 삶을 걸고 싸우기엔 너무 착하고 자학적이라는 신호를 보내왔지만 그래도 그녀가 어떻게든 바뀌어 적어도 병세가 악화되지 않기를 바랐다. 그러나 내 바램은 어긋났고 나는 슬펐다. 도로시가 떠난 뒤 존과 캐서린이 가지고 온 큰 푸른색 양초를 켜고 조용히 앉아 벡키 생각을 했다.

그녀에게서 어떠한 연락도 다시 오지 않았다. 시간이 흘러 벡키가 악화된 몸으로 치료소를 떠나 집으로 돌아갔으며 아마 이제는 더 이상 살아 있지 않을 것이라는 나의 질문에 대한 대답으로 샬럿의 편지를 받았다. 하지만 그 편지가 도착했을 때 난 이미 모든 애도를 끝마친 뒤였다.

그리고 얼마 지나지 않아 처음 라 글로리아에 도착했을 때 금방이라도 죽어 버릴 것 같던 모습으로 나타났던 캐런에게서 전화가 왔다. 그녀는 훨씬 더 좋아진 몸으로 집에 돌아왔지만 치료법을 행하는 데 어려움을 많이 겪고 있다고 했다. 우리는 서로의 지식과 노하우를 나누며 긴 시간 통화를 했다. 나는 경쾌하리만큼 밝은 그녀의 목소리를 듣고 너무나도 기뻤다. 런던의 양쪽 끝에 서로 떨어져 살고 있어 만날 수는 없었지만 계속 연락하기로 약속했다.

이번에는 기쁨에 넘쳐 푸른색 초를 다시 한 번 켰다. 그 순간 나는 양초를 켜는 별것 아닌 행동이 갖는 의미를 알 만한 단계에 서 있었다.

16 치료법의 막바지

치료법의 마지막 날들이 정확히 어떠했는지 나로서는 얘기할 수 없다. 사실은 내 스스로도 잘 알지 못한다. 내가 아는 것이라곤 그것이 마치 사막을 횡단하는 길고도 험한 여정이었고 길을 인도해 줄 이정표도 아주 조금밖에 존재하지 않았다는 사실이다. 구속, 따분함, 외로움, 강요된 끈기… 내가 싫어하는 모든 것들과 가까워져 생활의 일부분이 되었으며 불평하는 것마저도 아무 의미가 없을 정도였다.

결국 나는 그런 것들을 받아들이게 되었다. 분명 그때는 지루함과 구속의 시간이었고 몸만을 중심으로 한 재미없는 행동이었으며 어떠한 불평불만도 그 사실을 바꿀 수는 없었다. 오히려 이 치료법을 하나의 특이한 인내심과 받아들임의 훈련이라고 생각하는 것이 나을지도 몰랐다. 이것을 통해서 나는 그동안 공부해 왔던 동양철학을 생활로 옮길 수 있는 기회가, 아니 그렇게 해야만 하는 상황에 놓이게 된 것이었다. 그래서 나는 시도하고 실패하고 다시 한번 시도해 보며 모든 것을 기쁘게 받아들이는 연습을 했다. 또한 채식식단, 녹즙, 관장, 알약, 캐스터 오일, 주사, 운동, 그리고 좋은 날들, 나쁜 날들, 명현현상, 불안과 공포, 치료법에 대한 궁금함과 의심을 반복해 나가며 현실을 진솔하게 바라보려 노력했다. 그리고 그런 와중에도 좀 더 깊은 내면에선 가끔씩 존재적인 차원을 초월하고 내가 올바른 길로 가고 있다는 확신을 가질 수 있었다. 그것은 말로 형용하기 힘든 느낌이었다. 그리고 마침내 우파니샤드(Upanishads)의 구절 가운데 그 느낌과 가장 비슷한 언어적 표현을 찾을 수 있었다. "오, 나의 영혼이여, 과거의 노력을 기억해라, 기억해라! 오, 나의 영혼이여, 과거의 노력을 기억해라, 기억해라!" 질퍽한 당근과 외로움으로 가득 찬 현실 속에 다가온 것 치곤 이상한 깨달음이었지만 기쁘게 받아들였다.

하루 일과는 여러 가지 어려움들로 말미암아 자주 방해를 받았다. 하지만 그 어려움이 녹즙기가 고장 나는 것이든, 대중교통의 파업으로 인해 런던 한가운데에서 데리러 와달라고 전화하는 일이든 간에 후디는 언제나 수호천사처럼 나타나 문제들을 해결해 주었다. 그는 어떤 일도 마다하지 않았고 그 무엇도 그의 낙관적인 성격, 활기찬 모습, 그리고 나에 대한 헌신적인 사랑을 꺾지 못했다. 하루는 내 스스로도 못되고 짜증내고 어리광 부리는 모습을 더 이상 참기 어려워 후디에게 물었다. "당신은 어떻게 화 안 내? 그렇게 부정적인 감정들을 참기만 하면 나중에 가장 힘든 순간이 됐을 때 한꺼번에 터져 버릴 텐데. 난 당신이 그렇게 항상 착하지만 않았으면 좋겠어."

하지만 그는 이런 내 질문에 어깨를 들썩이며 답했다. "지금 당신이 처한 환경에서 자신에게 온화하기만을 기대할 순 없을 거야. 나도 나중에 당신이 다 나으면, 그때 화낼께." 그리고 그는 고맙게도 계속 그래 주었다.

그 와중에도 작은 만족들이 있었으니 치료법을 6개월 동안 행한 뒤에 샬럿의 허락 아래 먹을 수 있었던 무지방 치즈 조각과 효모빵 등이 그것이었다. 둘 다 마치 하늘의 천사들이나 맛볼 수 있을 것 같이 달콤한 음식들이었다. 가끔씩 먹을 수 있었던 유기농 포도나 멜론 등이 내 혀의 미각을 되살렸지만 그 다음 먹는 식사는 미각을 다시 기절 상태로 되돌려 놓았다. 찾아오는 사람들을 위해서만 집안에 두고 있던 금지된 음식들도 드물게 한 번씩은 나를 유혹했다. 손을 뻗으면 닿을 곳에 있는 금기는 내게 아마 홍등가에 들어간 거세한 남자의 마음이 이런 게 아닐까 하고 느끼게 했다.

16개월의 치료기간 중에서 단 한 번 나를 구속하고 있는 모든 사슬을 떨쳐 내고, 먹고 죽는다 할지라도 화려한 인도 음식을 반항의 의미로 먹어 보겠다는 욕구가 일었던 적이 있었다. 아울러 부드러운 카레와 처트니(chutney) 맛에 대한 기억이 유혹의 불구덩이에 기름을 부었다. 그날 밤 자아가 폭풍 속에 돌에 매달려 흔들리고 있는 내 별자리인 전갈의 모습을 꿈속에서 보여 주었다. 전갈은 작은 갈색의 생물이었고 무자비한 비바람에 공격당하고 있었지만 폭풍 따위는 안중에도 없다는 듯 돌처럼 절대 부서지지 않을 것 같은 모습을 하고 있었다. 그 꿈의 의미를 알 것 같았다. 그 작디작은 전갈이 내게 준 강렬한 이미지는 반짝이는 갑옷을 입은 전사가 꿈속에 나타났다고 해도 그보다 더 선명하진 못했을 것 같았다.

몸이 천천히 원상태로 돌아가고 있었다. 6개월이 지나자 오른쪽 다리에 있던 커다란 수술자국 위로 살이 완전히 다시 자랐다. 다만 흉터가 훨씬 더 심각했던 왼쪽 다리는 회복이 느렸다. 몸의 다른 부위에선 샬럿이 예측했던 대로 오래된 상처들이 서서히 치유되는 조짐이 보였다. 그때마다 예전에 손상된 부위에 통증이 심각했지만 이내 완전히 사라져 버렸다. 그렇게 하나 둘 환부들이 차도를 보였다. 언제나 시력이 오른쪽보다 나빴던 왼쪽 눈, 5년 전에 부러진 뒤 완전히 낫지 않았던 갈비뼈, 어릴 적에 다친 오른쪽 무릎 등이 모두 처음에는 각기 다른 방식으로 아파 오다가 완전히 낫게 되었다.

내 몸이 스스로 치유하고 있다는 것을 느낄 수 있는 현상이 두 가지 더 있었다. 회색빛으로 변하며 서서히 빠져 가던 눈썹이 다시 짙어지기 시작했고, 피부과 의사 콜빌 박사가 빼낼 수 없다고 말했던 커다란 갈색 반점이 내 턱에서 그냥 사라져 버린 것이었다. 이러한 치유 현상에 나는 정말 기뻐했는데 단순히 허영심 때문만은 아니었다. 내 몸에서 일어나고 있는 현상들이 현대의학에서 지속적인 쇠퇴만이 남았다고 규정하는 중년의 몸에도 자기 치유 능력이 남아 있음을 증명했기 때문이었다. 하지만 이상적인 조건에 놓인 몸이 얼마나 치유 능력을 발휘할지 그 누가 알았을까?

이 무시무시한 치료법에서 말하는 이상적인 조건이 되려면 내 계산으로 16개월 동안 6,240잔의 녹즙을 마셔야 했고, 그건 약 613리터에 해당하는 양이었다.

명현현상은 언제나 정돈되어 있는 내 스케줄에서 단 하나의 예측 불가능한 변수였다. 한 번 끝나고 나면 다음 명현이 언제 올는지 전혀 알수 없었다. 명현은 깊은 피로와 비정상적인 배고픔으로 시작해서 어지러움, 머리가 쪼개질 것 같은 두통, 몸살, 그리고 체력의 심각한 저하로이어졌다. 심할 때는 구토를 동반하기도 했다. 임신도 하지 않았는데 아침병에 괴로워해야 되고, 전날 밤 술도 마시지 않았는데 해장이 필요한 것과 비슷했다. 그러나 라 글로리아에서 받은 교육 덕택에 그것에 기뻐할 수 있었다. 명현현상이 나를 덮칠 때마다 몸에서 독소가 빠져나가고 있었다.

　치료 기간 동안에 나는 총 26번의 명현현상을 겪었다. 그 가운데 최악이라 할 만한 몇 번은 내가 혼자 집에 있는 주말 밤에 일어났다. 처음엔 이런 일이 있을 때마다 우울했지만 나중엔 혼자 있을 때 명현 현상을 겪는 것에 익숙해 졌다. 한두 번 정도는 내가 겪고 있는 증상들이 치료법에서 말하는 명현현상과 일치하는지 보기 위해 거슨 박사의 책을 뒤적이기도 했다. 나중엔 샬럿의 테이프를 들어야겠다는 생각을 실행에 옮겼고 그녀의 신중한 말투는 내 의심을 송두리째 날려 버렸다. 그녀의 목소리를 들으니 왜 명현현상이 내게는 일어나지 않느냐며 멕시코에서 귀찮게 물어보던 때의 기억이 떠올랐다. 샬럿이 푸른 눈으로 나를 쳐다보고 미소 지으며 "이제 일어났네요"라고 말하는 모습이 머릿속에 그려졌다. '당신 말이 맞네요' 하고 샬럿의 테이프를 들으며 생각했다.

　명현현상은 대부분 하루 안에 사라졌다. 명현현상을 겪고 나면 몸이 점점 나아지고 강해지는 것을 느낄 수 있었다. 몸무게가 다시 정상으로 돌아왔으며 캐서린도 더 이상 나를 보고 이 세상 사람이 아닌 것 같다고 말하지 않았다. 나중엔 창백하고 지친 얼굴에 풀린 눈의 손님들보다도 내가 더 건강해 보였으며 오히려 그들의 건강을 걱정하는 처지가 되어 버렸다.

　사막을 건너는 데 가장 힘들었던 것은 아직도 이따금 폭발할 것 같은 분노를 삭혀야만 했다는 점이었다. 라 메사에서 열흘 동안 겪었던 분노만큼은 아니었지만 그래도 상당한 정도였다. 다시 한 번 이 격하고 악독한 분노가 깔끔한 옷을 입고 하얀 장갑을 끼고서 옷이 더러워지지 않도록 매우 엄격한 교육을 받은 어린아이처럼, 마치 이런 상황을 견디지 못하고 짜증을 내며 어리광을 피우는 듯한 내 자신을 발견할 수 있었다. 어렸을 때부터 부정적으로 생각해 오던 분노와 어른이 되어서도 몇 십 년 동안 참아 왔던 증오가 나의 끓는 핏속에 섞여 터져 나오기 시작했고 내가 완전히 다시 건강해 지려면 이런 분노들을 모두 풀어 버려야만 한다는 것을 난 알고 있었다.

분노에 휩싸일 때마다 번번이 내 자신에 대해 가지고 있던 허상이 하나씩 무너져 갔고 끝내 내 마음속에 그런 허상이 사라질 때까지 분노는 지속되었다. 내 오래된 아집에 사로잡힌 허상은 어차피 버려야 하는 것이었다. 그렇다고 그것이 남기고 간 자리를 급하게 채우고 싶지 않았다. 적어도 내 마음속에 숨어서 뛰쳐나올 기회만을 엿보고 있는 어두운 내면에 대해 더 분명하게 알기 전에는 그랬다. 하지만 이따금 찾아오는 분노의 시간들 사이로 나는 굉장한 평화와 기쁨, 기본적인 옳고 그름에 관한 새로운 자각, 그리고 소박한 내 존재를 느낄 수 있었다. 이러한 축복의 시간들은 명현현상들 뒤로 느꼈던 육체적인 회복과 함께 나타났다. 마치 몸에서 독소가 극적으로 빠져나가는 현상이, 나의 내면에 있는 떼려야 뗄 수 없는 또 하나의 자신과 연결되어 있어, 내 안의 온갖 묵은 부정적인 감정들과 다른 악한 것들이 동시에 빠져나가는 것 같았다. 명현현상과 분노 모두 힘들었던 만큼 꼭 필요했던 것이었고 결국 두 가지 다 좋은 결과를 가져다주었다.

이 두 측면에서 동시에 회복을 경험하면서 나는 회복의 속도를 더 높여 줄 수 있는 또 다른 치료법을 찾기 시작했다. 한두 번 실패를 겪고 나서 의사인 친구에게 추천받아 조 코보라는 유명한 구역 치료사(zone therapist)로부터 일주일에 한 번 씩 마사지를 받게 되었다. 성은 코보였지만 그는 요크셔 토박이였고 엄청난 능력을 축복으로 받은 사람이었다. 한때는 광부였으며 정식 오페라 가수 교육을 받았고, 자연의학 쪽에 관심을 갖게 된 뒤 국제적인 이목을 끌었다. 서로 처음 만났을 때 그가 설명해 준 치유 철학은 거슨요법의 원리와 매우 비슷했다. 그의 말에 따르면 질병이란 몸에 독소가 쌓이는 것이 원인이 되며 건강은 이 모든 독소와 독소로 인한 막힘을 풀어야만 되찾아 지는 것이라고 했다. 하지만 조는 독소가 발에 있는 신경의 끝부분에 쌓여 있다고 믿었으며 ——또한 손, 팔, 머리, 등에도 조금씩 쌓인다고 했다——자신의 전문적인 마사지를 통해서만 독소가 풀릴 수 있다는 점에서 거슨요법과 약간 달랐다. "몸에 있는 독소가 사라지면 질병은 그대로 사라지게 되죠. 하지만 진정한 치유는 하늘에서부터 내려오는 것이랍니다." 그는 그렇게 신에 대해서 말했다. 나는 그의 원리에 대해 왈가왈부하지 않고 치료를 부탁했다.

처음 몇 주 동안 조의 마사지는 마치 고문이라도 당하는 듯 극심한 고통을 주었다. 간, 신장, 장, 그리고 림프조직에 연결이 되어 있는 부분을 살짝 누르기만 해도 나는 고통에 못 이겨 애걸복걸했으며 언제나 그가 내 오른쪽 발을 건드릴 때만 그랬다. 왼쪽 발에서는 약간의 아픔밖에 느낄 수 없었다. 두 발 사이의 차이는 놀라울 정도였는데 그것을 통해 비교적 건강한 내 몸의 왼쪽이 나머지 오른쪽 부분의 균형을 맞춘다는 조의 의견이 입증되었다. 내가 고통을 호소하자 조는 인내심을 가지고 천천히 마사지를 해 주었다. 하지만 피부이식 수술을 받고 나서 달걀 껍데기만큼 얇아진 피부에 평소엔 완치되는 데 6주나 걸렸을 법한 상처가 났음에도 불구하고 그의 치료를 받은 뒤 기적처럼 빠른 속도로 그 상처가 낫는 것을 경험했다. 두 번이나 상처가 났었는데 그때마다 조는 세심한 손놀림으로 마사지를 해 주었고 예전처럼 몇 주 동안 상처가 벌어져 있기는커녕 48시간 안에 상처가 말끔히 나아 버리는 것이었다. 나는 깜짝 놀랐고 너무나도 기뻤다. 조는 내가 왜 그렇게 야단법석인지 이해하지 못했다. 제대로 된 과학적인 증명을 위해선 일부러 세 번째 상처를 내서 그의 마사지 없이 상처가 회복되는 데 얼마나 걸리는지 알아보았어야 했겠지만 그런 행동을 하지 않더라도 내 몸에는 아직도 문제가 많다는 사실에 조와 나, 둘 다 동의했다.

시간이 조금 지나자 조의 부드러우면서도 강철 같은 손가락에 의해 생기는 고통도 거의 다 사라져 마사지를 받는 동안에 조와 평상시처럼 대화할 수 있을 정도였다. 내 발에 쌓였던 독소가 분명 사라진 것이었다. 가끔 내가 우울할 때면 조는 마사지를 하면서 노래를 불러 주었고, 때론 혼자서 공상에 빠질 수 있도록 아무런 소리도 내지 않았다. 마사지를 받을 때마다 점점 더 몸이 좋아지고 정신이 맑아지고 힘이 생기는 것을 느꼈다. 기나긴 여정 속에서 조는 내 몸의 치유를 도와주며 힘들 때는 자신감을 불어넣어 주는 좋은 친구였다. 아직도 가끔씩 그를 찾아가서 마사지를 받곤 하는데 그가 내 발을 나무 침으로 강하게 눌러도 전혀 아프지 않고 오히려 내가 그를 놀릴 정도이다.

치료법 도중에 가장 큰 좌절을 느꼈던 것은 아이러니하게도 처음 레녹스와 만난 지 2년째 되던 날, 종양 근처에 길고 단단한 혹이 새롭게 생긴 것을 발견했을 때였다. 종양이 또 생기다니, 충격에 숨조차 쉴 수 없었다. 치료법을 시작한 지 10개월이나 되는 때에 멜라노마가 이렇게 번지고 있다면 아무것도 그것을 멈출 수 없다는 애기였다. 예전에 레녹스 씨가 처음으로 종양을 발견했을 때 일었던 공포가 다시 나를 찾아왔다. 이번에는 거슨요법과 안이한 내 자신에 대해 배신감을 느꼈다. 안돼, 이럴 순 없어. 규칙대로 하면서 절대 다른 길로 새지 않았는데. 지금쯤이라면 반쯤 완쾌된 간과 건강한 기관들이 나를 지켜 주고 있어야 할 텐데… 이것 봐요, 거슨 박사님, 당신 책에서는 이렇게 될 거란 말은 없었잖아요.

얼마 동안은 후디마저도 내 상태 변화에 어쩔 줄 몰라 했지만 이내 서로 진정시키고 즉시 전화를 걸었다. 캘리포니아에 있던 샬럿은 3주 동안 치료법을 가장 강도 높게 하라고 말했다. 마치 그 동안 고생하며 얻은 특권을 한순간에 빼앗겨 버린 모범수 심정이 이런 것이 아닐까. 불만스러웠지만 그녀의 말을 따르기로 했다.

단번에 검진 날짜를 잡아 준 몬테그 박사는 그 혹이 종양을 빼내고 있는 림프선이 부어오른 것일 수도 있다고 했지만 조직검사를 해 보지 않고는 확신할 수 없다고 말했다. 조직검사는 이미 샬럿이 하지 못하도록 금지한 뒤였다. 몬테그 박사도 만약 혹이 정말 암으로 밝혀지더라도 조직검사를 하게 되면 상황만 더 악화할 것이라며 샬럿의 결정에 동의했다.

"근본적으로 가장 중요한 것은," 몬테그 박사가 말했다. "환자의 마음 상태입니다. 이렇게 붓기 전에는 온전한 마음 상태이셨나요?" 나는 고개를 끄덕였다. "그럼 당신 내면의 삶, 그러니까 명상은 잘 되고 있나요?"

"보통 때처럼 잘 되지도 않고 자주 하지도 못하고 있어요." 그에게 말했다. "어쩌면 거기서부터 잘못된 건가 봐요. 언제나 몸만을 중시하고 마음은 돌보질 못했어요. 육체적인 문제만이 아닌데 병을 육체적인 차원에서만 다루려고 했죠. 당신은 제가 얼마나 그것을 고치려고 애썼는지 아시잖아요. 하지만 이젠 더 이상 미루면 안 될 것 같아요. 내가 만약에 … 이 암흑 속에 빠진 영혼을 건져내지 않는다면 내 육체적인 건강은 다시 곤두박질치고 말거예요." 거부와 조소의 대상이 될 것을 걱정하는 일 없이 이런 말을 편하게 건넬 수 있는 몬테그 박사에게 진심으로 감사해 하며 말했다.

희망과 절망 사이에 끼어 버린 채 집으로 돌아오는 동안 내 머릿속엔 아무 것도 떠오르지 않았다. 오직 마음속 저편에서 귀에 익은 한숨 소리만이 들려왔다. '아, 나의 영혼이여, 기억하라 과거의 노력을, 기억하라.'

다시 내면의 영역과 연결되도록 나를 도와줄 무언가가 필요했다. 캐서린은 흔쾌히 도와 달라는 요청에 응낙했다. 캐서린은 사이먼턴 상상요법과 명상운동을 다시 시작할 수 있도록 집으로 찾아와 나를 도와주었다. 내가 이 수련법을 처음 접한 건 10개월 전이었지만, 그동안은 거슨요법에 집중하느라 까맣게 잊고 있었다. 캐서린은 내가 사이먼턴의 책에 적혀 있는 설명을 읽지 않고도 따라할 수 있겠끔 카세트테이프에 상상요법의 순서를 녹음해 주었다.

나는 두 달 동안 하루에 두 번씩 몸속에 있는 백혈구를 잔인한 식인상어, 맹견, 공구를 든 단단하게 생긴 건설 기술자 등의 여러 가지 모습으로 상상하며 그것들이 마찬가지로 여러 가지 모습을 띠고 있는 암세포를 공격하고 제거하는 장면을 마음속에 그렸다. 개중에 가장 재미있던 것은 검은 구더기 무리로 상상된 암세포였다. 내 정원에서 구더기야말로 해악 중에 해악이었으니 참으로 알맞은 표현이 아닐 수 없었다.

상상요법은 순조로웠다. 종양은 그러나 사라지지 않았고, 줄어들기조차 거부했다. 이런 사실에 나는 신경이 쓰였지만 종양학자인 칼 사이먼턴 박사와 심리학자인 그의 아내는 상상요법을 현대의학의 암 치료법에 기대고 있는 환자들, 즉 종양이 사라지는 것을 치유가 됐다는 것과 동일한 의미로 받아들이는 사람들을 위해 만들었다는 것을 염두해 둬야 했다. 우리 거슨요법 환자들은 그러한 관점에서 벗어나 있었다. 분명 우리들 대부분은 몸이 종양 주위에 백혈구가 뚫을 수 없는 단단한 보호막을 쳐 종양을 가두어 버린다고 믿고 있었기 때문에 상상요법은 그다지 효과를 기대하기 어려운 것이었다. 하지만 그때는 이미 나도 상상요법의 진정한 의학적 가치에 대해 확신을 갖게 되었고 중간에 그만두고 싶지 않았다. 그래서 종양을 부수는 상상에서 몸의 면역 능력과 중요한 기관들을 돕는 상상으로 바꿔서 요법을 행했다. 그것이 효과가 있었을지는 나도 모른다. 하지만 나를 공포에 떨게 했던 두 번째 혹에 뒤이어 또 다른 혹이 나타나지는 않았다. 두 달이 지나고 상상요법이 제 역할을 모두 다했다고 느꼈을 때 그만두었다.

　어찌됐든 연초에 상상요법을 시작했을 당시에 캐서린은 두 번 지도해 주었다. 상상요법은 한번 시작하면 마라톤처럼 긴 시간을 끌었다. 뚜껑을 한번 열어 주니 마음속에 쌓인 것들이 여러 가지 상징, 별자리, 괴상하거나 아름다운 경치와 다른 수천 가지의 생생한 모습으로 나타나 나의 관심을 원했다. "네가 일 년에 한 번씩 내 목숨을 구해 주네. 그것도 새해가 되면 말이지." 두 번째 상상요법이 끝나고 캐서린에게 말했다. "작년에는 거슨요법을 소개해 줬고 올해는 내 정신을 살려 주고 있잖아. 어떻게 하면 내 마음을 표현할 수 있을까? 고맙단 말로는 너무 모자란 것 같아." 그녀는 아무 말 하지 않고 나중에 내가 찾아 볼 수 있도록 상상요법에 관한 내용을 공책에 적어놓았다. 그녀는 한 인간이자 둘도 없는 친구임과 동시에 머리부터 발끝까지 일에 심취한 전문 치료사의 모습을 하고 있었다. 내가 무슨 말을 하고 싶어 했는지 그녀는 분명 알고 있었으리라.

　나는 캐서린이 지도한 두 번의 상상요법을 통해 내 머릿속에 떠오른 것들을 오랫동안 생각해 보았다. 그것은 마치 산사태가 일어난 흙 위에 정원을 가꾸려 하는 것처럼 어려운 작업이었다. 그 작업을 계속 할수록 나는 지금까지는 몰랐던, 그리고 받아들이기 힘들었던 자신의 모습과 마주치게 되었다. 부적절한 태도, 인정하지 못하고 넘어간 일들, 놀라울 정도의 고집, 성공에 대한 집착, 비관적인 사고와 거절당한 슬픔 등과 맞닥뜨려야 했다. 아마도 내가 얻은 질병의 원인 가운데 하나였을 법한 정신적인 문제가 수면 위로 올라오기 시작했고 그것은 아직 빙산의 일각일 뿐이었다. 결국 나는 스스로에게 질병을 안겨 줄 수밖에 없었던 내 생활 패턴의 도표를 그릴 수 있게 되었다. 그 일은 내게 많은 것을 가르쳐 주었지만 여기서는 상관없는 이야기일 테다.

상상요법을 통해 머릿속에 떠오른 상징적인 개체들은 내가 그 뜻을 이해할 수 있을 때까지 거기에 머물렀다. 이 과정에서 내가 힘들게 깨우친 것은 오래전에 받은 상처, 이미 다 지나간 싸움들, 가슴 아픈 기억들과 다른 쓸모없는 짐들에 오랫동안 얽매여 왔다는 점과 이런 나 자신의 모습을 애써 무시해 왔다는 점이었다. 이로써 과거를 과거로서 받아들이고 현재와 현재의 한계를 있는 그대로 받아들이는 법을 배웠다. 분별력 있는 삶을 좋아했던 내가 어째서 이렇게 간단한 숙제조차 해결하지 못하고 지금까지 이렇게 살아 왔단 말인가? 이제 와서 그 대답에 질문을 하는 것은 아무 의미가 없었다.

나를 붙잡고 있는 어두운 과거를 극복하려면 내 마음속의 오래된 미움을 되돌아보고, 버려야 했다. 몇몇 자연치료사들은 오랫동안 미움을 품은 사람이 암에 걸리기 쉽다며, 이를 해소하는 과정의 필요성을 강조하기도 했다. 그들은 미움이라는 감정이 과거의 아픔을 마음속에 계속 품어두고, 그 아픔들이 생겼을 당시의 고통, 긴장, 그리고 우울함 등을 몇 번이고 끄집어내 되새김으로써 몸의 면역 기능에 좋지 않은 영향을 끼친다고 생각했다. 난 미움을 버리려 노력했다. 그리고 내가 지금까지 가장 미워했던 아픔들은 다름 아닌 나 자신의 결과물이라는 것을 깨닫는 데는 짧지 않은 시간이 필요했다. 하지만 나는 멈추지 않았고 어느 일요일 이른 아침 그 작업을 만족스럽게 끝마칠 수 있었다. 더 이상 내 마음속엔 괴로움이 없었다. 오래전에 나를 버린 절친한 친구 두 명도 더 이상 미워하지 않을 수 있었으며 마음속에서 그들과 함께 내 자신을 자유롭게 해방시켰다.

그날 아침 후디는 아침 햇살을 즐기자면서 나를 데리고 드라이브를 나갔다. 큰 길거리로 나가기 위해 속도를 줄이고 런던 중심가의 큰 병원을 지나가고 있었을 때, 때마침 병원의 정문에서 걸어 나오는 한 남자가 보였다.

레녹스였다.

그의 얼굴을 본 순간은 단 몇 초도 되지 않았지만, 주위를 의식하지 않을 때야 평소의 가면을 벗어버리듯 그는 잿빛의 모습이었다. 나는 지레 겁을 먹고 내 얼굴을 손으로 가렸다. "그 사람이네." 후디가 조용히 속삭였다. 너무나도 큰 충격에 난 아무 말도 할 수 없었다. 무엇보다도 충격이었던 것은 그동안 그토록 용서하고 받아들이고 자유롭게 되려는 노력을 했음에도 불구하고 가장 지독한 증오의 대상으로 삼았던, 나의 질병이 내 몸속에 살도록 내버려 두고서도 내가 가장 필요로 했던 동정과 관심이라고는 눈곱만치도 주지 않은 존재를 잊어버리고—잊어버렸다고?—있었다는 거였다. 어떻게 저 사람에 대해서 생각조차 못했지? 그렇다면 내가 지금까지 해 오던 노력은 또 얼마나 솔직했고 믿을 만한 것이란 말인가?

더욱더 충격적이었던 것은 내 마음속에 있던 미움들을 모조리 다 해방시켰다고 생각했던 바로 그날 아침에 레녹스를 보게 된 엄청난 우연이었다. 후디의 차 안에서 드라이브를 하던 바로 그 일요일 아침에, 그리고 레녹스가 병원에서 나왔지만 아직 자신의 차 안으로 사라지기 전에 그 자리에 있었던 건 우연 치고도 엄청난 우연이었다. 내가 누군가를 잊어버리고 빠뜨린 바로 그 순간에 이런 일이 벌어진 것은 하느님의 손이 하늘에서부터 지붕을 뚫고 내려와 말을 듣지 않는 어린이의 뺨을 찰싹하고 때려 주는 어릴 적 상상에 비유될 수 있었다. 이런 우연은 내가 감당하기엔 너무나 거대했고 나는 이내 무너져 버렸다. "울지마." 나의 눈물을 오해한 후디가 따뜻하게 말했다. "저 사람한테 두 번 다시 돌아가지 않아도 되니까." 나 역시도 그 눈물을 설명할 수 없었고 그저 내 팔에 닿는 그의 따뜻한 손길을 받아들였다.

그 뒤로부터 몇 주 동안 레녹스를 용서하려 애썼다. 그는 교육받은 것 이외에는 아무것도 할 수 없었으며, 단지 자신의 일을 했을 뿐이었다. 그리고 결국엔 일요일 아침에 보았던 그의 지친 얼굴을 떠올리며 동정심을 느낄 수 있었을 때—개인적으로 안 좋은 일이 있다든가 환자가 죽기라도 한 걸까?—그를 용서하게 되었음을 깨달았다.

치료법의 마지막 몇 달 동안 내 내면에는 새로운 변화가 많았다. 암이라는 질병이나 그에 대한 치료법이 내 삶에 있어서 중요한 것이 아니며 질병과 치유 모두 삶의 일부분일 뿐 삶 전체는 아니라는, 이제는 스스로를 더 넓은 시각으로 보아야 한다는 데 생각이 이르자 깨우침을 얻을 수 있었다. 외적으로는 모든 것이 언제나처럼 변함없이 흘렀다. 내 몸은 혹을 더 이상 만들어 내지 않았고 계속 건강해져 갔다. 그럼에도 난 여전히 나를 가두는 치료법에 불만스러웠다. 도우미에 실망하거나 당근이 하루 늦게 오거나 녹즙을 만드는 일이 너무나도 지루하게 느껴질 때마다 화를 냈다. 하지만 주위를 바라보는 내 시각이 바뀌었기에 나는 어두운 호수 바닥에서부터 수면 위로 천천히 떠오르고 있었다.

멕시코에서 만난 미국인 환자들과의 연락은 점점 줄어들었으며 얼마 가지 않아 완전히 두절될 것이 확실했다. 그 사람들은 모두 편지 쓰는 걸 싫어했고 좋아하는 방식인 전화통화는 너무 비쌌기 때문이다. 하지만 칼로부터 온 긴 편지는 유명한 캘리포니아의 한 병원에서 자신의 종양을 제거했다는 소식을 전했다. 그는 편지와 함께 어려운 의학적 용어들이 암호문처럼 적힌 조직검사 보고서를 같이 보냈는데 거기에는 놀라운 결과가 씌어 있었다. 보고서에 따르면 칼의 종양 안에는 멜라노마 세포가 죽어 있었고, 살아 있는 약간의 세포들도 맥이 빠진 상태였으며, 이 세포들이 번식하는 것을 막기 위한 목적으로 만들어진 지름 2밀리리터의 작고 두꺼운 캡슐 안에 갇혀 있었다고 한다. 칼은 편지에 "종양을 제거하기 전까지는 암 세포들이 사라지는 데 족히 몇 년은 걸릴 거라고 생각했죠. 그 동안 암세포를 가둔 캡슐은 계속 두꺼워 졌을 거예요. 그게 제 몸이 암과 싸우기로 선택한 방법이었으니까. 의사들이 상처가 난 부위에다가 훌륭한 솜씨로 성형수술까지 해 줘 전체적으로 정말 만족스러워요"라고 썼다.

몇 달이 지난 뒤 델 솔에서 집으로 돌아온 칼은 독소를 허락지 않는 거슨요법을 적용시킨 자신의 식단과 생활방법에 대한 상세한 내용의 테이프를 내게 보내 주었다. 그가 언제나 그렇게 말했듯이 완전하게 회복이 됐으며 나는 그의 승리를 조용히, 하지만 열렬히 축하해 주었다. 또 하나의 경사스러운 행사가 1981년 10월에 있었다. 불치병에 걸린 것으로 판정된 뒤 거슨요법을 통해 치유된 50명의 환자들이 거슨 박사가 태어난 지 100년이 되는 해를 기념하는 대회였다. 샌디에이고에 있는 한 건물의 지붕 아래 모두 모여 메달 대신 상처를 몸에 지닌 채로 꿋꿋이 살고 있는 사람들에 대한 소식은 나의 사기를 한없이 북돋아 주었다.

그러나 슬픈 소식도 여럿 있었다. 라 글로리아에서 간호사로 일하던 도리스가 사망했다. 치매로 고통스러워하던 플로라는 가족이 치료법을 감당하기 힘들어 집으로 돌아간 뒤에 일주일 동안 거슨요법에 따른 생활을 하지 않고 슈퍼마켓에서 파는 평범한 야채를 먹고는 다시 예전처럼 심한 치매에 빠져 들었다고 한다. 그리고 내가 라 글로리아에서 처음 봤을 때 몸이 암으로 가득했지만 상태가 호전되던 한 젊은 여성의 소식도 있었다. 그녀는 내가 떠나고 얼마 지나지 않아 암이 아닌 다른 요인으로 사망했는데 조직검사를 실시한 결과 암이 완전히 몸에서 떠난 뒤였다고 했다. 참으로 안타까운 승리가 아닐 수 없었다.

나는 계속 샬럿과 연락을 하면서 혈액검사 결과와 수도 없이 많은 질문들을 그녀에게 보냈다. 강도 높던 치료가 끝이 보일 무렵 샬럿은 내게 식단을 짤 때 참고해야 할 것들을 알려 주었다. "18개월이 다 지났다고 곧바로 스테이크나 파이를 먹지는 마세요. 분별력 있게 행동하시고 녹즙을 조금씩 줄이면서 단백질을 조심스럽게 섭취하세요. 오줌의 요산농도에도 신경 쓰시고요. 그리고 절대로 소금을 섭취하지 마세요. 치료법을 모두 다시 하고 싶진 않으실 테니까요." 그녀가 옳았다. 다시 하고 싶지 않았다.

엄격한 치료법을 시작한 지 일 년 하고도 반이 지난 시점에 나는 가까운 친구들과 옆에서 같이 싸워 준 사람들을 위해 작은 파티를 열었다. 따뜻하고 유쾌했던 파티는 그동안 한적했던 집에 생기를 불어넣었다. 그리고 나중엔 캐서린과 함께 더 개인적인 축하의 시간을 보내기 위해 2층 침실로 올라갔다. 우리는 마주보고 앉아 서로 동시에 입을 열었지만 이내 닫았다. 우리 둘 다 처음으로 무슨 말을 해야 할지 몰랐던 것이다.

"아무튼 말이지." 익숙지 못한 침묵의 시간을 깨고 캐서린이 말문을 열었다. "네가 처음 멕시코에서 돌아왔을 때 너의 상황을 지켜보면서 내 생각을 계속 알려 준다고 약속을 했었잖아. 정말 축하해. 난 네가 드디어 해냈고 정말 건강해졌다고 생각해. 내 생각처럼 너도 지금까지 네가 해낸 것에 대해 기뻤으면 좋겠다."

"물론이지." 그녀에게 말했다. "너무나도 기뻐. 하지만 뭔가 뒤죽박죽이 된 이야기의 주인공으로 살아왔던 것 같아. 무슨 소리냐 하면 짜임새 있는 이야기란 처음에는 천천히 시작해 중간에 가서는 이런저런 사건들이 터지고 마지막에는 화려한 결말이 있잖아. 해피엔딩이든 아니든. 하지만 내 이야기는 처음에 사건들이 엉키고 그 뒤에 벌어진 거라곤 여행에 대한 자잘한 이야기들뿐이니. 이젠 그마저도 이렇다 할 멋진 결말이 없이 끝나려고 해."

"그랬구나." 캐서린이 얘기했다. "역시 넌 작가니까 잘 짜여진 이야기를 원했겠구나."

"뭐, 그런 셈이지. 특히 결말만큼은 좀 달랐으면 좋겠어. 건강해져서 정말 좋긴 하지만 뭔가 더 감동적인 결말이 있었으면 좋겠어. 잃어 버렸던 감각을 되찾는다든가 목발이나 다른 의료 기구를 떨쳐 버린다든가 하는 그럴듯한 결말 말이야."

캐서린은 잠시 궁리하더니, "피커딜리 서커스*에서 관장 양동이를 불질러 버릴 수도 있지."라고 말했다. "하지만 말이지. 어째서 너의 이야기에 그럴듯한 결말이 필요하다고 생각하는 거야? 내가 생각하기엔 네 이야기는 이제부터가 시작일 뿐인데."

　＊ Piccadilly Circus. 영국 런던 도심부에 있는 원형 광장.

17 제거된 '잔돌'

캐서린이 옳았다. 시작과 끝은 항상 불과분의 관계이며, 한 여정의 끝을 알리는 이정표에는 확실한 매듭을 짓고 지나가야 하는 것이다. 그날 우리가 나눈 대화 자체는 하나의 이정표였으며, 지금까지 지켜내 온 우리들의 우정에 대한 자축이기도 했다. 그날부터 나는 서서히 정상적인 삶으로 돌아가기 시작했으며, 녹즙에 나를 옭아매던 보이지 않는 밧줄에서 풀려나 자유롭게 돌아다닐 수 있었다. 추수감사절이 다가오고 있었고, 나의 긴 여정이 끝났음을 확신할 수 있었기에 나의 삶을 되찾기 시작했다.

적당한 식단과 하루에 한 컵씩 마시는 녹즙을 제외하고는 치료법을 거의 끝내게 되었다. 허벅지에 변함 없이 남아 있던 종양에 대해서는 더 이상 괘념하지 않았다. 손끝에 닿는 종양의 감촉이 너무나도 딱딱해서 몬테그 박사와 나는 그걸 종종 '잔돌'이라 불렀다. 그는 암세포가 아마 종양 속에 갇혀 있을 것이라고 했고 나도 의심 없이 그것을 믿었다.

어느 날 마거릿 스트라우스는 거슨요법으로 회복한 '불치병' 환자 명단에 내 이름을 넣어 줄 수가 없다고 했다. 내가 두 번째 조직검사를 거부함에 따라, 내게 생겼던 종양이 두 번째 멜라노마였는지 입증할 방법이 없다는 것이다. 조금 안타까웠다. 그래서 나는 그녀에게 충분한 의학적 증거가 없긴 하나 분명 아직도 몸에 두 번째 종양이 있는데 내 회복을 그저 평범한 일화로 치부할 수 없는 것이 아니냐고 말했다. 마거릿은 그것도 그렇지만 다른 사람들에게는 모든 것을 일목요연하게 정리해서 보여 주어야 하는데 거기에는 몸의 종양보다는 병리학자의 보고서가 훨씬 더 수월하다고 말했다. 그녀의 말도 일리가 있었다. 가끔 몸에 종양이 있다는 게 그리 꺼림직하지 않다는 생각이 들기도 했다. 언젠가는 수술을 받고 제거해야겠다고 생각했지만 지금은 서두를 이유가 없었다.

그런데 1983년 11월, 종양이 다시 커지기 시작했다. 불길한 육체적 변화를 찾기 쉬운 곳인 욕실에서 종양이 자랐음을 처음 인식했다. 무서웠다기보다는 당혹스러웠다. 내가 알기론 잔돌이 이렇게 커질 이유가 식습관, 의학적이거나 정신적인 면 그 어디에도 없었기 때문이다. 게다가 이게 정말 커지고 있는 것인지, 아니면 그냥 내 상상일 뿐인지 헷갈렸다.

허나 그건 나의 상상이 아니었다. 1월 중순에 들어서는 느린 속도지만 커지고 있다는 사실이 확실해졌다. 나는 좌절했다. 모든 것이 최고였고 그 어느 때보다도 강하고 건강해 보였으며 에너지가 넘쳤는데 이런 상태에서 종양이 다시 살아 날 수 있단 말인가? 불안감이 서서히 덮쳐 오기 시작했다. 예전에 내 여행에 뭔가 놀라운 결말이 없다고 캐서린한테 불평했던 일이 떠올랐다. 치료법의 막바지에 다다른 지금, 종양이 나에게 놀라우면서도 슬픈 비극적인 결말을 안겨 주려고 하는 것일까?

아니, 그건 아니다. 내가 그렇게 놔두지 않을 것이다. 나는 하루에 집중적인 상상요법을 두 번씩 행했고 종양이 수그러들기를 바라며 반격을 가했다. 3일이 지나고 나니 내 허벅지 부분이 뜨거워졌고 일주일 동안이나 열이 내리지 않았다. 발열은 거슨요법에서 대부분 종양의 위축으로 이어지는 길조였다. 게다가 강력한 정신적 훈련을 거쳐서 내 몸의 치유를 도왔다는 증거이기도 했다. 거기까지는 좋았다. 하지만 문제는 굵게 튀어나온 잔돌이 변함없이 있었다는 것이다.

더 이상 내가 할 수 있는 게 없었으므로 몬테그 박사를 찾아갔다. 그는 나를 검진해보고 나서 전체적인 몸 상태는 좋지만 분명 잔돌은 커지고 있다고 했다. 나만큼 당혹스러워진 그는 골반 엑스레이 사진을 찍어볼 것을 권유했다. 그렇게 하면 방사능을 쬐게 되지만 확실히 알려면 어쩔 수 없었다. 털이 곤두섰다. 멜라노마는 방사능에 예민한 종류였지만 다른 방법이 없었기에 사진을 찍자는 의견에 동의해야 했다.

샬럿에게도 상황을 보고하기 위해 편지를 썼다. 친구의 권유로 뼈가 약해지는 것을 방지하기 위해 칼슘과 마그네슘 알약을 작년 가을부터 섭취하고 있는 것 외에는 식단에 바뀐 게 없다고 설명했다. 그 작은 부분 외에는 그녀가 하라는 대로 충실히 이행하고 있었다. 그녀라면 이 상황을 설명할 수 있을까?

얼마 지나지 않아 샬럿의 답장이 도착했지만 기뻐할 만한 내용은 아니었다. 첫째로 암 환자는 경우에 따라 종양이 다시 자라게 될 수도 있어 칼슘이나 다른 영양제를 섭취해서는 안 된다는 내용이 거슨 박사가 쓴 책에 있다는 것을 상기시켰다. 둘째로 그녀는 녹즙 13잔, 관장 다섯 번, 알약 등을 포함해서 철저한 거슨식 생활로 돌아갈 것을 권했다.

"최소한 3개월, 아니면 종양이 줄어들거나 말랑말랑해 지거나 아예 사라지게 될 때까지 계속 하셔야 합니다. 라 글로리아에 돌아오시면 도와드릴 수 있습니다. 오존 치료를 포함해서요." 그녀는 격려하는 차원에서 이렇게 편지를 끝마쳤다. "걱정하지 마세요. 이번에도 이겨 내실 겁니다."

그 순간에는 제우스의 번개도 샬럿의 답장만큼이나 나를 뒤흔들어 놓지 못했을 것이다. 나는 고개를 들어 거슨 박사의 책을 뒤졌다. 영양제에 대한 금기를 깨뜨린 것에 대해 스스로를 책망하며 그동안 섭취하던 영양제를 전부 쓰레기통에 던져 버리고는 의자에 앉아 심각하게 고민에 빠졌다. 확실한 것은 내가 이제 육체적, 정신적으로 3개월은 고사하고 단 일주일도 철저한 치료법이 요구하는 모든 걸 완벽하게 해낼 수가 없었으며 뭔가 다른 방법을 생각해야 한다는 사실이었다.

후디는 이 일에 대해서 알고 있는 유일한 사람이었으며 내게 심각하게 잘못된 게 없다고 확신한 그는 평정심을 가지고 상황을 받아들였다. 다음으로는 엄마, 캐서린, 존 그리고 두 명의 친구에게 말하고 다른 사람들에게는 소문내지 말아 줄 것을 당부했다. 이때는 모든 사람들로부터 그 사실을 숨기고 싶었다. 특히 자연의학 방면으로 알고 지내는 사람들이 이 사실을 안다면 최악의 사태를 걱정하며 나를 암과의 투쟁에서 패배한 환자 가운데 한 명으로 치부할 것이 두려웠다. 그리고 절대 그런 일이 벌어지도록 놔두고 싶지 않았다.

엑스레이 촬영 시간이 되자 조금은 안심이 됐다. 40분이 걸렸고 문제없이 진행되었다. 촬영이 끝나고 기계 조정실에서 촬영을 지휘하던 여의사가 나를 만나기 위해 나왔다. "촬영된 사진이 컴퓨터를 통해서 나오고 있습니다. 하지만 처음 몇 장을 봤는데 몸속에 있는 종양이 완전히 둘러싸여 있더군요. 정말 놀라웠습니다. 다른 비정상적인 점은 찾을 수 없었습니다."

"그러니까 종양이 퍼지지 않았다는 말씀이신가요?"

"그렇죠. 종양은 완전히 갇혀 있습니다."

"잘됐네요." 마음속으로 거슨 박사에게 경례를 했다. "혹시 종양 안에 뭐가 있는지 보셨나요?"

그녀는 미소를 지어 보였다. "아뇨. 죄송하지만 그건 불가능합니다. 한데 혹시 지금까지 해오셨다던 치료법에 대해서 더 얘기해 주실 순 없나요? 당신의 주치의로부터 듣기론 꽤 특이하더군요."

촬영실의 딱딱한 플라스틱 테이블에 누워서 그녀에게 치료법을 간단하게 요약해서 설명해 주었다. 하지만 내 마음은 덩실덩실 춤을 추고 있었다. 잔돌은 완전히 몸속의 조직과 분리되어 갇혀 있었으며 이런 사실은 종양이 커지는 것에 대한 걱정을 덜 수 있게 해 주었다.

몬테그 박사에게 건네받은 두 장의 큰 엑스레이 사진과 의사의 소견서에 나는 더더욱 안심했다. 소견서에는 이제 종양을 조직절제, 즉 몸에서 떼어 내도 괜찮다고 씌어 있었다. 총 스무 장으로 구성된 사진에는 검은색과 회색이 어우러져 신비한 형상으로 내 아랫배와 골반 부분의 모습을 보여 주고 있었다. 매혹적인 사진 속에 보기 좋은 쌍둥이꼴 물체는 신장이며 굵고 보기 좋게 그려진 곡선이 골반이란 것을 알 수 있었지만 전혀 마음에 와 닿거나 내 몸이라는 느낌이 들지 않았다. 모든 게 신기해 보였지만 오른쪽 허벅지에 박혀 있으며 이제 종말을 앞두고 있는 종양에만 눈이 자꾸 돌아갔다. 종양은 주위에 5센티미터 정도의 장벽으로 둘러싸여 있었다. 골프공과 테니스공의 중간 크기로 3년 전 레녹스가 처음 발견했을 때보다 확실히 부풀어 있었다.

"일단 잘됐네요." 나는 몬테그 박사에게 말했다. "이젠 적어도 적의 위치를 확실히 알겠어요. 하지만 이제부턴 어떻게 하죠? 제거해야 할까요?"

그는 들고 있던 서류를 응시하더니 이내 입을 열었다. "그 질문에 제가 답변드리기가 어려울 것 같군요. 보통은 이런 상황에서 수술을 받는 걸 반대하지만 당신의 경우처럼 종양이 완전히 둘러싸여 있다면 안전할지도 모르겠군요. 거슨 재단 사람들이 어떻게 생각하는지 알고 싶네요.”

“저도 그래요. 한번 알아보고 제가 연락드리겠습니다.” 그에게 약속했다.

하지만 며칠 동안은 아무것도 하지 않고 마치 어떤 징조가 나타나길 기다리듯이 평상시처럼 생활했다. 하지만 아무런 징조도 나타나지 않았다. 적어도 내가 의식할 수 있는 부분에선 모든 것이 조용했다. 그러다가 어느 날 밤 내면에서 갑자기 힘이 솟는 게 느껴졌다. 이젠 더 이상 기다릴 이유가 없으며 행동할 때가 다가왔다. 게다가 난 이제 어떤 행동을 취할지도 잘 알고 있었다.

나는 캘리포니아에 있는 샬럿에게 전화를 걸어 촬영 결과를 말해 준 뒤 종양을 제거하는 편이 현명한지 물었다. “네, 좋은 생각인 것 같군요.” 그녀는 대답했다. “제거하신 뒤 몇 주 동안은 치료법을 철저하게 이행하셔야 해요. 그리고 당연한 거지만 어디서 수술을 받을지도 조심스럽게 선택하셔야 됩니다. 하지만 무엇보다 중요한 건 수술 이후의 치료법이죠. 전처럼 집에서 하실 수 있으시다면…”

“아뇨, 못 하겠어요.” 숨을 크게 들이쉬고 말을 이었다. “라 글로리아에 돌아가서 수술을 받은 뒤에 2주 동안 머무르고 싶어요. 그렇게 하면 잘못될 염려가 없잖아요, 그렇죠?”

“물론이죠.” 샬럿이 기쁘게 말했다. “모든 걸 제대로 끝내고 정리하는 데는 그 방법이 최고겠죠. 언제 오시겠어요? 얼마나 계실 수 있죠?”

“최대한 2주요. 비행기 값까지 계산하면 그것도 힘들지만 어떻게든 마련할 수 있을 거예요.” 또 돈이 들겠구나 생각했다. 잔돌은 작지 않은 다이아몬드의 가격만큼이나 뛰어올랐다. 샬럿과 도착하는 날짜를 정한 후에 나중에 보자고 인사하고는 전화를 끊었다. 멕시코에 돌아가는 것은 그다지 내키지 않았지만 샬럿을 다시 볼 수 있어서 한편으론 기쁘기도 했다. 즉각 몬테그 박사에게 그 소식을 알렸고 그도 찬성했다. 내가 샬럿의 간호 아래 있으면서 그녀가 선택하는 의사들에게 수술을 받기만 한다면 그도 반대하지 않는다고 했다.

다시 여행을 계획하자니 '이제 또 시작이구나' 하며 낯익은 느낌이 들었다. 1984년 3월, 또다시 개트윅에서 샌디에이고로 떠나는 비행기에 몸을 실었지만 이번엔 1981년 당시 얼굴에 잿빛을 띠던 때와는 달리 건강미가 넘쳤고 질병과는 거리가 먼 사람이었다. 또한 내 여행 가방 가운데 두 번째로 작은 것만 들고 가볍게 떠났다. 후디에게 이번엔 빨리 돌아올 것이라고 말했다.

저녁 식사 때에 라 글로리아에 도착했다. 낯익은 식당으로 들어가자 잊을 수 없는 히포크라테스 수프의 냄새가 코끝으로 들어왔다. 세상이 뒤집어 지고 우주가 갈라져도 거슨 환자들이 모이는 곳에선 히포크라테스 수프가 언제나 끓고 있겠지. 큰 테이블에 둘러앉은 사람들 사이에 가서 자리를 잡았다. 내 옆에 창백한 얼굴을 한 여자 환자가 나를 보고 환자 같지는 않아 보이는데 누굴 찾아왔느냐고 물었다. "사실 저도 예전에는 환자였어요. 조금 부족해서 다시 돌아왔죠." 그리고 그 정도만 알고 있도록 더 이상 얘기하지 않았다.

다음 날 아침이 되어 나를 덮쳐 오는 치료소의 칼날 같은 스케줄대로 행동했지만 다른 많은 병자들 가운데 나는 마치 꾀병을 부리고 있는 것처럼 느껴졌다. 샬럿이 도착했다. 그녀는 어느 때보다도 더 활기차고 건강해 보였다. 처음에는 그녀와, 다음에는 나를 돌봐줄 아르투로 박사와 많은 대화를 나누었다. 오후가 되서 그는 내 수술을 맡게 될 리카르도 박사를 데리고 왔다. 거슨요법에 관심이 많았던 리카르도 박사는 종양을 살펴보고 엑스레이 사진을 오랫동안 관찰했다. 수술은 라 글로리아의 소규모 시설이 아닌 티후아나에 있는 병원에서 받아야 할 것이며, 거슨요법에 따라 사람의 항체조직에 큰 악영향을 끼치는 일반 마취술 대신에 신경차단 마취 기술을 사용할 것이라고 그가 말했다.

"축하드립니다." 대화를 마무리하며 리카르도 박사가 내게 말했다. "당신은 통계수치를 깨버렸군요."

"무슨 의미죠?"

"두 번째 악성 멜라노마가 몸속에 나타나는 환자는 보통 6개월에서 8개월밖에 버티지 못하죠." 그가 밝은 목소리로 말했다. "한데 당신은 아주 좋아 보이니 말입니다."

다음에 리카르도 박사를 만난 곳은 삭막한 티후아나에 위치한 놀라울 만큼 아름다운 병원의 수술대 위에서였다. 수술은 90분이 걸렸고 그 시간 동안에 나는 너무나도 외로웠다. 내 의식은 또렷했지만 리카르도 박사와 다른 의사들, 그리고 간호사들 사이에 스페인어로 오가는 대화를 단 한 단어도 알아들을 수 없었기 때문이었다. 그들은 빠르고 경쾌하게 얘기했으며 그들의 놀라워하는 듯한 어조와 적지 않은 웃음소리는 나를 더더욱 외롭게 만들었다. 이봐요, 나도 농담에 좀 끼워줘요. 그리고 수술시간은 또 왜 이렇게 긴 거예요? "어떻게 되어 가고 있죠?" 리카르도 박사에게 자꾸 물어봤지만 걱정할 필요 없다는 대답만이 돌아왔고 자세한 얘기는 해 주지 않았다. 다른 의사들 가운데 예쁜 갈색 눈동자를 지닌 사람이 한두 번 정도 내 손을 꼭 잡으며 안심시켜 주었다. 참 좋았다. 수술시간 동안 고통은 없었지만 허벅지 부분에 압력이 느껴졌다.

갑자기 간호사가 옆으로 오더니 철로 만들어진 쟁반 위에 있는 뭔가를 보여 주었다. 새 고무공처럼 부드럽고 동그란 어린아이 주먹만한 물체는 다름 아닌 종양이었다. "그렇게 생긴 거였군요." 영어를 전혀 못하는 간호사에게 바보같이 말했다. 하지만 방금 떼어 낸 종양을 맞이하는데 알맞은 인사법이 그 어떤 언어에 존재할까? 다음번에 종양이 내 눈앞에 나타났을 땐 투명한 유리병에 갇혀 있는 상태였고 아마 그대로 병리학자에게 보내 질 것 같았다. 그렇게 영원히 사라질 것이라 생각하니 왠지 섭섭했다.

"아주 흥미로운 사례더군요." 수술이 전부 끝나고 휠체어로 나를 옮기며 리카르도가 얘기했다. "당신의 종양은 보통 근육에서 다른 기관으로 옮겨 자란 뒤에 혈관으로 옮아가는 종양과는 달리 주위에서 완전히 격리되어 있더군요. 그냥 거기 그렇게 있었던 거예요. 마치 빼내 주길 기다리는 것처럼요. 딱 한 군데 이어져 있긴 했는데" 조금 서툰 영어로 그는 계속해서 말했다. "그게 혈관이었죠. 그걸 해결해야 했고 림프선도 다시 이어야 했고 그래서 시간이 좀 걸렸습니다. 하지만 그렇게 주위와 동떨어져 있는 종양은 흔한 게 아닙니다. 그리고 종양을 둘러싼 벽도 유달리 두껍고 딱딱했어요. 그것에 대해서는 병리학자의 보고서가 도착하면 더 알 수 있겠죠. 기분은 좀 어떠세요?"

"괜찮아요. 불평할 만큼은 아니네요." 사실대로 말했다. 만약 그가 이틀 동안은 휠체어로 다녀야 한다고 말하지 않았다면 그 자리에서 일어나 옷을 입고는 라 글로리아로 데려다 달라고 말했을 것이다. 상황이 그러했기에 그날 밤은 병원에서 자야 했는데 그곳에서 준 컵에 담긴 보라색 젤리와 우유를 거부했기 때문에 거의 굶어 죽을 지경이었다. 하지만 그런 배고픔도, 수술 뒤에 느끼는 약간의 아픔도 전혀 문제가 되지 않았다. 나의 임무에서 가장 중요한 부분이 끝났으니 말이다. 이제부터 나머지는 정말 쉬울 것이라고 생각됐다.

라 글로리아에서 아르투로 박사는 내 바쁜 스케줄에 오존치료를 집어넣었다. 오존 치료법은 몇몇 유럽 국가와 남미에서 오랫동안 써 오던

방법이라고 설명해 주었다. 거슨 치료소는 1983년에 이 치료법을 도입
했으며 그 이후로는 암이 많이 진행된 환자들도 상태가 호전되었다고
한다. "오존은 박테리아나 바이러스, 그리고 곰팡이 같은 것에 닿는 즉
시 죽여 버린답니다." 그가 말했다. "오존은 당신도 아시다시피 암 환자
들에게 매우 중요한 산소 공급을 늘려 주고 이 산소들이 몸속의 종양을
파괴할 수 있게 되는 거죠."

그에게 "참 좋은 거네요"라고 신중하게 말하고선 아직도 내 몸속에
제거해야 할 종양의 세포 조직이 남아 있다고 생각하냐고 물었다. "아
뇨, 전혀요." 그가 대답했다. "그저 수술 뒤에 따르는 순서라 생각하시
면서 오존 치료를 받으세요. 그냥 모든 것을 안전하게 그리고 회복에도
도움을 주고 싶기 때문입니다. 추가로 공급되는 산소는 건강한 사람들
에게도 좋습니다. 샬럿에게 물어보세요. 그녀도 해 봤으니까요." 하루
에 두 번씩 정맥에 놓는 오존 주사(intravenous ozone injection)는 의
심할 여지없이 내 건강을 상승시켜 주었다. 하지만 핏줄 속으로 공기방
울이 들어가는 것을 막기 위해 고통스러울 만큼 주입 속도가 느렸던 만
큼 참을 수 없이 지겹기도 했다. 그리고 간호사는 아주 서투른 영어밖
에 할 줄 몰랐기에 오존치료 시간은 한참 동안 움직일 수 없는, 우울해
질 정도로 조용한 시간이었다. 모든 것이 양호했고 종양을 제거했던 자
국은 빠른 속도로 회복되고 있었으며 얼마 안 있어 집으로 돌아갈 것이
었다.

병리학자의 보고서가 도착했을 때 나는 이미 깨어나 있었고 몸의 상
태가 너무나도 좋았다. 보고서에는 종양의 모습에 대한 세부설명과 완
벽하게 둘러싸인 종양 안에는 많은 양이 괴사된—죽은—세포와 함께
전이된 멜라노마 세포 덩어리가 들어 있었다고 씌어 있었다.

보고서의 마지막 줄은 충격적이었다. 차가운 어둠이 덮쳐와서 세상으

로부터 나를 격리시켜 버렸다. 그처럼 오랫동안 치료법을 행하는 동안에도 암세포 덩어리가 살아있었단 말인가? 당황스러웠다. 세상에나, 그렇다면 난 지금까지 완전히 회복된 게 아니며 질병을 이겨 내지도 못한 것이 아닌가? 나는 이미 제정신이 아니었다. 내게 떠오른 단 하나의 생각은 이 사실에 대한 실망감과 쓰디쓴 패배감뿐이었다. 감정을 가눌 수가 없었고 더 이상 싸우고 싶지도 않았다. 그 몇 분 동안의 충격 속에 내 미래는 증발해 버린 것 같았다. 내게 남은 것은 패배할 것이라는 확신뿐이었다.

그 순간 샬럿이 들어왔고 나의 절망과 정면으로 맞닥뜨렸다. 눈물을 참고 그녀에게 보고서를 보여 주었더니 그녀는 이미 읽어 봤다고 했다. "그럼 전혀 쓸모없는 거죠, 아닌가요?" 그녀에게 내뱉었다. "결국은 전 치료법의 실패담이 돼 버렸군요. 아직까지도 몸속에 멜라노마 세포가 살아 있었다니…"

"잠깐만요." 그녀가 말을 잘랐다. "도대체 무슨 얘길 하고 계신 거예요?" 나는 슬픔에 빠진 채 코를 풀며 어깨를 들썩였다. "당신한테 멜라노마 세포가 있었던 게 아니라 둘러싸인 종양 속에 있었던 거죠. 그건 완전히 다른 거예요. 당신은 치료법의 성공담입니다. 실패한 게 아녜요."

"저한테는 그렇게 안 보이는데요." 울먹이며 그녀에게 말했다.

"봐요. 당신도 멜라노마 세포가 얼마나 빨리 전이되는지 아시죠?" 나는 고개를 끄덕였다. "당신의 2차 종양은 3년 전에 발견됐잖아요. 그리고 치료법을 시작한 뒤로는 다른 종양이 생기지 않았고 얼마 전에 치료법을 그만두었는데도 종양이 더 이상 생기지 않았잖아요. 당신은 살아 있고 건강해요. 그리고 종양은 15밀리리터의 캡슐로 완전히 둘러싸여 있었다고요."

"15밀리리터요? 거의 방탄벽 수준이잖아요!"

"그렇죠. 그런데 그마저도 이젠 사라지고 당신은 건강하잖아요. 어떻게 실패했다고 말할 수 있죠?"

"하지만 그 살아 있는 멜라노마 세포 말이에요. 어떻게 살아 있을 수가 있었던 거죠?"

샬럿이 한숨을 쉬었다. "아마 캡슐에 의해서 보호 받았기 때문에 그랬을 거예요." 그녀는 차분하게 말했다. "그래서 치료법에서 종양을 죽이는 요소가 뚫고 들어갈 수가 없었던 거죠." 요점을 강조하기 위해 허공에 작은 돌의 모습을 그리며 말했다. "잊지 마세요. 흔히 양성조직으로 형성되는 캡슐은 항체조직이 파괴해야 할 침입자로 인식을 하지 못하죠. 괴사조직에 둘러싸인 멜라노마 세포가 캡슐 깊은 곳 안에 있었다는 사실은 그냥 그렇게 된 게 아니에요."

비로소 나는 제 정신을 되찾을 수 있었다. "그러니까 당신이 하는 말은 캡슐이 두 가지 작용을 한 거군요." 조심스럽게 말했다. "암세포를 나가지 못하게 하고 치료법도 들어오지 못하게 말이죠. 그렇다면 애당초 승리할 수 있는 게 아니었잖아요."

"하지만 승리하셨잖아요." 샬럿이 대답했다. "당신의 몸은 계속 옳은 일을 해 온 거예요. 매우 효과적으로 스스로를 방어해 왔어요. 제발 실패했다는 생각은 버리세요. 대신 성공에 대한 자축을 하시지 그러세요?" 그녀는 미소를 지어 보였고 다른 일을 처리하기 위해 떠났다.

샬럿이 나간 뒤 만족스러운 표정으로 아르투로 박사가 방에 들어왔을 때까지도 나는 혼란스러운 상태를 정리하려고 노력 중이었다. 의사들과 병리학자 모두 내 사례가 특별한 것이라고 했다며 그는 내게 말했다. 아르투로 박사는 자신도 거슨 환자들 가운데서 캡슐에 둘러싸여 쉽게 떼어낼 수 있었던 죽은 종양을 본 적이 있다고 했다. "그 가운데 한 명은 멜라노마에 걸린 환자였죠." 그가 말했다. "기억하실지도 모르겠군요. 당신이 여기 처음 오셨을 때 있던 사람인데."

"아, 제 친구 칼을 말씀하시는 거군요." 큰 목소리로 그에게 말했다. "네. 그 사람 수술 받은 것에 대해선 저도 알고 있었어요. 그때 조직검사 결과를 저에게도 한 장 보내 주었거든요."

"어쨌든 그 사람도 그 뒤로 매우 건강하게 지내고 있답니다." 아르투로 박사가 계속 말했다. "그리고 저희들도 비슷한 사례를 보아 왔어요. 만약 몸이 보통의 방법으로 암세포를 파괴하고 제거할 수 없을 때는 포위하고 가두어 버리죠. 직장에서 일하면서 어느 날 아파서 병원에 갔다가 총알이나 못이나 다른 파편 같은 것이 몸에 있었다는 걸 발견하고 떼어 내는 것과 똑같은 이치죠. 다른 점이라고 한다면 암세포를 가두는 데는 거슨요법이 필요하다는 거고요."

그의 설명을 잠시 생각한 뒤에 말했다. "말이 되는군요. 그런데 왜 혹이 자꾸만 커졌던 걸까요?"

"저도 모르겠어요. 어쩌면 속안에 있던 악성 세포가 죽으면서 둘러싸고 있던 캡슐의 일부분이 돼서 그랬을지도 몰라요. 그랬다면 종양을 커지게 했을 수도 있죠. 아니면 섭취하고 계셨던 칼슘이 캡슐을 더 두껍게 만들었기 때문일 수도 있어요. 이젠 어찌됐든 정확히 알 수는 없겠죠."

"그럼 떼어 내지 않았다면 내가 어떻게 됐을까요?"

"아마 모든 세포들이 죽고 난 뒤에 딱딱하고 생명이라곤 찾아볼 수 없는 혹만 남아 있게 되었겠죠. 당신 몸속의 항체 조직이 아주 잘 작용하고 있었기 때문에 그렇게 되었을 가능성이 아주 높습니다. 하지만 그런 건 모두 이론일 뿐이죠. 종양은 사라졌고 당신은 이제 걱정하실 게 없습니다."

그가 옳았다. 서서히 나는 안정을 되찾을 수 있었지만 내가 경험했던 모든 것의 중요성을 인식하고 그것이 패배가 아니라 승리였다는 것을 깨닫기까지는 시간이 걸렸다. 종양 안에 있던 죽은 세포들이 내 이야기를 망친 것이 아니라 오히려 그 진가를 증명해 준 것이다. 게다가 그것은 거슨요법의 능력에 대한 궁극적인 증거이자 변호였던 것이다.

나는 이제 거슨요법이 빠르게 번지는 악성 암세포가 내 몸에 피해를 더 입히지 못하도록 지켜 냈으며, 그것이 현대의학으로는 도저히 해낼 수 없던 것임을 깨닫게 되었다. 또한 거슨요법이 내 몸의 면역력을 높여서 종양 안에 살아 있는 암세포를 지니고 있었음에도 불구하고 활기차고 에너지가 가득한 삶을 살 수 있게 해 주었다는 것을 알게 되었다. 그것은 마치 집안에 난폭한 살인자들과 같이 살고 있지만 그들은 절대 탈출할 수 없는 방에 갇혀 있어 그들이 위험한지 어쩐지 전혀 모르고 사는 것과 같았다.

거슨요법의 과정과 결과 모두 현대의학의 그것과는 너무나도 달라 서로 비교하기가 무척 힘들었다. "문제는," 런던에 돌아가기 얼마 전 샬럿에게 말했다. "라 글로리아에서 했던 모든 것들이 제게는 당연한 것처럼 들리지만 다른 사람들이 그걸 들으면 미쳤다고 생각하거나 아예 믿지 않을 거예요. 만약 현대의학의 암 전문가에게 제가 3년 동안 살아 있는 멜라노마 세포를 허벅지에 달고 살면서 아무런 문제도 없었다고 말한다면 그 사람은 분명 나를 가까운 정신병원에 가라고 할 걸요."

"뭐," 장난기 섞인 미소를 지어 보이며 샬럿이 말했다. "하지만 병리학자의 보고서와 종양 조각으로 당신의 이야기를 증명할 수 있잖아요."

"그렇죠." 갑자기 어떤 생각이 내 머릿속을 스쳐 지나갔다. "저기요," 그녀에게 급하게 말했다. "이제 저한테도 의학적으로 인정될 수 있는 증거물이 생겼으니 저를 불치병에서 회복된 거슨 환자 가운데 한 명으로 포함시켜 주실 건가요?"

"예, 그렇게 하죠." 샬럿이 말했다.

18 불치병을 치유한 승리자의 다짐

샬럿은 약속을 지켰다. 내 이름은 거슨의 '불치병을 치유한 자들' 명단에 올랐다. 뿐만 아니라 미국의 독자적인 의학 연구계에 보고된 20명의 가장 좋은 사례에도 포함되었다. 앞으로 미래에 어떤 일이 일어나더라도 내 이름이 거슨 치료사(史)에서 사라지지는 않을 것이다.

이제는 아득하게만 느껴지는 치료법의 마지막 날로부터 나는 내가 겪은 경험들에 대한 총체적인 결론을 내리기 위해 깊은 생각을 했고, 그로 인해 내 생각들이 급변하는 과정을 겪게 되었다.

건강과 활기를 되찾고 난 뒤 처음에 내가 가장 많이 신경 쓴 것은 오늘날 현대의학이 영국에서 널리 이용되고 있는 것처럼 어떻게 하면 거슨요법도 공식적으로 대접받을 수 있을까 하는 것이었다. 나는 경제적으로 넉넉하지 못한 사람이 거슨요법에 접근할 수 없다는 사실도 마음에 걸렸다. 내가 해야 할 일은 의학적인 편견을 없애고 거슨요법의 성과를 증명할 수 있는 올바른 환경이 만들어지도록 제대로 된 과학적인 조사와 객관적인 평가를 받을 수 있게 하는 일이라고 생각했다. 만약 암과 같은 만성 질병에 대해서 대규모 실험을 해 본다면 치유되는 환자의 숫자가 급부상할 것이며 의학계에 새로운 시대가 열리고 모든 것이 좋아질 것이 분명하다고 느꼈다.

하지만 지금 현실은 그것과 다른 모습으로 보인다.

내 기본적인 견해는 바뀌지 않았다. 식단에 따르는 치료법이 효과가 있음을 나는 알고 있다. 그리고 음식이 우리들의 건강을 좌우하는 근본적인 열쇠이며 질병에 대한 저항, 정신상태, 행동, 노화의 속도와 수명을 관장하는 것임을 인식하기 전에는 현대의 치명적인 질병에 대한 치료에 돌파구가 없음을 믿고 있다. 영양소가 이루어 낼 수 있는 효과를 알았다면, 만성 퇴행성 질환을 고치려 할 때 환자의 식습관을 관찰하지 않는 바보 같은 일을 하겠는가. 하지만 그런 일이 지금 벌어지고 있다. 의사들의 유일한 변명은 무지(無知)다. 의학을 공부하는 데에 영양소는 거의 다루어지지 않는다.

내가 생각하기에 영양소에 대한 의학계의 냉소적 태도는 식단이 곧 음식이고 음식은 곧 주방이며 주방은 곧 여자의 일과 동일하고 그러므로 과학적인 관심을 받기에는 근본적으로 하등의 것이라는 남성적 견해 때문인 것 같다. 다른 말로 하면, 음식이 사회의 남성적인 문화에 의해 그 정당한 위치에서 평가절하 되고 추방당한 또 다른 여성적 가치라는 것이다. 이제 그 위치를 되찾아야 한다. 의사는 의학에 대해 점점 많은 것을 알아가고 있는 환자들과 그 수가 계속 늘고 있는 성공적인 식단 치료법을 행하는 사람들 때문에라도 그들의 치료에서 식단을 질병 예방과 치료의 도구 가운데 하나로서 받아들여야 할 것이다.

처음에 나는 의사들이 영양에 대한 자신들의 무관심을 버리고, 사람들을 살찌우지만 영양은 결핍되게 만드는 인스턴트식품들, 그 식품들을 생산하는 일을 일반 기업체에 맡겨 버리기엔 영양소라는 것이 너무나도 중요하다는 사실을 깨달았다고 믿었다. 인체에 오랫동안 축적되었을 경우, 알려지지 않은 셀 수 없이 많은 화학 첨가물에 대한 해악을 문제 삼고 수많은 양로원·학교·병원에서 제공되는 끔찍한 음식들을 비난하는 데 의사들이 앞장 설 것이라고 생각했다. 비록 소수라 할지라도 현대의학이 미미한 성과밖에 거두지 못하고 있는 중독치료와 재활치료를 올바른 식습관을 통해 고치는 의사들이 나올 것이라는 기대도 해 보았다. 의식있는 의사들이 해야 할 일들이 굉장히 많았다. 그들 자신부터 불량식품의 섭취를 끊고 스스로 건강을 돌봐야 했다.

오늘날에 와서 나는 그것이 허황된 꿈이었음을 알게 되었다. 그리고 어째서 그 꿈이 현실화되지 못했는지 알아내는 것은 어려운 일이 아니었다. 화학 첨가제와 식품가공법에 대한 이의는 의사들이 아니라 환경단체와 토양협회(Soil Association)처럼 작고 가난한 단체들이 제기했다. 의학계에 종사하지 않는 사람들이 쓴 식품첨가물에 관한 책들은 불티나게 팔려 기업들의 속임수와 반쪽짜리 진실에 대해 폭로했고 똑똑한 소비자들로 하여금 슈퍼마켓에서 구입하려는 제품 뒤에 쓰인 제품 설명을 꼼꼼히 읽어 보게끔 만들었다. 제프리 캐넌, 데릭 쿠퍼, 제임스 얼리치맨, 바바라 그릭스, 레슬리 켄턴, 그리고 마지막으로 캐롤린 워커 같은 작가들은 기업들이 말하지 않는 다른 반쪽의 진실과 직접적 표현이 아닌 돌려 말하는 어구로 감춘 거짓들, 식품 가공에 쓰이는 지저분한 방법들을 많은 사람들에게 알려 주었다. 극소수의 의사들과 영양전문가(nutritionist)들만이 정부 식품 정책에 영향을 발휘했지만, 별다른 성과는 없었다. 의료 관련자들 대부분이 무관심한 상태였다.

하지만 당장 내일부터 모든 의사들이 건강한 영양소를 섭취하자고 일선에 나서더라도, (우리가) 오염시킨 대로 (우리를) 다시 오염시키고 있는 생태계 때문에, 우리가 안고 있는 문제는 근본적으로 해결되지 못하고 겨우 완화되는 정도일 것이다.

서로 떨어져 분산되어 있기는 하나 수도 없이 많은 질병의 증상들이 하나의 세계적 재앙이 되어 가고 있다. 마치 서로 닿지 않는 작은 불꽃들이 갑자기 거대한 불바다로 발전하여 우리들을 모두 집어삼키려 하는 것 같다. 70년대 초반에 나는 우리가 상당히 역겨울 정도로 지구라는 행성을 다루고 있는지 깨닫게 되었고 해일·홍수·지진·토네이도·기후 변화 등이 인간의 욕심과 무지에 대한 자연의 복수로서 다가오게 될까 두려워했다.

하지만 그 모든 것들은 문제의 일면일 뿐이다.

속을 들여다보면 그보다 더 심각하다. 자연의 복수는 이미 오염된 환경을 통해 우리들의 몸을 병들게 하고 있다. 자연이 우리들에게 따끔하게 매를 드는 데 전염병 따위로는 효과가 없다. 우리들은 이미 스스로 암, 심장병, 그리고 만성 질환 등을 수도 없이 만들어 놓았다. 그리고 물론 에이즈(AIDS)도 포함해서 말이다.

에이즈의 본딧말인 후천성면역결핍증(Acquired Immune Deficiency Syndrome)은 다른 만성 질환의 핵심이기도 하다. 건강에 관한 모든 문제는 질병을 일으키는 요인들로부터 육체가 스스로를 보호하지 못하게 만드는, 즉 우리들 스스로가 만들어 낸 면역결핍이 그 근본 원인이라는 것이다.

과학자들이 북해의 바다표범들을 떼죽음에 이르게 한 전염병을 조사한 적이 있었다. 그런데 전염병을 일으킨 바이러스는 오래전부터 존재해 왔지만 바다표범들에게 어떠한 해악도 끼치지 않았다고 했다. 하지만 날로 늘어가는 북해의 오염도 때문에 바다표범들의 면역체계가 약해졌고 결국 그 바이러스에 의해 수백 마리가 죽게 되는 결과를 가져오고야 말았다.

이런 설명은 당연하면서도 동시에 슬픈 것이기도 하다.

하지만 이것이 해양생물에게만 국한되는 걸까?

바다표범의 자리에 '인간'을, 북해의 자리에 '서구 문명'을 집어넣어 본다면 전염병처럼 퍼지며 갈수록 그 발병 나이가 낮아져 언젠가는 인류의 3분의 1이 걸릴 것으로 추산되는 암에 대한 원인을 발견할 수 있다. 사람의 면역체계는 바다표범과 마찬가지로 몇 백만 년 동안 주위의 자연환경에서 다가오는 위험들을 이겨 낼 수 있도록 진화되어 왔다. 하지만 동시에 환경오염, 방사능, 전자파뿐만 아니라 해로운 화학약품, 소음공해, 스트레스, 질 나쁜 영양분, 술, 담배, 마약, 그리고 항생제 남용과 기타 의약품에 이르는 수많은 인공적인 공격까지 이겨내도록 설계되지는 않았다.

이렇게 전례를 찾기 힘든 해로운 물질을 섭취해 약해질 대로 약해진 면역체계가 몸속에서 날마다 생산되는 악성 세포들을 맞아 제대로 싸울 수 있을리 만무하다.

바다표범에서 그칠 리가 있을까?

우리들 스스로가 환경을 오염시키는 것은 소름이 오싹 돋을 만큼 암과 비슷하다. 병든 토양, 병든 음식과 동물들, 병든 사람들… 악순환은 끊어질 수가 없다. 60년 전 거슨 박사가 내린 예견은 바로 오늘날 우리들의 삶에 대한 꾸짖음이었다. 1930년에 거슨 박사는 농경이 자연 친화적인 방법으로 바뀌지 않는다면 암과 다른 퇴행성 질병의 발병률이 조금씩 증가할 것이라고 말했다. "암 문제에 대한 해결책은 유기농 음식일 것이다"라고 그는 60년 전에 말했다. 만약 거슨 박사가 세계에서 섭취되는 곡식의 많은 양을 생산하는 선진 국가들이 그들의 황폐화된 땅 위에 자라는 식물에다 엄청난 양의 화학물질을 뿌려대는 것을 본다면 뭐라 말할지 추측하기는 어렵지 않다. 농작물을 재배하는 농가가 이익을 우선시하여 유기농 재배 대신에 생산량을 늘리려고 비료나 농약을 치는 현대식 농업 방식을 택했고, 의사들은 주된 관심사여야 할 건강을 거의 무시한 채 또다시 우리들을 저버렸다.

그런데 유기농 작물들만이 모든 미네랄, 효소, 미생물과 건강을 유지하는 데 필수적인 여러 요소들을 함유하고 있다는 증거가 적지 않다. 유기 농법이 쓰인 흙에만 몸속에 쌓여 있는 해로운 철 성분을 없애는 데 필요한 아미노산인 메티오닌이 들어 있고 그렇기 때문에 영양사들이 해독을 필요로 하는 환자들에게 이를 캡슐의 형태로 제공하고 있는 것이 좋은 예라고 할 수 있겠다.

자신이 만들어 내는 독소에 중독되는 자가중독의 속도는 갈수록 빨라지고 그 정도도 심해지고 있다. 남극의 펭귄에서 도시에 사는 사람들까지 모든 동물들의 지방에 농약이 쌓여 있다는 사실과 그런 농약들이 잡초보다 인간에게 더 해롭다는 사실을 사람들은 오래전부터 알고 있었다. 또한 사람들은 발암물질인 질산염이 질소비료에 포함되어 있으며 그것이 강물을 따라 해양생물을 죽이며 결국엔 우리들이 마시는 물로 스며들고 나중엔 오염물을 제거할 능력이 없다는 사실 역시 알게 되었다. 토양, 공기, 물 모두가 오염이 되어 가고 있다.

우리가 더 크고 좋은 병원을 찾고 건강진단에 많은 돈을 쓰며 갈수록 독하고 비싼 약을 연구하는 프로젝트에다가 돈을 쏟아 붓는다고 한들 마시는 물에 발암물질을 섞고 토양과 공기에 해로운 화학약품을 뿌리고 이미 영양소가 결핍된 먹거리에 여러 가지 잡다한 것들을 섞어 넣어 먹는다면 모두 무슨 소용이란 말인가? 결정을 내리는 고위층 인사들은 원인과 결과라는 간단한 고리에 대해 완전히 잊어버린 것일까?

누구라도 이런 바보 같은 상황을 깨닫게 된다면 절대 조용히 있을 수 없을 것이다.

하지만 이 모든 이야기는 오직 농경의, 영양 측면에서 본 오염의 모습일 뿐이다. 산업 폐기물과 핵의 오염도는 더욱 심각하다. 정부는 체르노빌에서 일어난 사건과 지속적으로 터지고 있는 안전사고, 그리고 핵발전소 근처를 휩쓰는 암을 뒤에 감추고 국민에게 모든 것이 안전하다는 말만을 거듭하고 있다. 하지만 온갖 광고와 비싼 캠페인들에도 불구하고 일부 국민들은 정부의 말을 단 한마디도 믿지 않으며 그 숫자는 늘어 가고 있다. 정부를 애써 변호하는 자들의 말은 너무나 뻔하며 지구상의 누구도 장기적인 원자력의 안전성을 증명할 수 없기에 신용도역시 떨어지게 마련이다. 게다가 핵폐기물의 처리문제도 해결되지 않고 있다.

공허한 약속과 뒤 이은 성급한 대책을 내놓기는 해로운 화학 약품을 생산하는 기업들도 마찬가지이다. 결국에는 문제를 제기하는 사람들이 어느 정도 승리를 얻게 된다. 하지만 어째서 이익만을 목적으로 하고 환경을 오염시키는 사람들과 자신들의 생활 터전을 지키고 싶을 뿐인 사람들이 벌이는 비정상적인 싸움이 애초부터 왜 존재해야 한단 말인가? 그리고 얼마나 더 많은 환경 피해가 있고 나서야 결정을 내릴 권한이 있는 사람들은 점점 오염되어 가는 환경과 계속해서 나빠지는 사람들의 건강 사이에 있는 연결 고리를 찾을 수 있을까?

만약 환경이 얼마나 깨끗한지가 그 안에서 살고 있는 사람의 건강에 반영되는 것이라면 선진국들은 낮은 점수를 기록할 것이다. 그리고 수명의 연장이 축복이라지만 그 연장된 삶 동안 관절염으로 장애를 얻고, 암에 걸리며, 치매에 걸리는 노인들을 거울삼아 그것이 진정한 축복인지 그 가치를 한번 의심해 봐야 할 것이다.

슬프지만 인간을 멸종위기에 처해 있는 동물이라고 생각한다면 도움이 된다. 멸종의 위기에 처한 야생동물들의 소식은 사람들로 하여금 그 동물을 살리는 데 쓰이는 기금을 내게끔 하지만 사라지는 야생동물과 그들을 괴롭히는 인간들 사이의 관계는 깨닫게 하지 못하고 있다. 우리들의 건강과 생존이 위기에 처했다. 지금이라도 늦지 않았으니 인간들은 행동을 취해야 할 것이다.

현재 우리는 공식적으로 우리들의 건강을 책임진다는 사람들로부터 많은 것을 바랄 수가 없다. 우리들 스스로를 오염시키는 환경에 대한 의학계의 관심은 미미하며 대부분 이론에 그친다. 의학계의 이단아였던 데니스 버킷은 이렇게 말했다. "이 시대의 의사들은 넘쳐흐르는 수돗물을 두고 수도꼭지를 먼저 잠그기보다는 바닥의 물만 열심히 닦고 있다. 하긴, 바닥을 닦는 게 더 돈이 되긴 하지."

정부도 그 꼭지를 잠그지는 않을 것이다. 오히려 환경오염을 일으키는 화학약품을 통한 농작과 산업 핵시설의 팽창을 장려하고 있다. 음식가공업체, 로비스트들, 화학물질과 약품 제조업체들 같이 부와 일자리를 창출해 내는 이익단체들의 비위를 맞추는 것이 정부로서는 기본적인 국민 건강 문제를 고려하는 것보다 더 중요한 것 같아 보인다. 심지어는 정책에 대한 비난의 목소리를 무시하고 억누르기까지 한다. 정치가들도 건강을 관리하는 데 드는 비용을 줄이려고만 애쓰지 근원적 문제해결에 대해 이해하지 못하고 있다. 게다가 어찌됐건 정치가들은 국민들의 건강에 대해 먼 미래까지 내다보기엔 임기가 너무나 짧다.

변화를 원한다면 우리가 직접 이루어 내야 한다. 권위적인 목소리를 가진 사람이 우리들의 생활방식에 대해 이래라저래라 할 때까지 기다려야 할 이유가 없다. 1981년 멕시코에서 돌아오고 나서부터 나는 어떻게 하면 근본적인 뿌리부터, 즉 개개인부터 바뀔 수 있을까 고민해 왔다. 요즈음 예전보다는 더 많은 사람들이 올바르고 건강한 식생활을 갖게 되었으며 이들 역시 주위 사람들에게 바꿀 것을 권하고 있다. 만약 오늘날 막스 거슨 박사가 살아 있었더라면 자신을 반기는 유기농 농작인들, 자연의학 치료사들과 그의 조언을 구하는 여러 의사들을 볼 수 있었을 것이다.

우리들은 삶에서 가장 중요한 두 가지 측면인 음식과 의약품에 진정한 소비자중심주의를 적용해야 할 것이다. 이상하게도 우리 소비자들에게는 아주 작은 선택권만이 주어져 왔으며 지금까지 그것에 대해 이의를 제기한 적이 없었다. 허나 우리들이 먹는 음식과 제공받는 의료기술은 우리들의 삶의 질을 떠받치는 두 개의 큰 기둥이다. 그것을 바꾸는 것은 근본적인 개혁을 의미한다.

변화가 진정으로 일어날 수 있을까? 나는 알지 못한다. 가끔은 그런 노력도 손톱 다듬는 줄로 산을 미는 일처럼 보이기도 한다. 하지만 그런 느낌도 순간일 뿐, 변화의 조짐이 내게 점점 사실적으로 다가온다. 혹자는 김칫국부터 마신다고 할는지도 모르겠다. 허나 나는 작은 조짐들을 과대평가할 정도로 순진하지 않다. 수백 가정의 뒤뜰에 있는 유기농식 정원이 열차 한 대 분량의 화학물질이 환경에 주는 피해를 막는다거나 힘없는 개인들이 거대한 기업들과 싸워 적어도 단번에는 이길 거라고도 생각하지 않는다. 그러나 나는 대세가 바뀌고 있음을 믿으며 오늘날의 병들고 불쌍한 사회가 새로운 시대로 도약할 때까지 살아 있을 작정이다. 그날이 올 때까지 당근녹즙을 마시며 살아가던 때에 배운 것을 실천하면서 생활할 것이다. 무엇을 원하는지 기억하고 실천에 옮기면서 내가 할 수 있는 것을 하며 하루하루를 살아갈 것이다.

이 책은 제가 멕시코의 거슨 병원에서 받은 치료 이야기가 대부분이지만, 독자 여러분은 티후아나에 가지 않고도 집에서 거슨요법을 충실히 할 수 있습니다. 물론 거슨 병원에 2주 가량 머문다면, 거슨요법 전문의들에게 진찰을 받으며 치료법을 처음부터 끝까지 한 번에 경험할 수 있습니다. 또한 매일매일 양질의 유기농 음식과 녹즙을 섭취하면서 몸 상태를 단번에 호전시키는 장점도 있습니다.

그러나 거슨 병원에 가지 않고도 거슨요법을 통해 성공적으로 병마를 물리친 환자들이 이곳 영국을 포함해 세계 곳곳에 있습니다. 그들이 거슨 병원에 가지 않은 이유는 대개 병원비를 마련할 수가 없어서였습니다. 어떤 사람들은 자녀들을 멕시코에 데려갈 수도 없고, 돌봐 줄 사람도 찾을 수가 없어서. 또 어떤 이들은 장거리 여행이 위험할 정도로 너무나 건강상태가 위태했습니다. 어찌됐든 그들의 가장 공통적인 장애물은 바로 돈이었습니다. 그렇기 때문에 에필로그 마지막엔 집에서 거슨요법을 어떻게 실행할지 설명할 것이며, 그에 앞서 질병의 종류에 상관없이 이것에 성공한 사람들에 관한 이야기를 먼저 하겠습니다.

일단 모든 것에 가장 기본이 되는 책이 있습니다. 바로 샬럿 거슨과 모튼 워커 박사가 공동 저술한 《The Gerson Therapy—The Amazing Nutritional Program for Cancer and Other Illnesses》로, 거슨요법의 이론과 실행에 관한 모든 것이 들어 있는 그들의 '교본'입니다. 아쉽게도 현재는 영어판밖에 존재하지 않습니다.* 저자들도 말하지만 이 책은 종양전문의, 심장전문의나 다른 전문가들과 받는 상담을 대신해서 쓰일 수 없습니다(책은 암뿐만 아니라 다른 퇴행성 질병에 대해서도 얘기합니다).

믿을 만한 유기농 과일과 야채를 지속적으로 구할 수 있는 공급원도 절대적으로 필요한 것 가운데 하나입니다. 농약을 살포하며 재배된 음식들은 반드시 피해야 합니다. 치료법을 시작하기 전에 먼저 공급처를 확보하는 것이 좋습니다. 한번 시작하면 치료법은 결코 멈추어선 안 됩니다. 치료법 사이에 어떠한 공백 기간이 생긴다면 회복에 방해가 될 것입니다.

녹즙을 만드는 데는 두 가지 도구가 필요합니다. 하나는 야채와 과일을 분쇄하는 기계이며 또 하나는 그것으로부터 즙을 가능한 많이 짜내

---

* 국내에는 거슨 박사의 《A Cancer Theraphy》가 《암 식사 요법》(지식산업사)으로 번역되었다. 이를 참고하면 된다.

는 착즙기입니다.* 암에 걸린 환자가 아니라면 원심분리식 녹즙기를 사용해도 괜찮으나 원심력을 쓰지 않는 녹즙기로 짜낸 녹즙보다는 회복 능력이 떨어질 것입니다.** 요리와 관장에 필요한 깨끗한 물을 위해 증류수 기계나 역삼투압 방식의 정수기도 필요합니다.

대부분의 약품들은 멕시코나 미국에서 구매해야 합니다. 여기서도 이해심 많은 의사나 약사가 많은 도움이 될 것입니다.

여기까지만 이야기를 들어도 멕시코에 있는 거슨 병원을 방문하지 않아도 치료법에 대한 경제적 부담이 가중되리라는 것을 알 수 있습니다. 한번 시작하면 2년 동안은 지속해야 하기 때문입니다. 첫 6개월 동안을 환자가 일을 할 수 없기 때문에 여기서 금전적인 부담이 더해집니다. 그 뒤에 상태가 좋다면 가족들이 도움을 준다는 전제 아래 시간제 근무나 재택근무를 할 수 있습니다. 다른 사람들의 도움을 전혀 받지 않고 치료법을 이행한 환자의 경우도 있으나 규칙상으로는 일단 다른 사람의 도움이 필요합니다. 가족, 친구, 친척들이 도울 수 있으며 여의치 않으면 최소한 하루에 몇 시간 정도 집에 와서 돈을 받고 일해 줄 사람을 고용해도 좋습니다. 치료법의 엄격한 스케줄을 따르는 것도 힘들지만 매일같이 반복되는 일상이 다른 사람의 도움을 받지 않고 치료법을 하려는 환자에게 큰 어려움으로 다가올 수 있습니다.

그래서 침울함과 우울함이 치료법을 이행하는 도중 자연스럽게 생길

---

* 이미 한국에서 시판된 녹즙기는 분쇄와 착즙이 동시에 이루어져 착즙률이 뛰어나다.
** 저자는 농약과 비료를 쓰지 않는 유기농 야채를 전제하고 있다.

수 있습니다. 반드시 이겨낼 수 있어야 합니다. 제 경험에 비추어 볼 때 환자에게 필요한 가장 중요한 것 가운데 하나는 바로 심리적 지원입니다. 환자의 말을 들어 주고 위로하고 동정하며 희망과 용기를 불어넣어 줄 수 있는 사람이 필요합니다. 가족이나 친구들은 환자가 별다른 이유 없이 짜증을 부리고 화를 낼 것을 예상하고 있어야 합니다. 그러한 기분 변화는 해독작용이 언제나 뇌와 신경조직에 영향을 미치기 때문이며 명현현상이 오면 더욱 강해집니다. 그에 대한 올바른 반응은 환자 행동을 섭섭하게 받아들이거나 반대로 화를 내지 않는 것입니다. 그런 현상도 지나갈 것이라는 사실을 기억해야 합니다.

이제부터 멕시코에는 한 번도 간 적이 없지만, 집에서 거슨요법을 행한 몇몇 환자들의 사례를 소개하겠습니다.

빅키는 53세의 교사로 기혼자이며, 성인이 된 자식이 둘 있습니다. 그녀는 1993년에 유방암을 진단받았고 종양과 함께 팔 아래 있는 림프관을 떼어 냈습니다. 2년이 지난 뒤 다른 편 가슴에 또다시 종양이 생겼을 때 그녀는 자신이 심각한 상황임을 깨달았습니다. 그 당시 두 자녀가 13살과 14살밖에 되지 않아 자녀를 두고 도저히 죽을 수 없다는 생각에 평소에 굉장히 종교적이었던 빅키는 마음속 깊은 곳에서부터 기도를 하게 됩니다. 다음 날 누군가가 빅키에게 책을 한 권 주었고 그 책을 통해 빅키는 거슨요법을 하기로 결심하게 되었습니다. 그러나 그녀의 남편은 거슨요법에 따르는 거대한 금전적 부담에 놀라지 않을 수 없었습니다. 도대체 어디서 치료에 드는 돈을 구할 수 있을까? 빅키는 다시 기도했고 두 부부는 어떻게든 돈을 마련할 수 있었습니다. 친구들은 유기농법으로 재배한 사과를 구해다 주었고 혼자서 주사 놓는 방법을 배웠으며 거슨 박사의 책을 보며 모든 것을 올바른 방법으로 실행했습니다. 그녀는 영국 거슨 지원그룹(British Gerson Support Group)으로부터도 도움을 받았습니다. 결국 두 번째 종양은 적출되었으며 병원에 있던 사람들은 빅키의 빠른 회복 속도에 놀라지 않을 수 없었습니다. 그녀는 점차적으로 치료법을 줄여 가 1998년에는 시간제 근무를 시작했고 다음 해에는 다시 전일 근무로 일할 수 있었습니다. 현재 빅키는 여전히 거슨 식단으로 식사를 하고 있으며 매일 세 잔의 녹즙을 마시고 관장을 한다고 합니다. 그녀는 건강하고 활동적이며 이제는 감사하는 마음에서 기도를 한다고 합니다.

테사는 런던에 사는 52세의 요가 선생이자 여배우입니다. 1999년 그녀는 자신의 귀 밑에 작은 종양이 생긴 것을 발견했으며 그 종양은 빠른 속도로 커져 갔습니다. 진단 결과 그것은 신경조직에 들러붙은 귀종양이었고 이를 떼어 내기 위해 그 해 7월, 4시간 반에 걸쳐 수술을 받아야 했습니다. 수술 후엔 화학치료를 받아야 했으나 부작용이 두려워 수술 대신 거슨요법을 시작합니다. 테사는 매우 힘든 시간을 보내야 했습니다. 돈은 부족했고 암으로 세상을 떠난 가족이 있다는 사실은 그녀에게 심리적인 부담을 주었습니다. 그럼에도 그녀는 거슨요법을 아는 의사에게 상태를 점검 받고 하루에 세 시간 반 동안 자신을 돌봐 줄 사람을 고용해 치료법의 어려움을 견뎌 냈습니다. 건강은 점차 좋아져 원기가 돌아왔고, 2001년 봄에는 치료법을 완전히 중단할 수 있었습니다. 그녀는 아직도 매우 조심스럽게 식사를 합니다. 생선은 조금씩 먹지만 유지방 제품은 피하고 있으며 하루에 두 잔의 녹즙을 마시고 일주일에 관장을 두 번 한다고 합니다. 현재는 예전의 직장으로 돌아가 다시 정상적인 삶을 살려고 준비하고 있습니다.

53세의 메리는 1992년 처음 유방암을 진단받았고 종양절제술과 화학치료를 받은 뒤에는 모든 게 다 괜찮다고 생각했습니다. 그러나 불행하게도 5년 뒤 암은 또 다른 유방으로 전이됐고 림프조직을 통해 결국엔 간에까지 전이돼 버렸습니다. 너무나도 고통스러웠던 그녀에게 의사는 6주밖에 살지 못할 거라며 화학치료도 목숨을 3개월 연장하는 데 그칠 것이라고 했습니다. 남편과 이혼해 혼자서 두 아이를 길러야 했던 그녀는 현대의학을 거부하고 라디오에서 들어본 적이 있던 거슨요법을 실행하기로 결심합니다. 멕시코로 가는 것은 애당초 생각도 할 수 없는 일이었습니다. 그녀는 직장을 포기하고 두 명의 환자 도우미를 고용해 지금까지 경험해 보지 못했던 전혀 새로운 삶을 시작하였습니다. 처음에는 오히려 몸이 더 악화되는 것 같았지만 두 달 후에 받은 초음파 검사는 가슴에 있던 암이 거의 사라지고 간에도 두 개밖에 남지 않았다는 사실을 보여 주었습니다. 18개월 후에 다시 검사를 받았을 때 유방에 있던 종양은 완전히 사라졌으며 간에 있던 종양도 상당히 작아졌다고 합니다. 종양이 없어지려면 아직 치료가 더 필요하지만, 그녀는 "터널 끝에 빛이 보이는 것 같다"라고 말합니다. 지금의 건강한 모습은 정말로 그녀가 얼마 전까지 그렇게 아팠을까 하는 의심마저 들게 합니다.

존은 73세의 은퇴한 대학교수입니다. 1999년 5월에 그는 한 쪽 눈 뒤에 악성 멜라노마가 있다는 진단을 받게 됩니다. 수술은 당연히 불가능했고 그래서 그는 런던에 있는 유명한 안과 병원에서 몇 달에 걸쳐 레이저 치료를 받게 됩니다. 그러나 이 치료 또한 눈의 신경을 파괴할 위험 때문에 별 효과를 보지 못하고 멈춰야 했습니다. 그해 존의 부인은 제 책을 통해 거슨요법을 알게 되었고, 더 이상 건강이 나빠지는 것을 막으려 거슨요법을 실행하기로 결심했습니다. 그들은 현대의학으로 치료를 받은 뒤 건강해 보였으나 결국엔 암으로 말미암아 사망했던 암 환자들을 알고 있었습니다. 존의 부인은 자신의 직장을 포기하고 집에 머물면서 남편을 위해 치료법에 온 힘을 쏟아 부었습니다. 8개월 후 부담을 덜기 위해 시간제 도우미가 고용되었습니다. 존의 건강상태를 정기적으로 확인하던 의사는 종양의 크기가 작아지고 있으며 존의 상태도 매우 좋다는 진단을 내렸습니다. 현재도 하루에 여섯 잔의 녹즙을 마시고 하루에 두 번의 관장을 합니다. 그는 계속해서 원기를 회복하고 있으며 지금은 제가 속해 있는 영국 거슨 지원 그룹의 회원으로서 활동하고 있습니다.

현재 82세의 활달한 할머니인 조앤은 1987년 자신의 겨드랑이에서 큰 종양을 발견했습니다. 그 종양은 4년 전 팔에서 떼어낸 점에서 전이된 악성 멜라노마였습니다. 수술로 종양을 제거한 조앤은 암이 또다시 전이되지 않게 할 수 있는 방법을 찾게 되었습니다. 조앤 역시 제 책을 통해 거슨요법을 알게 되었으며, 도저히 멕시코로 갈 수 있는 방법이 없어 집에서 거슨요법을 실행하게 되었습니다. 그녀는 18개월 동안 철저한 치료법을 실행하였고 다음 6개월 동안 점차적으로 치료법의 강도를 낮추었습니다. 다행히도 치료법을 시작할 때 하루에 4시간씩 도와주기로 하고 고용된 환자 도우미가 치료법이 끝나는 마지막 순간까지 조앤과 같이 있어 주었습니다. 나중에 그 둘은 절친한 친구가 되었다고 합니다. 조앤은 2년에 걸친 자신의 치료법을 되돌아보면 녹즙을 한 잔 마시면 또 다른 녹즙을 마셔야 할 시간이 되어 버리는 빠듯한 스케줄과 그 사이에 식사와 관장을 병행하는 것이 가장 힘들었다고 합니다. 하지만 그럼에도 불구하고 값진 시간이었다고 말합니다. "자신의 건강을 관리하고 조절하게 되는 경험은 너무나 낯설고도 아름다운 것이었어요!"

더 많은 이야기를 들려 드릴 수 있지만 이 정도면 집에서 거슨요법을 실행하는 것이 어려울지는 모르나 분명 가능하다는 사실을 알리는 데 충분하다고 생각합니다. 다음 이어지는 부분에서 말하는 치료법의 기본 외에도 환자의 굳은 결심, 살고자 하는 결의, 지금까지 경험해 보지 못한 전혀 새롭고 엄격한 삶에 적응할 수 있는 능력, 그리고 결과에 대한 긍정적인 생각과 믿음이 필요합니다.

분명 가능합니다. 또한 그에 따른 노력도 가치 있는 것입니다.

건강해지고 싶거나 되찾은 건강을 지키고 싶습니까? 거슨요법의 원리를 이해하고 실천한다면 훌륭한 결과를 안겨다 줄 것입니다. 예전 (1990년대)과는 달리 대중의 건강을 걱정하는 많은 의학계 관계자들과 정치인들에게 이러한 원리가 받아들여지고 있습니다. 서유럽에서 여러 차례 일어난 식량 파동은 현대의 농작과 가축 사육이 크게 잘못되어 가고 있음을 사람들에게 인식하게 해 주었습니다. 사람을 해칠 수도 있는 달걀의 살모넬라균, 소의 광우병, 양들의 입과 발에 걸리는 구제역, 야채와 과일에서 검출되는 적정치를 넘어선 농약 등 이루 헤아릴 수 없을 정도입니다. 이러한 사실 때문에라도 우리는 자신이 먹을 음식에 관한 제대로 된 정보를 알고 스스로 건강에 책임을 져야 합니다.

여기 기본적인 가이드라인이 있습니다.

바꾸라(Switch)! 가능한 만큼 유기농 식품들, 즉 농약이나 화학 비료를 전혀 쓰지 않은 건강한 토지에서 자란 식품들로 바꾸십시오. 정원이 있으시다면 직접 재배해 보시기 바랍니다. 정원이 없다거나, 도시 토양 대부분이 그렇듯 무언가를 기르기에 너무 오염되어 있다면, 조그만 항아리나 다른 용기에 샐러드용 야채 또는 허브를 기르면서 나머지 유기농 식품을 얻을 수 있는 유통 경로를 찾으십시오.

줄이라(Reduce)! 동물성 지방, 식용 기름, 마가린, 붉은 고기, 달걀, 소금, 설탕, 정제된 탄수화물(흰 밀가루, 흰 설탕, 흰 쌀, 그리고 이것들을 재료로 한 모든 음식들), 음료수, 술, 그리고 많은 양의 지방, 설탕, 소금, 화학 조미료를 첨가하여 가공, 정제된 음식들의 섭취를 줄이십시오.

늘리라(Increase)! 싱싱한 과일, 야채, 오트밀 혹은 현미와 같은 섬유질이 풍부한 곡식의 섭취를 늘리기 바랍니다. 석기시대의 식단처럼 가능하면 아무것도 첨가하지 않고, 아무것도 빼내지 않은 음식을 있는 그대로 드십시오.

피하라(Avoid)! 가능하면 화학물질을 피하십시오. 정수된 물이나 병으로 파는 물을 마시고 요리에 쓰도록 하십시오. 그리고 집에 있는 화학물질의 내용과 쓰임을 살펴보고 그것들이 정말 필요한 것인지 생각하시기 바랍니다. 독성이 강한 스프레이보다는 파리채가 몸에 훨씬 덜 해롭습니다. 알루미늄이나 음식이 달라붙지 않는다는 요리도구를 사용하지 마세요. 에나멜, 주철, 스테인리스로 만들어진 것이 가장 좋습니다. 기름에 튀긴 음식을 피하십시오. 집에서 쓰는 물이 염소나 다른 화학 약품으로부터 자유롭거나 물이 귀중한 곳이 아니라면 목욕보다는 되도록이면 샤워를 하십시오.

포함하라(Include)! 날마다 먹는 식단에 풍부한 양의 생야채를 비롯해 조리하지 않은 음식을 더 많이 포함하십시오. 조금만 신경 써 준비한다면 대부분의 야채는 날것으로 먹을 수 있습니다. 조리하지 않은 싱싱한 음식들은 요리에서 파괴되는 생명력이 그대로 숨을 쉬고 있습니다. 식사할 땐 먼저 싱싱한 샐러드를 먹어 소화를 돕도록 하고 설탕에 절인, 생명력이라곤 전혀 없는 후식 대신 싱싱한 과일로 식사를 마치십시오.

투자하라(Invest)! 비싸지 않은 녹즙기를 구입해서 매일 싱싱한 생과일즙과 야채 녹즙을 마시는 버릇을 들이십시오. 생과일즙과 야채 녹즙이야말로 가장 자연적인 최고의 활력소입니다.

배우라(Learn)! 몸이 여러분에게 주는 메시지에 귀를 기울이십시오. 몸은 언제나 우리들에게 자신의 의사를 전달하지만 사람들은 대부분은 그것을 무시해 버립니다. 몸의 언어는 몸에 나타나는 여러 가지 증상들이며, 이를 통해 우리 스스로가 육체를 잘 유지해 가고 있는지, 아니면 이제는 삶의 방식을 바꿔야 할 때인지를 말해 줍니다. 사람의 몸은 매우 지능적이며 정교한 도구이며 우리들의 존중과 정성 어린 보살핌을 받을 자격이 있습니다.

건강한 식단은 그렇지 못한 식단에 비해 그다지 비싸지 않습니다. 오히려 영양분이 적은, 화학 약품에 절은 불량식품, 단 과자, 그리고 술 등을 사지 않아 돈을 상당히 절약하니 더 경제적일 수도 있습니다. 만약 지금 제가 여러분에게 권하는 식습관에 견주어 여러분의 생활이 동떨어져 있다면 여유를 갖고 천천히 바꾸십시오. 습관이란 우리가 노력할 때에만 생기는 것입니다. 나쁜 버릇을 고치지 않은 채 좋은 습관을 만들 수는 없습니다. 그리고 소금기가 많고 짭짤하며 인공적인 맛들 때문에 죽어 버린 미각을 되살리는 데는 시간이 걸립니다.

하고자 하는 마음가짐이 가장 중요합니다. 만약 여러분께서 정말로 자신의 건강을 위하고 질병에 대한 강력한 저항력을 지니고 싶으시다면 변화는 그다지 어렵지 않을 것입니다.

| 후 기 |

　제가 오래전에 썼던 글을 2007년 지금에 다시 읽노라면 한 가지 의
문이 생깁니다. 물론, 대세는 기울고 있지만 왜 앞으로 똑바로 나아가
지 않고 갈피를 잡지 못하며 방황하고 있는가 하는 점입니다. 짧은 기
간 동안에 너무도 많은 변화가 일어났기 때문에 추이를 헤아려 보는 것
도 어렵고, 육체적·사회적 건강 면에서 과연 우리가 발전을 한 건지
아니면 더 깊은 수렁으로 빠져 버린 건지 짐작하기조차 어려운 상황이
되었습니다. 만약 누군가가 제게 '80년대 말과 '90년대 초보다 자연의
학과 건강 관리법이 더 나은 환경에 처하게 되었냐고 물어본다면 어느
쪽 대답을 들어도 똑같이 수긍이 가도록 '네'와 '아니오'라는 두 가지
대답밖에 할 수 없습니다.

　네. 인터넷, 그리고 쏟아져 나오는 서적과 잡지 덕택에 의식 있는 대
중들이 영양의 중요성과 건강한 삶의 방식에 대해 훨씬 더 많은 것을

알게 되었기 때문입니다. 이른바 전문가 환자(Expert Patients)들은 이제 더 이상 의사의 말을 맹신하지 않고 참고할 뿐입니다. 예를 들어 전통적인 암치료 방법이 많은 환자들에게 실망을 안겨 주었기 때문에 전문가 환자들은 보완대체의학(Comple-mentery and Alternative Medicine)을 찾게 되었습니다. 유럽의 경우 암환자의 30퍼센트는 약초, 비타민, 미네랄 등을 통한 보완대체의학을 실행하고 있습니다.

아니오. 보완대체의학의 성공이 자신들의 의약 독점에 방해가 된다고 생각하는 전 세계 거대 제약사들의 관심 때문입니다. 자연치료법을 행하는 사람들은 약을 사용하지 않고 무독성의 보조 식품과 약초를 사용하여 건강을 지키고 있습니다. 그들이 보여 준 사례는 제약회사를 긴장시키고도 남을 정도입니다. 그로 인하여 지난 몇 년간 유럽연합 지침(EU Directives)과 국제식품규격위원회(Codex Alimentarius)는 자연치료제에 강력한 공격을 가해왔습니다(국제식품규격위원회는 세계무역기구의 지원을 받고 있다). 자연 치료제를 거부하는 이들 집단의 목표는 대부분의 자연 치료제를 금지하고, 허용하는 것마저도 의사의 처방이 있어야 구할 수 있는 합성 약품으로 바꾸거나 말도 안 될 정도로 효능이 낮은 약품으로 대체하는 것입니다. 개인의 건강을 스스로 지키고자 하는 기본적인 인권에 대한 침해가 오히려 대중을 보호해야 한다는 괴상한 논리로 정당화되고 있습니다. 말이 되는 소리입니까? 의사들에 의해 발생되는 질병, 처방 약품이 가져오는 무서운 부작용, 그리고 기본적인 청결함도 갖추지 못한 병원들로 인해 매년 수천 명의 환자가 죽어 나가는 이 현실 속에서 그 누구의 목숨도 위협하지 못하는 비타민과 허브티 등을 공격하는 것은 어지간히 두꺼운 낯짝을 가지고 있지 않는 한 불가능한 일입니다.

네. 일부 국민들이 소비자로서 자신들이 갖는 힘을 깨닫기 시작한 때 문입니다. 소비자의 선택은 소매 시장에 엄청난 영향을 미칩니다. 영국 의 슈퍼마켓에서 유전자변형식품(GMO)들을 판매 금지하고 그 자리에 유기농 식품들로 대체한 것은 자연식품을 원하는 구매력 있는 소비자 들의 저항 때문이었습니다.

아니오. 초대형 할인점들이 유기농 작물을 재배하는 농민들에게 너무 나도 싼 값을 지불함으로써 이농현상이 발생하고, 머나먼 외국으로부 터 유기농 식품들을 수입하는 과정에서 기후 파괴가 가속화되고 있기 때문입니다. 또한 생명공학 회사들이 암암리에 유전자변형식품을 공급 할 가능성도 사라지지 않았습니다. 만약 유전자가 변형된 작물이 자라 씨앗 혹은 꽃가루 등이 공중에 퍼진다면 유기농업은 종말을 고하게 될 것입니다.

저는 '네와 아니오' 라고 말할 수 있는 증거를 더 제시할 수 있습니다. 하지만 이러한 상황 속에서도 거대한 변화가 생겨나고 있습니다. 제가 생각할 때 지구는 현재 기술의 눈부신 과잉 발전에 따른 이상기후로 더 이상 무시할 수 없는 손실을 입고 있습니다. 지금 당장 우리들은 분별 력 상실에서 깨어나야 하고 대범하게 기술만능주의에서 탈피해야 합니 다. 저는 주위 곳곳에서 '아, 우리들이 바란 건 이런 게 아닌데!' 라는 무 언의 외침을 느끼고 있지만 이미 우리는 어찌할 수 없는 상황에 이르렀 습니다(과학과 기술 발전으로 오만해진 아틀란티스 대륙이 오늘날 '쓰나 미' 라 부르는 거대한 해저화산 폭발과 해일로 파괴되었다는 이론은 그래서 흥미롭습니다).

저는 도처에서 사람들이 집단적인 환멸을 느끼고 있음을 봅니다. 최근까지만 해도 영속될 것처럼 여겨지고 인류에 도움이 될 것처럼 보이던 사회적 현상들에 대한 것입니다. 우리들은 지구 곳곳에서 경제발전이라는 미명하에 이루어지고 있는 환경 파괴, 소비자중심주의와 빈곤이라는 거대한 모순에 빠진 현실을 깨닫게 되었습니다. 에너지 자원을 포함해서 지구의 모든 자원들이 빠른 속도로 고갈되고 있는 지금, 우리들은 더 이상 기술이 모든 문제를 해결하리라는 믿음을 잃게 되었습니다. 오늘의 자신감 넘치는 세계 지도자들이 빙산과 빙하가 녹아 모든 해변이 바다 속에 잠기게 될 때 무슨 말을 할는지 궁금할 따름입니다.

대 재앙까지는 아니더라도 가깝게 우리의 건강 문제로 눈을 돌린다면 식품 산업과 패스트푸드 산업에 대해서 환멸을 느끼지 않을 수 없습니다. 패스트푸드 산업을 가장 효과적인 대량살상무기라고 부르는 이들도 있습니다. 제약 회사들 또한 개발한 약품마다 부작용이라는 재앙이 뒤따르기 때문에 신용을 잃게 되었습니다. 예를 들자면 관절염을 고치는 약이 심장 발작을 일으킨다거나 발기 부전을 치유하는 약이 눈을 멀게 하기도 하고, 어떤 우울증 치료약은 환자들에게 살인이나 자살을 유발합니다. 심지어 환자가 약을 끊으려 하면 강한 중독성 때문에 오히려 심각한 금단현상이 일어나 우울증과 무기력증이 나타나는 한 유명한 우울증 치료제도 있습니다.

제약 회사와 너무 밀접한 관계를 맺고 있는 의학계에 대해 살펴보겠습니다. 우리는 병원에서 만성 퇴행성 질병을 치료할 수 없다는 사실에 대해 실망하건만 의사들은 성공적인 임상 사례가 풍부한 대안의학을 연구하거나 시도하려는 자세를 취하지 않고 있습니다. 결국 환자들은 스스로 시험용 쥐처럼 임상실험 대상이 되기도 합니다. 모든 보완대체 의학이 100퍼센트 완치율을 보이는 것은 아니기 때문에 자신을 대상으로 하는 이런 임상 실험은 위험할 수도 있습니다. 그런 이유로 의사들은 새롭고 유망한 치료법을 연구하거나 배우려 들지 않습니다.

하지만 다시 생각해 보면 이러한 실망은 모두 환영할 일입니다. 이렇게 실망할 때마다 우리는 발걸음을 멈추고 반성하게 되며 방향 전환을 모색하기 때문입니다. 지금이라도 인간의 가치를 기술, 상업, 경제적인 가치들보다 훨씬 더 높게 두고 더 단순하고 이성적이며 자연적인 삶의 방식으로 돌아가야 합니다. 자세히 살펴보면 변화의 새싹이 움트고 있는 것을 확인할 수 있습니다. 패스트푸드에 대한 반성으로 슬로우푸드의 기세가 점점 커져가고, 동시에 사람들의 미각이 제 맛을 찾아가고 있습니다. 통합의학(Integrated Medicine)은 아직 초기 단계이지만 현대의학과 자연의학의 장점들을 합치려 노력하고 있습니다. 현실을 우려하는 사람들은 버려진 불모지를 텃밭으로 일구며 사람들에게 총체적인 삶을 위한 기본적인 방법을 강의하고 있습니다. 스코틀랜드에서 호주까지 곳곳에서 친환경 마을이 생겨나고 있습니다. 이들 모두가 작고 조잡해 보일지 모르나 분명히 생동하면서 계속해서 확대되고 있습니다.

저는 이 대중운동에 소위 평범한 사람들이 문제를 직시해 발 벗고 뛰어들었기에 꼭 성공할 것으로 생각합니다. 많은 사람들이 뜻을 같이한다면 정치가들이나 다른 지도자들이 결코 무시하지 못할 것입니다. 다시 이 책의 주제인 거슨요법이 이런 변화하는 현실에서 어떤 의미를 갖는 것인지 생각해 보겠습니다. 이 책을 집필할 당시는 멕시코 티후아나 교외에 거슨 치료소가 딱 한 곳이 있었는데 뛰어난 실력을 갖춘 의사들이 운영하고 있었습니다. 최근 그곳 치료소에 가 볼 기회가 있었는데 분수대 뜰의 나무 밑에 앉아 제 생명을 구한 거슨요법에 대한 신념을 거듭 확인했습니다. 그리고 훗날 세계 여러 나라에 거슨 치료소가 운영되어 환자들의 치료에 대한 소망이 현실로 바뀌는 그날을 그려 보았습니다.

샌디에이고의 거슨 연구소는 정보와 도움을 제공하며 세계 곳곳에서 오는 건강 전문가들과 간병인들을 지속적으로 훈련시키고 있습니다. 2004년도 비벌리 힐스 필름 페스티벌에서 황금손 상을 받은 다큐멘터리 〈거슨의 기적〉은 미국을 포함한 여러 곳에 '다른 방법'이 존재한다는 소식을 널리 전했습니다. 영양분의 치유력에 관한 최첨단 연구가 직관적이고 경험을 토대로 한 거슨 박사의 치료법을 입증하고 있는 지금, 더 이상 거슨요법이 비과학적이며 증명되지 않은 방법이라는 식의 공격은 통하지 않게 되었습니다. 막스 거슨 박사가 생존했던 시대의 기술은 그의 생각이 옳았다는 것을 증명하기엔 역부족이었습니다. 하지만 지금은 다릅니다. 세계 전역의 난치병 치료연구소에서 들려오는 새로운 의학적 발견은 거슨요법에 종사하고 있는 사람들에겐 모두 귀에 익은 소리들일 뿐입니다.

예를 들자면 만성 난치병의 예방뿐만 아니라 치료에도 효과적이라고 밝혀진 베타카로틴, 비타민 C, 비타민 B^3와 비타민 B^{12}, 지방산 그리고 엽산의 사용은 이미 영양소를 중심으로 하는 거슨요법의 프로그램에 모두 포함되어 있습니다. 이뿐만이 아닙니다. 동물성 단백질, 소금, 그리고 지방의 섭취를 줄이거나 완전히 차단함으로써 얻어지는 치유효과도 계속해서 과학 학술지에 보고되고 있습니다. 농약, 식품 첨가제, 그

리고 지금도 논쟁거리인 치과에서 사용되고 있는 수은이 함유된 은아
말감의 위험성도 마찬가지입니다.

　이런 소식을 접할 때마다 저는 큰소리로 환호하고 싶은 욕구와 절망감
에 빠져 '새로울 게 뭐 있냐'며 퉁을 놓고픈 충동 사이에서 고민하게 됩
니다. 하지만 그 어느 쪽을 택하는 대신 이렇게 말하고 싶습니다.
　"때를 만난 위대한 사상은 그 모든 방해물보다 더 막강하고, 그리하
여 옥스퍼드 대학교의 웨더럴(Weatherall) 교수가 '현대의 첨단 짜깁기
치료법'이라고 표현한 전통적인 암 치료법 대신 진정한 치유의 시대가
마침내 도래할 것입니다."

치유의 시작은 자기 몸이 말하는 소리를 듣는 데서부터

누구나 암이라는 진단을 받게 되면, 어떻게 자신의 상황을 받아들이고 이해해야 할지, 그리고 어떻게 치료해야 할지 당황하기 마련입니다.

하지만 암을 비롯해 만성병을 앓고 계신 분들은 자신의 삶을 통해 스스로 병을 만들어 왔다는 것을 가장 먼저 깨달아야 할 것입니다. 성인의 경우, 암세포가 1그램이 되는 것은 보통 십 수 년의 시간이 걸린다는 것을 현대의학은 말하고 있습니다.

평소 암이나 당뇨 등 만성 퇴행성 질환을 앓고 있는 분들을 대하면서 안타까운 것은 질병을 자신의 삶으로 받아들이지 않는다는 점입니다. 질병 또한 자신이 만들어 온 삶의 일부이기에 치료의 주체 또한 자신이라는 생각을 가져야 하는데 무조건 자신이 아닌 타인에 의존해 고치려고만 합니다.

그렇다면 어떻게 주체적으로 자신의 질병에 대응할 수 있을까요? 모든 질병의 시작은 자신의 세포에서 만든 노폐물이 제대로 배출되지 않아, 독소가 되어 생긴다는 것을 자각하는 데서 출발합니다. 그래서 몸속의 독소를 충분하게 배출하고 동시에 우리 몸의 면역기능이 극대화될 수 있도록 충분한 영양을 공급해야 합니다. 그렇게 되면 우리 몸은 비로소 자신의 소리를 제대로 낼 수 있게 됩니다. 다시 말하면 우리 몸에서 어떤 영양을 필요로 하는지, 먹어서는 안 되는 음식이 무엇인지를 저절로 알게 된다는 말이기도 합니다. 이렇게 자신의 몸으로부터 들려오는 소리를 들을 줄 알게 되면 스스로 환자이면서 동시에 치유자로 변모할 뿐만 아니라 비로소 진정한 의미의 치유가 시작되었다고 말할 수 있습니다.

그런데 이러한 일련의 과정들은 아주 효과적이며 객관성과 재현성을 담보하고 있어야 합니다.

십여 년 넘게 자연의학을 연구해 오면서 확실하게 추천하고 싶은 방법은 역시 거슨요법이라고 말할 수 있겠습니다. 막스 거슨 박사는 의사로서 30년 넘게 암환자를 치료해 오면서 자신의 경험을 의학적으로 완벽히 증명해 냈으며, 이를 자신의 저서인 《암 식사요법》에 고스란히 남겨 놓았습니다. 그리고 현재는 거슨 박사의 셋째 딸인 샬럿 거슨이 이사장으로 있는 거슨 연구소를 중심으로 많은 암환자들에게 희망을 주고 있습니다. 이런 거슨요법이 왜 활성화되지 않았나 의구심을 가질 독자들이 있겠지만 이 책을 읽어가다 보면 그 이유를 자연스레 알게 됩니다.

이 책의 원제목은 'A Time to Heal' 입니다. 저자인 비타 비숍 여사는 영국 BBC방송의 극작가로서 명성을 쌓아가던 중 멜라노마라는 악성 피부암에 걸려 6개월 이상을 넘기기 힘든 상황에 처하게 되었습니다. 다행히 저자는 런던에 살고 있던 막스 거슨 박사의 외손녀인 마거릿을 만난 뒤 멕시코 티후아나에 있는 거슨 병원에 두 달간 입원하여 거슨요법을 습득했고, 다시 런던에 있는 자신의 집으로 돌아와 철저하게 거슨요법을 실천한 결과, 당연하면서도 기적과도 같이 멜라노마를 극복하게 되었습니다. 절망적인 상황에서 갈등도 있었지만 희망을 잃지 않았던 저자는 암 선고에서 완치에 이르는 전 과정을 환자이면서 동시에 치유자로서 자신의 상황과 심정을 아주 솔직담백하게 자신만의 필치로 이 책에 그려 놓았습니다.

현재 저자는 시한부 선고를 받은 암환자에서 20여 년이 훨씬 지난 지금, 오히려 피부암을 앓기 전보다도 훨씬 건강한 상태를 유지하고 있으며, 나이를 뛰어넘어 유럽의 국경을 넘나들면서 암환자를 위한 강연과 봉사에 열정적으로 나서고 있습니다.

이 책의 번역은 순전히 한국자연건강학회 고 김태수 회장이 있어서 가능한 일이었습니다. 자연의학에 대해 이론과 경험을 겸비했던 고 김태수 회장은 오래전부터 거슨 연구소의 샬럿 거슨 여사와 친분을 맺었을 뿐만 아니라 우리나라에 최초로 거슨요법을 소개했으며 《암 식사요법》을 번역한 거슨요법의 권위자요 선구자였습니다. 또 항상 부족하고 미흡한 제게 용기와 힘을 준 든든한 후원자이기도 했습니다.

아쉽게도 자연의학의 거목 고 김태수 회장은 이 책이 세상에 나오기 전에 유명을 달리했습니다. 다만, 생전에 작성한 추천사가 그분의 뜻을 독자들에게 남김없이 전하고 있어 조금이나마 위로가 됩니다.

그리고 이 책의 저자인 비타 비숍여사에게도 한국의 독자들을 대신해 감사를 드립니다. 고 김태수 회장님의 추천으로 일면식도 없는 옮기이와 이메일을 주고받으면서 자신의 저작물에 대해 기꺼이 한국어 판권을 넘겨줬습니다. 또 한국어 출판에 즈음해 1996년 펭귄사 출판본을 모본으로 한 이 책의 머리말과 맺음말, 후기를 시의에 맞게 수정해 보내줬습니다.

부디 이 책이 거슨요법을 알고 실천하고자 하는 독자 여러분들에게 많은 도움이 되기를 진심으로 바랍니다. 내용이 난해하거나 미숙한 부분이 있다면, 순전히 옮긴이의 부족한 번역 실력 탓임을 말씀드리면서 건강한 영성을 소유한 우리 모두가 되었으면 합니다.

자연치유연구소에서 정상선